消化外科手术图解 5

直肠肛门外科手术

操作要领与技巧

原　　著　渡邊昌彦
　　　　　上西紀夫
　　　　　後藤満一
　　　　　杉山政則

丛书主译　戴朝六　中国医科大学附属盛京医院

主　　译　张　宏　中国医科大学附属盛京医院

译　　者（按姓名汉语拼音排序）
　　　　　安　冬　中国医科大学第五临床学院本钢总院
　　　　　陈春生　中国医科大学附属盛京医院
　　　　　崔明明　中国医科大学附属盛京医院
　　　　　冯　勇　中国医科大学附属盛京医院
　　　　　张方圆　中国医科大学附属盛京医院

丛书翻译秘书
　　　　　赵　阳　中国医科大学附属盛京医院

人民卫生出版社

图书在版编目（CIP）数据

直肠肛门外科手术操作要领与技巧/（日）渡邊昌彦等著；张宏主译. —北京：人民卫生出版社，2012.2
（消化外科手术图解；5）
ISBN 978-7-117-14624-1

Ⅰ. ①直… Ⅱ. ①渡…②张… Ⅲ. ①直肠疾病-外科手术-图解②肛门疾病-外科手术-图解
Ⅳ. ①R657.1-64

中国版本图书馆CIP数据核字(2011)第136919号

图字：01-2010-4689

消化外科手术图解（5）
直肠肛门外科手术操作要领与技巧

主　　译：张　宏
出版发行：人民卫生出版社（中继线 010-59780011）
地　　址：北京市朝阳区潘家园南里19号
邮　　编：100021
E - mail：pmph @ pmph.com
购书热线：010-59787592　010-59787584　010-65264830
印　　刷：北京顶佳世纪印刷有限公司
经　　销：新华书店
开　　本：889×1194　1/16　　**印张：**13
字　　数：406千字
版　　次：2012年2月第1版　　2019年9月第1版第5次印刷
标准书号：ISBN 978-7-117-14624-1
定　　价：88.00元
打击盗版举报电话：010-59787491　E-mail：WQ @ pmph.com
（凡属印装质量问题请与本社市场营销中心联系退换）

原版序

本丛书第五卷《直肠肛门外科手术操作要领与技巧》中详细介绍了直肠切除术。除了直肠这部分内容外还对日常诊疗中常见的肛门疾病，各种疝的标准术式作了详细的介绍。本卷与第一卷加起来就涵盖了下消化道手术的技巧和方法，参考第一卷《小肠结肠外科手术操作要领与技巧》中有关盆腔解剖的描述，对各种术式会有更好地理解。

本书对直肠、乙状结肠癌的高位前切除术及其D2、D3清扫进行了详细介绍。对降结肠的游离层面与输尿管、生殖血管及腹腔神经丛的位置关系也作了详尽的描述。对低位直肠癌的侧方清除，术中牵引的方向、剪刀的使用、清扫的步骤均作了详细的描述。直肠低位前切除术中的外科解剖、术野的展开、集束结扎法等均有描述。腹膜外直肠切除术、特别是直肠游离立体层面也有详细介绍。而且对Denonvilliers筋膜和神经血管束的最新认识也作了详细的介绍。针对急症和高危患者的Hartmann手术以及最近颇受瞩目的ISR（括约肌间切除术）及其相关的肛管解剖和游离标准、吻合技巧也作了介绍。经肛肿物切除分为三种不同的方法，常用的局部切除术在本书中特别作了详尽的介绍。

肛门的良性疾病中，直肠脱垂的经肛门经典术式Gant-三轮法和Teriersch法，书中都以图示的方式作了介绍。痔、肛周脓肿、瘘、肛裂的各种手术操作，也由各位专家给予了介绍。全盆脏器切除术是直肠手术的总成。参考迄今为止本书所载手术和解剖，会更深刻地理解该术式。本书中增加了腹股沟疝和腹壁切口疝的内容。我们期待大家能在理解常规操作技巧的同时，也能对比了解内镜下外科技术，形成自己的手术风格。

以上所涉及内容很多，迄今为止还没有像本书一样详细易懂的描述外科解剖和手术技巧的书。现在开始请抛开脱离实践、落后乏味的旧手术学书本，认真地学习本书中现代消化外科的最新手术技巧吧。

渡邊昌彦

丛书中文版序一

外科学是一门实践的科学,外科手术的成功离不开术者及其团队术前的充分准备和对手术要点的准确把握以及手术技术的娴熟运用,当然手术后的精心管理也是不可或缺的。手术前,术者及其团队需要充分复习和分析患者的资料和病情,选择合理的手术方式,需要在手术过程中能够准确把握手术操作的要点,尤其在手术的难点与容易出现危险的地方谨记谨慎操作;同时,手术的规范性也是保证手术安全、减少手术并发症的重要因素。在医疗技术日益发展的今天,随着外科基础理论研究的不断深入,手术技术、手术器械、手术方式等也在不断发展,使得手术的规范性也在不断创新与争论中日臻完善。

在外科学中,消化外科是涉及脏器最多、疾病谱最繁杂、手术方式极为繁多的一门学科。在消化外科的临床实践中,遵循疾病的发生发展规律,规范并探索每一术式的手术操作技术,准确掌握各个手术方式的要点,尽可能避免手术出现危险,提高手术的安全性,减少术后并发症,努力提高手术治疗效果以改善病人预后,仍然是外科医生尤其是中青年医生需要不断学习、提高的重要内容。由戴朝六教授组织主译的《消化外科手术图解》[原著名为《Digestive Surgery Now(DS NOW)》]系列丛书介绍了日本同仁在这方面的做法和经验总结。

该套丛书共分 8 册,内容包括小肠结肠、食管胃、肝脾外科、胆道胰腺外科、直肠肛门外科各种标准手术方式和复杂手术方式。全套丛书不同于其他外科手术学参考书,全书采用简洁的表述方式对要点和重点内容进行通俗易懂的详述,紧紧结合各脏器外科解剖基础理论,详述各个手术方式的要点和危险点,并介绍控制和回避风险的技巧;全书图文并茂,用大量的图片介绍和展示解剖要点和手术步骤、难点,简洁明了,阅读此书犹如观看一场手术直播。此丛书不仅反映了日本同道消化外科手术的理念和规范化程度,也反映了消化外科当前的先进水平。

我谨向大家推荐此套丛书,希望大家阅读此书能有所裨益。

中国工程院院士

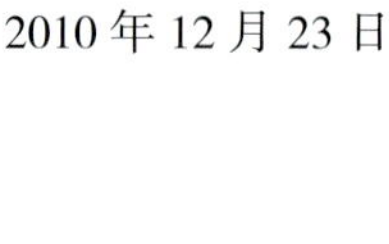

2010 年 12 月 23 日

丛书中文版序二

目前关于消化外科及消化外科手术学方面的参考书很多，而且各有不同特点。随着对疾病认识的加深，以及医学基本理论和医疗技术的进步与发展，手术技术与理论，以及手术入路和手术器械也在不断发展变化。尽管不同的学者对此也有各自的理解和经验体会，但提高手术安全性、降低手术风险，减少手术并发症、提高手术治疗效果，改善病人生活质量，尽可能延长病人生存期却是大家共同的认识与孜孜不倦的追求。《消化外科手术图解》是由日本消化外科各领域的著名学者编写的《Digestive Surgery Now(DS NOW)》系列丛书的中文版，介绍了消化外科各脏器手术的基础理论、各种常规和复杂手术方式及其操作技巧和一些疑难问题解答等内容。

全套丛书有如下几个特点：第一通俗易懂、手术步骤清晰，全书采用简洁的表述方式对要点和重点内容进行深入浅出、提纲挈领的叙述；第二重点突出，全书紧紧结合各脏器外科解剖基础理论，重点详述各个手术方式的要领，并介绍控制和回避风险的技巧，许多内容是著者实践中的心得和经验总结；第三图文并茂，全书用大量的图片介绍和展示解剖要点和手术步骤、难点；第四循序渐进，丛书的编排上按由简到难、从常规手术到复杂手术方式分册或先后顺序进行编排，符合学习的规律和临床实践的规范。阅读此书可使读者在脑海中浮现出各个手术的全过程、难易环节了然如胸。诚如原著序言中所述"书中内容多为各位学者在指导年轻医生实际手术时常讲的要点"，所以无论对于低年资的年轻医生还是有一定临床经验的高年资医生，此套丛书都具有很强的实用性和指导性。为此，我高兴地为国内同道推荐由我院肝胆脾外科主任戴朝六教授组织国内专家、学者翻译的《消化外科手术图解》丛书。

中国医科大学附属盛京医院外科

夏振龙

2010年12月27日

丛书中文版前言

随着医学基础理论和医疗技术的发展，以及前辈们孜孜不倦的探索，外科手术技术得到了前所未有的发展；同时，手术器械的创新，也为外科手术学增添了许多新的内容，手术效果有了很大提高，也使一些原本认为是外科禁区的复杂部位手术变得可行。在外科手术技术和理论日益发展的今天，如何掌握各个手术的要点和重点、确立手术的规范化操作规程、提高手术安全性、切实减少手术并发症是年轻医生在从事外科工作过程中必须认真学习与培养的重要内容。

《消化外科手术图解》[原著名为《Digestive Surgery Now(DS NOW)》]系列丛书全套共八册，分为小肠结肠常规手术分册、食管胃常规手术分册、肝脾外科常规手术分册、胆道胰腺外科常规手术分册、直肠肛门外科常规与复杂手术分册、肝脾外科复杂手术分册、胆道胰腺外科复杂手术分册，每册均由活跃在日本消化外科临床第一线并有相当建树的著名外科专家担任主编与编者；内容包括消化外科各专业领域的标准化和一些复杂手术技术。本套丛书结合消化外科各脏器解剖的基础知识，循序渐进地讲解了各脏器的低、中、高难度的主要手术方式，重点讲解了各手术的要点和难点以及相应的手术技巧，详述了一些手术的危险点和控制、回避风险的要领，栩栩如生犹如身临其境现场观摩手术，具有很强的实用性和指导性。本套丛书图文并茂，描述简洁、清楚，步骤分明，极其便于读者了解和学习。因此，我们受人民卫生出版社的委托将此套丛书译成中文，希望能够为从事消化外科专业的各级医生尤其是中青年医生在实践过程中为规范、提高自己的手术操作水平提供参考与借鉴，并与国内同仁一道审视和学习日本同道在消化外科领域取得的成绩和经验，共同促进我国消化外科事业的发展。

全套丛书完全按原书的编写顺序编排翻译。在此丛书付梓出版之际，对人民卫生出版社的支持和帮助，我深表感谢；我也要感谢所有参加此丛书翻译和审校的同仁，他们在完成日常的临床工作之余为此书的翻译出版付出了大量的辛苦。由于时间仓促和我们的翻译水平有限，如有不当或失误之处，敬请各位同仁批评指正；如对译著有不理解之处，敬请参阅原著。

戴朝六

2010年12月21日

作者名录

担当編集委員　　渡邉　昌彦　　北里大学医学部外科教授

執筆者（掲載順）

岡島　正純	広島大学大学院内視鏡外科講座教授
吉満　政義	広島大学大学院内視鏡外科講座
池田　　聡	広島大学大学院内視鏡外科講座講師
檜井　孝夫	広島大学大学院内視鏡外科講座講師
高橋　慶一	東京都立駒込病院大腸外科部長
山口　達郎	東京都立駒込病院大腸外科医長
松本　　寛	東京都立駒込病院大腸外科医長
中野　大輔	東京都立駒込病院外科
鈴木　陽三	東京都立駒込病院外科
安野　正道	東京医科歯科大学大腸肛門外科がん治療高度専門家養成プログラム准教授
野村　明成	京都大学医学部消化管外科
坂井　義治	京都大学医学部消化管外科教授
端山　　軍	帝京大学医学部外科
石原聡一郎	帝京大学医学部外科講師
渡邉　聡明	帝京大学医学部外科教授
齋藤　典男	国立がんセンター東病院外科部長
伊藤　雅昭	国立がんセンター東病院大腸骨盤外科
杉藤　正典	国立がんセンター東病院大腸骨盤外科
宮島　伸宜	聖マリアンナ医科大学東横病院消化器病センター教授
須田　直史	聖マリアンナ医科大学東横病院消化器病センター
民上　真也	聖マリアンナ医科大学東横病院消化器病センター
片桐　秀元	聖マリアンナ医科大学東横病院消化器病センター
大坪　毅人	聖マリアンナ医科大学消化器・一般外科
小出　欣和	藤田保健衛生大学医学部下部消化管外科
前田耕太郎	藤田保健衛生大学医学部下部消化管外科教授
花井　恒一	藤田保健衛生大学医学部下部消化管外科
松島　　誠	松島病院院長
赤木　一成	アルト新橋クリニック（辻仲病院分院）院長
辻仲　康伸	辻仲病院柏の葉院長
平井　　孝	愛知県がんセンター中央病院消化器外科外来部長
金光　幸秀	愛知県がんセンター中央病院消化器外科
小森　康司	愛知県がんセンター中央病院消化器外科
古田　一徳	北里大学医学部外科講師
渡邉　昌彦	北里大学医学部外科教授

目录

直肠高位前切除术

岡島正純，吉満政義，池田　聡，檜井孝夫　広島大学大学院内視鏡外科講座

直肠高位前切除术主要是针对直肠上段及直肠乙状结肠交界部位癌的术式。经腹切除肠管再建消化道的术式称为前切除术，吻合部位位于腹膜返折近端的称为高位前切除术。直肠高位前切除术对于腹腔镜手术来说也是最为标准的术式。本书中的前切除术技术和腹腔镜内侧入路手术一样。淋巴结清扫分为清除到肠系膜下动脉根部淋巴结的 D3 和清除到肠系膜下动脉主干淋巴结的 D2，分别进行讲解。

在第 7 版大肠癌治疗规约中明确记载本术式并非乙状结肠癌的术式，但是乙状结肠切除术中如其肛门侧切除吻合口在腹膜返折附近，其手术方法和高位直肠前切除术是一样的。

必须掌握的解剖

图 1　肠系膜下动脉根部淋巴结

肠系膜下动脉根部淋巴结（NO.253），第 7 版大肠癌治疗规约中定义其为沿着肠系膜下动脉起始部至左结肠动脉起始部为止的这段肠系膜下动脉分布的淋巴结。我们通常以肠系膜下动脉根部为肠系膜下动脉根部淋巴结清扫的头侧缘，以肠系膜下静脉的内侧（右侧）为清扫的外侧缘。肠系膜下静脉内侧（右侧）作为清扫的外缘对于清除 NO.253 淋巴结范围是足够的，而且肠系膜下静脉有自左外侧汇入的静脉分支，有相当多的人左结肠动脉弓也在其附近，如果将肠系膜下静脉外侧（左侧）作为清扫的外侧缘，需避免以上结构损伤，而且手术方法相对复杂。

图 1　253 的清扫

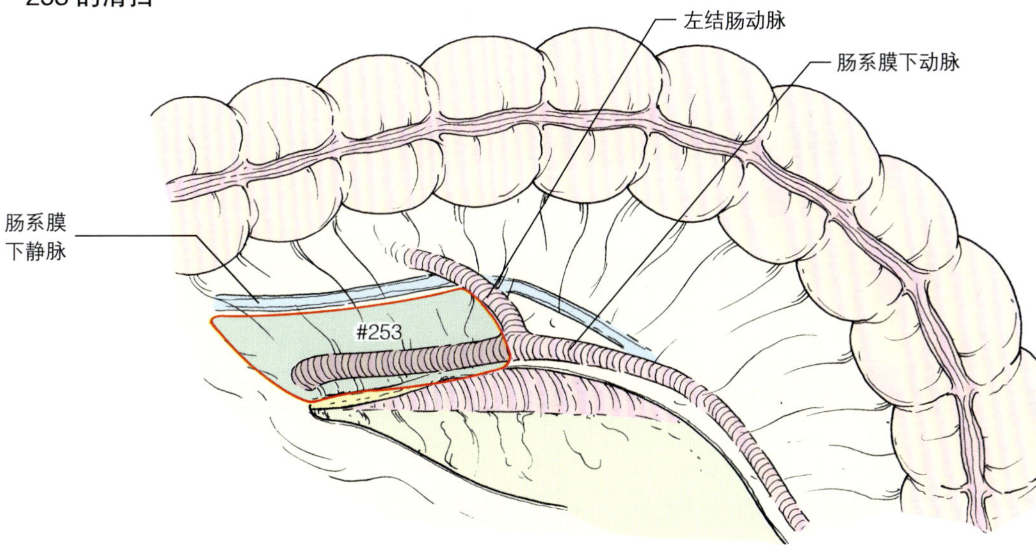

术前检查

通过下消化道内镜，钡灌肠及 CT 检查，确定病变的部位、大小、浸润深度、淋巴结是否转移，远隔脏器有无转移，病变与其他脏器的位置关系，主要血管的走行**图 2** 等手术中面临的问题。

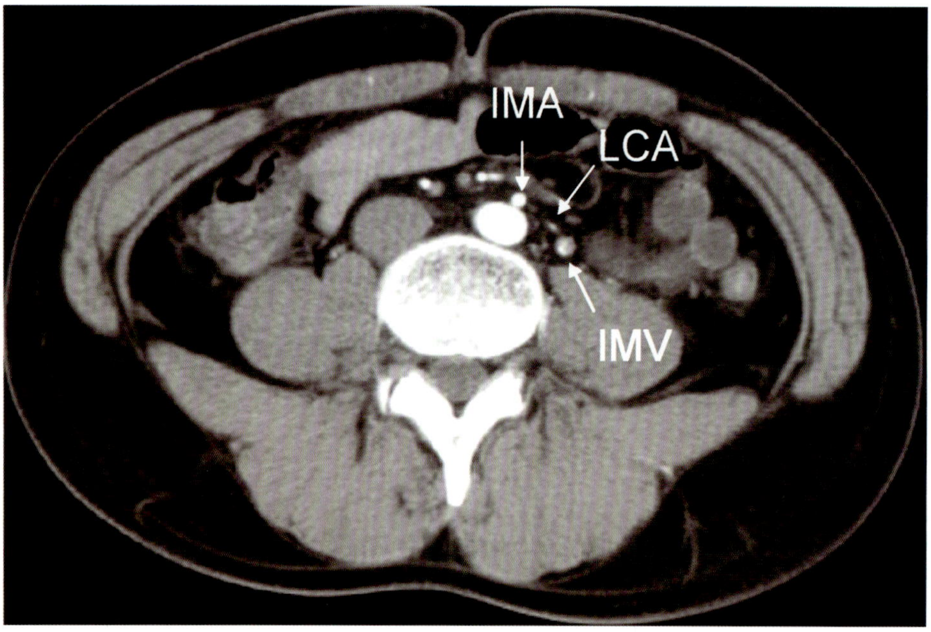

图 2　CT
IMA: 肠系膜下动脉
LCA：左结肠动脉
IMV：肠系膜下静脉

麻醉、体位

全身麻醉或硬膜外麻醉。取截石位。为了防止静脉血栓，下肢装上能产生间歇性正压的加压装置（充气加压泵）。

手术步骤

1. 开腹
2. 腹腔内探查，展开术野
3. 游离左侧结肠系膜（所谓内侧入路）
4. 清扫中枢侧淋巴结
5. 游离松解左侧结肠（外侧游离）
6. 肠管切除吻合

手 术 操 作

1 开腹

通常取下腹正中左侧绕脐至上腹切口(**图 3**)。

图 3　开腹

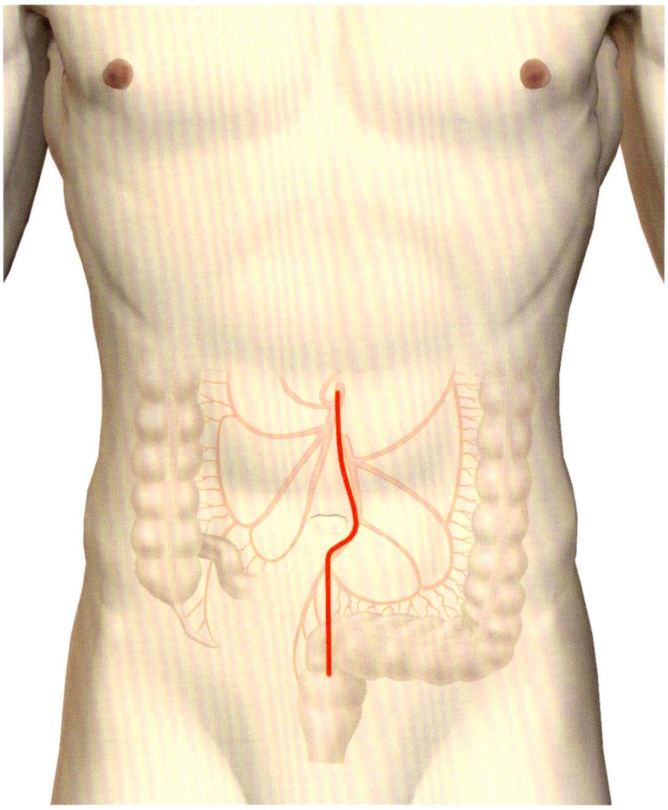

2 腹腔内探查，展开术野

开腹后探查肿瘤病变的进展程度。肿瘤病变的主要位置，肉眼观察肿瘤的浸润程度，有无肝转移、腹膜播散、腹水。必要时术中进行快速病理检查。

安装术区开腹器或是保护创缘的器具。用生理盐水纱布（带有系带）或者肠袋将小肠放入近头侧腹腔内，展开术野（**图 4**）。

图 4　展开术野

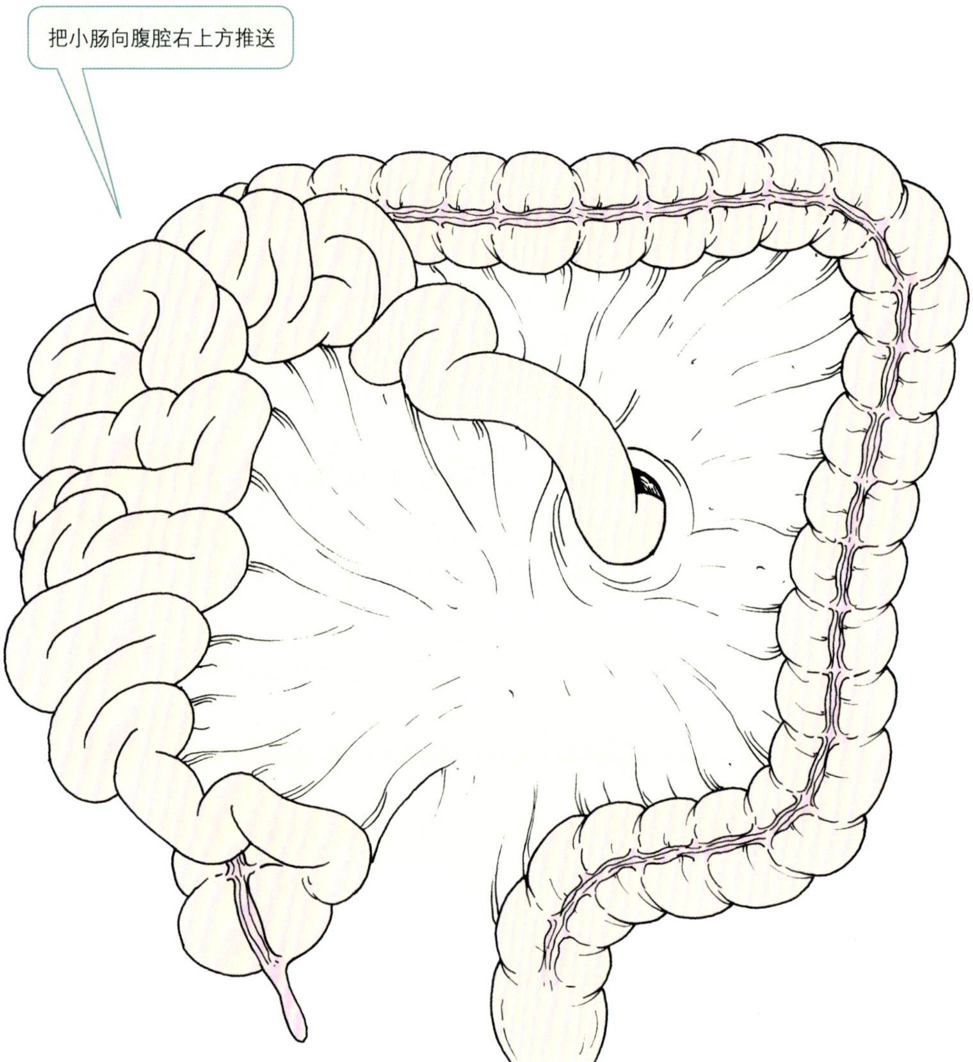

3 松解左侧结肠系膜（所谓内侧入路）

助手向左侧牵持乙状结肠系膜，展开乙状结肠系膜，很容易确定腹主动脉和右髂总动脉的隆起位置。找到 Treitz 韧带，探查远侧的腹主动脉前方可确定肠系膜下动脉的起始部（图 5）。

!!重要 **开腹手术时，血管等解剖结构经触诊比较容易确认，但腔镜手术需确定某些参照物，才有可能经目视确定想要探查的结构。**

图 5　术野展开后解剖定位（隆起的肠系膜下动脉、隐约可见的肠系膜下静脉等）

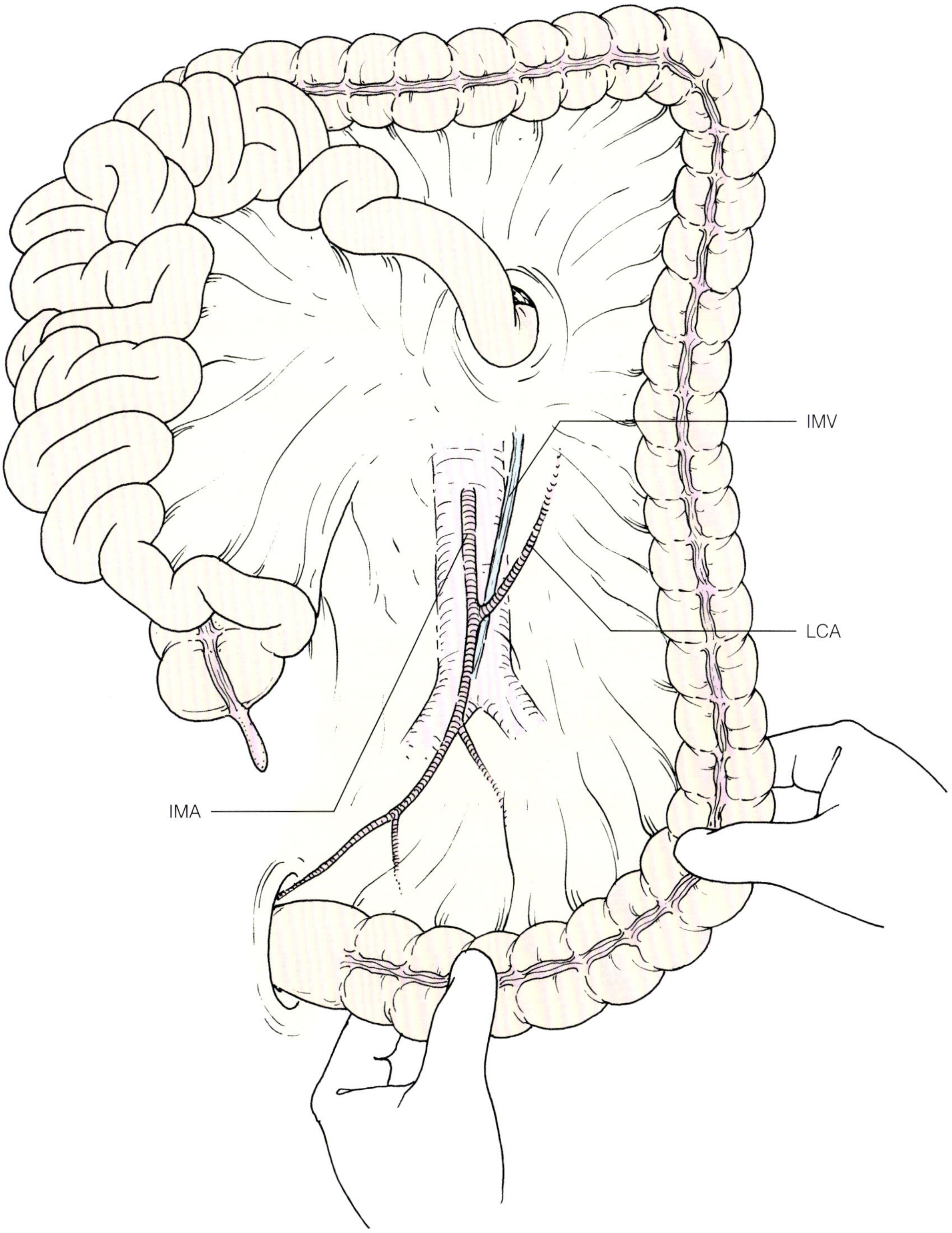

必须掌握的解剖

肠系膜下动脉的分支形态(图 6)

肠系膜下动脉起自腹主动脉分叉以上 5cm 处,从肠系膜下动脉分出左结肠动脉和乙状结肠动脉。肠系膜下动脉分出左结肠动脉和乙状结肠动脉的形态很多,如图所示[2]。另外,第 7 版大肠癌治疗规约中肠系膜下动脉发出乙状结肠动脉最末分支后的远端称为直肠上动脉(SRA)[1]。

图 6 肠系膜下动脉分支的变异

IMA:肠系膜下动脉,LCA:左结肠动脉,SRA:直肠上动脉。S1,S2,S3:乙状结肠动脉第 1,2,3 支。

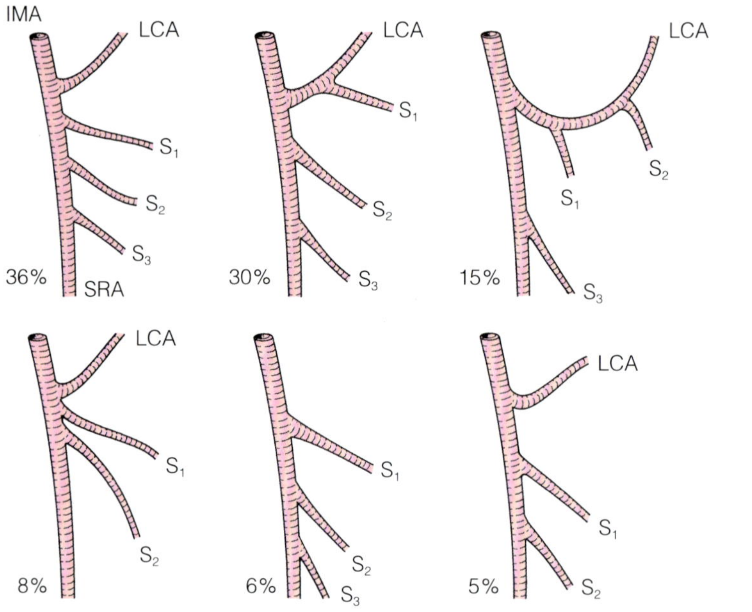

从骶岬附近切开直肠系膜右侧的腹膜,分别向头、肛侧延长切开线(图 7)。从切开的肛侧可以进入疏松结缔组织构成的直肠后间隙。沿直肠后间隙游离,确认有光泽的直肠固有筋膜可以确认直肠这一侧。

图 7 肠系膜下动脉显露方法:右侧腹膜切开(内侧入路要领)

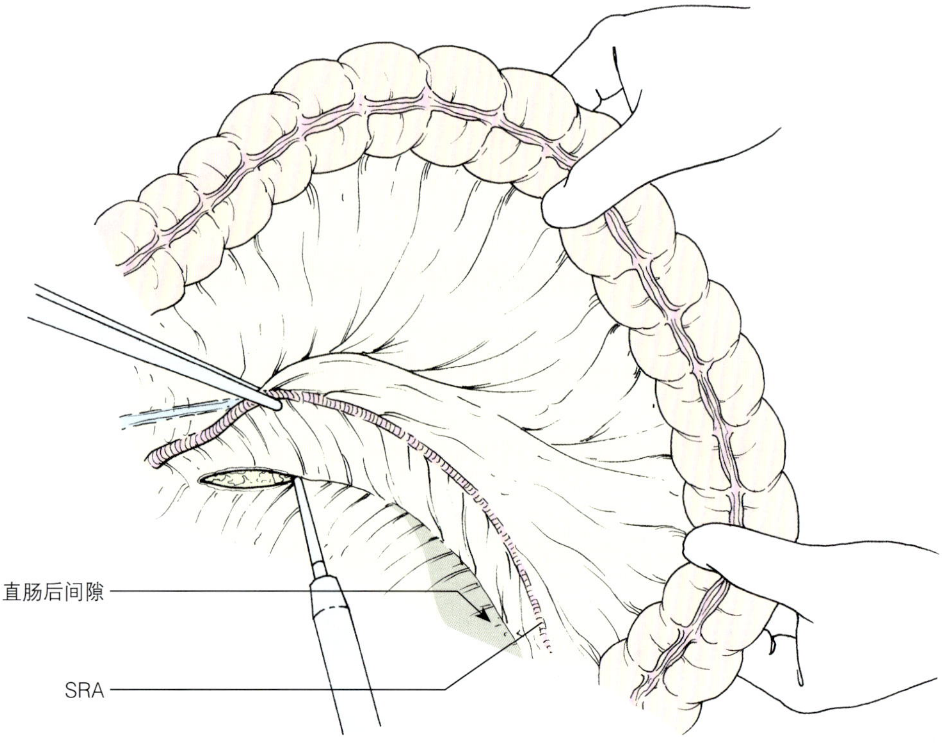

手术要点

本操作中重要的是勿损伤直肠固有筋膜。保留直肠固有筋膜的 en-bloc 切除，不会有神经损伤和大出血的风险。（全直肠系膜切除，total mesorectal excision，TME；肿瘤特异的直肠系膜切除术，tumor-specific mesorectal excision，TSME）（参照必须掌握的解剖）

必须掌握的解剖

全直肠系膜切除（TME）

直肠癌手术倡导的根治性全直肠系膜切除术可以清扫一些系膜内的微小转移灶，从而保证根治性。后来的研究证明切除肿瘤远端一定距离的直肠系膜（TSME）也可以保证手术的根治性。第 7 版大肠癌治疗规约中认为上段直肠癌远端安全切缘为 3cm，下段直肠癌远端安全切缘是 2cm。

直肠癌手术中必要的自主神经解剖（图 8）

研究表明，直肠手术中行 TME 或 TSME 是可以保留从腹下神经至骨盆内脏神经的自主神经的。特别是不需要盆腔深部位置操作的高位直肠前切除术，这些自主神经是可以保留的。但是这段自主神经近端的腰内脏神经、上腹下神经在经内侧入路游离肠系膜下动脉时，因其在该动脉附近走行，需切离直肠支与结肠支，容易被损伤。边确认这些神经走行边进行手术操作极为重要。

图 8　直肠癌手术中必要的自主神经解剖

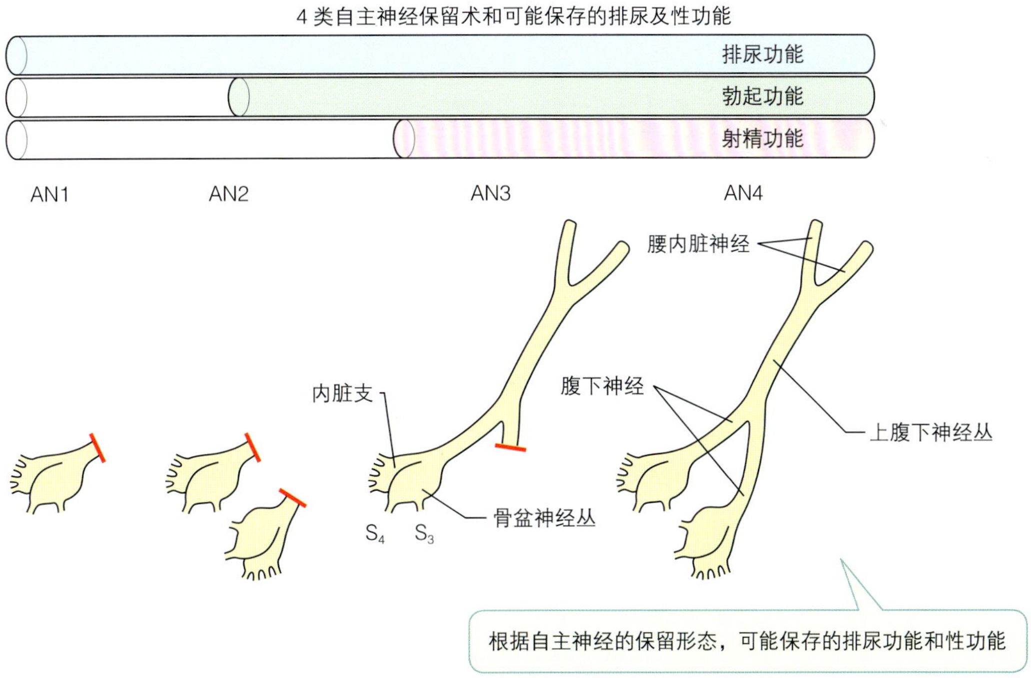

边向左侧游离，边向肛门侧推进。根据肿瘤的位置向肛门侧剥离，注意左侧剥离容易进入左输尿管的背侧。

头侧方向游离左结肠系膜，确认从直肠上动脉至肠系膜下动脉之间的血管束（即含有肠系膜下动脉，直肠上动脉及其周围的结缔组织、淋巴结索状组织），将包含血管束的肠系膜向腹侧牵拉，同时确认背侧的后腹膜下筋膜。在此筋膜前进行游

!!重要

离。向腹侧牵拉结肠，可以看到肠系膜内的肠系膜下静脉。**确认小血管的走行对辨认后腹膜下筋膜是有用的。肠系膜内的血管直接进入肠管，后腹膜下筋膜背侧的小血管与其呈垂直走行。**将这些血管向腹侧及背侧分离可以确保后腹膜下筋膜前面的层次(图 9)。筋膜层的背侧有腰内脏神经、睾丸或卵巢动静脉、左输尿管等，边手术边确认上述结构极为重要。

图 9　后腹膜下筋膜构造示意图

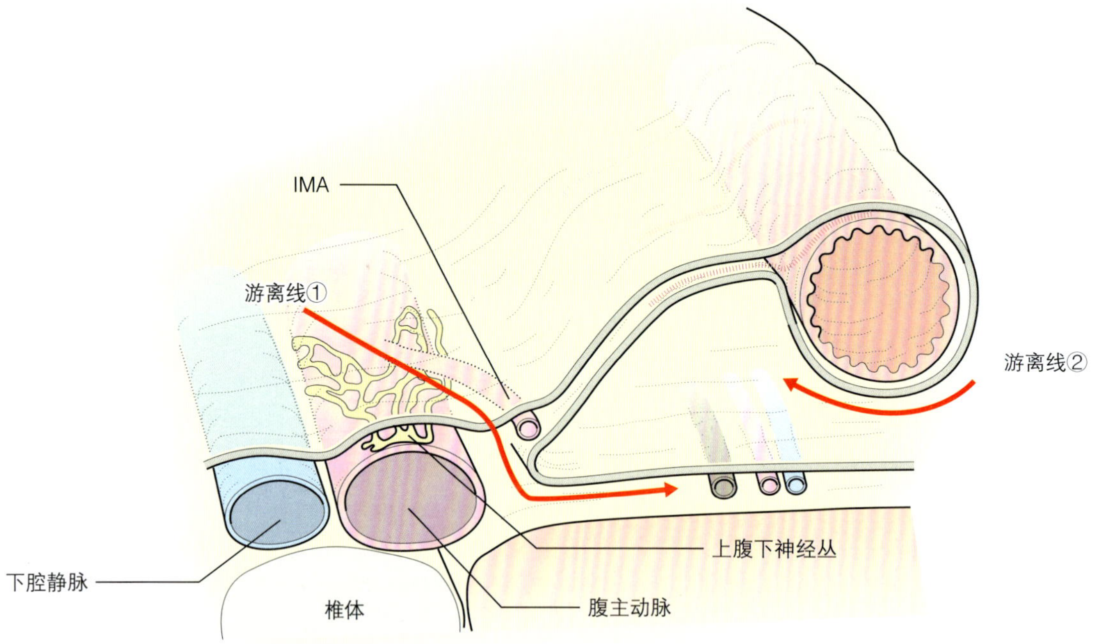

手术要点

此处最值得注意的是，需要确认与射精和蓄尿功能密切相关的腰内脏神经(图 10)。腰内脏神经与肠系膜下动脉、直肠上动脉血管束相邻，在处理这些血管时极易损伤。特别值得注意的是左腰内脏神经沿腹主动脉左侧走行，在处理肠系膜下动脉根部时对于站在患者右侧操作的术者来讲腰内脏神经靠近内侧，十分容易损伤。

图 10　内侧入路

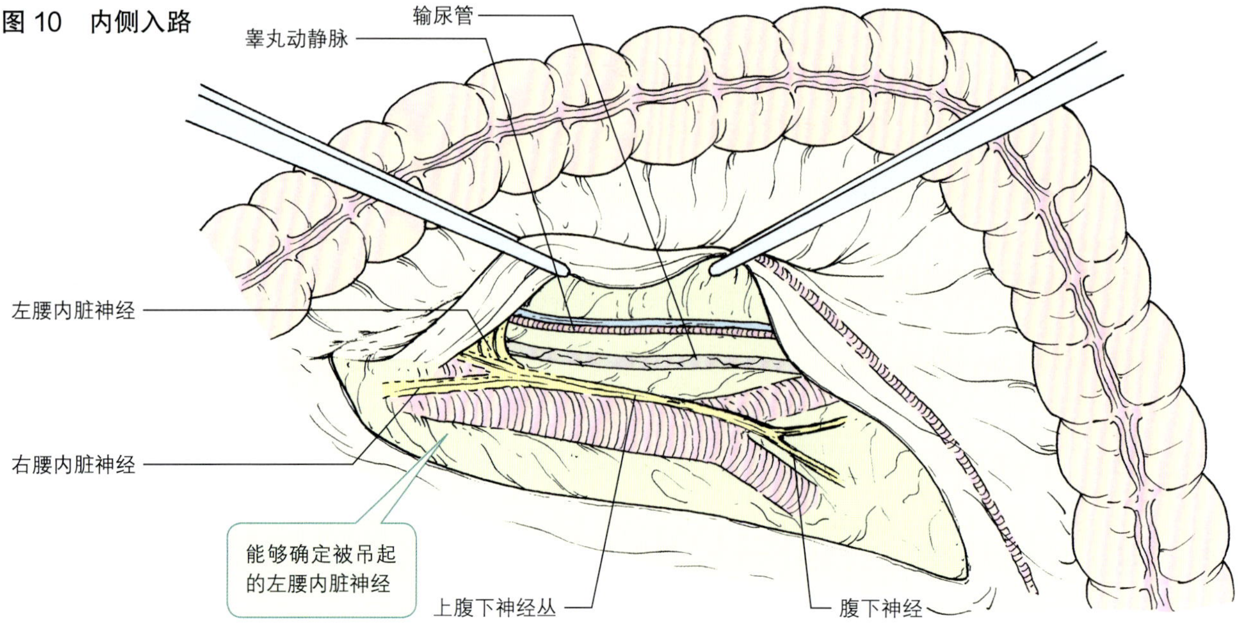

D3 清扫(253 淋巴结清扫)(见图 1)

D3 扩清手术进行中枢侧清扫时，首先确定肠系膜下动脉(IMA)头侧端即肠系膜下动脉根部到肠系膜下静脉(IMV)右侧的切开范围(**图 11**)。然后，仔细游离肠系膜下动脉根部后方腰内脏神经提拉之后的背侧残余部分，肠系膜下动脉根部周围的肠系膜随之与后腹膜下筋膜分离开来。切开肠系膜下动脉根部周围的脂肪和血管鞘，确认肠系膜下动脉根部完全显露(**图 12**)。

图 11 腹膜切开从 IMA 根部向 IMV 右侧延长

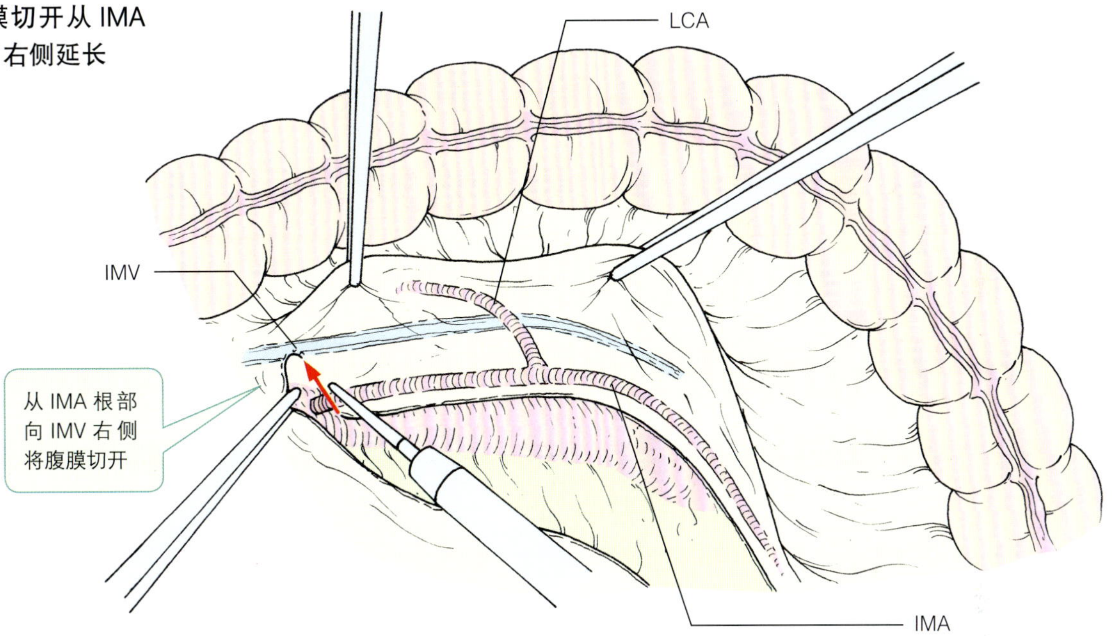

图 12 IMA 的显露

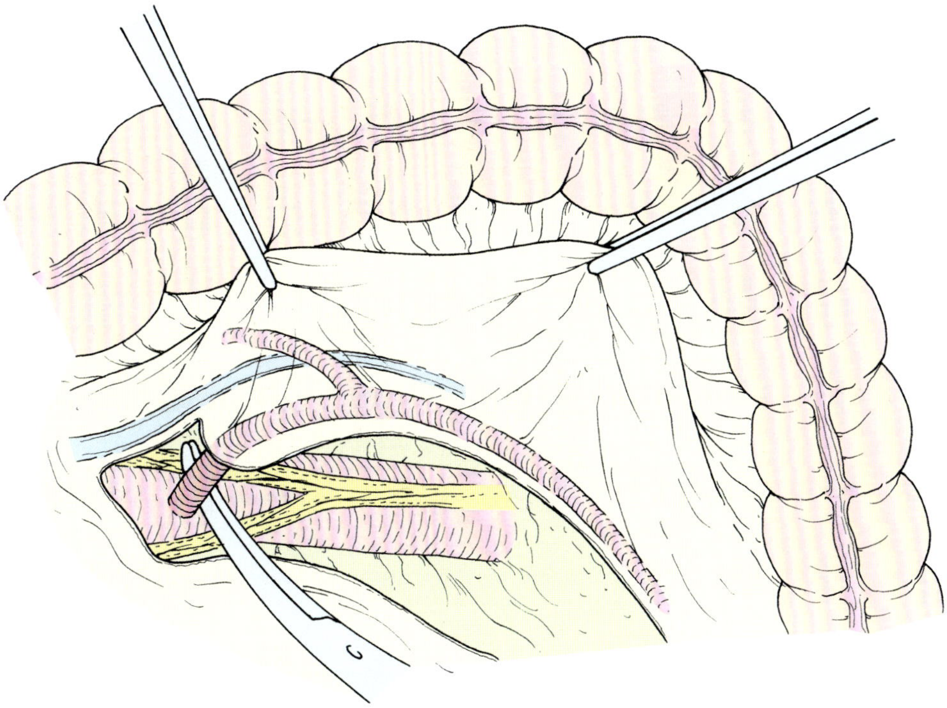

不保留左结肠动脉的清扫：在肠系膜下动脉根部切断的同时进行结扎（**图13**）。从肠系膜下动脉根部头侧开始为了确定D3廓清的中枢侧，切开腹膜高度到肠系膜下静脉的内侧为止，沿着肠系膜下静脉右侧壁向肛侧端延长切口（**图14**）。

图13　肠系膜下动脉的切断

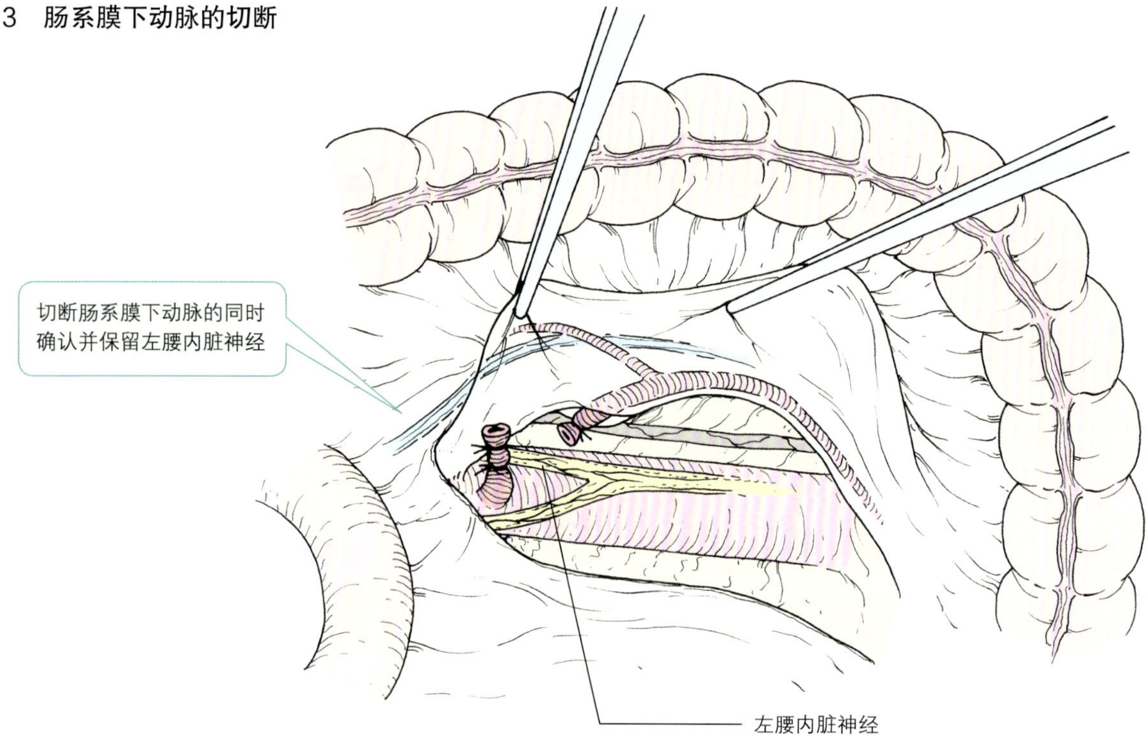

图14

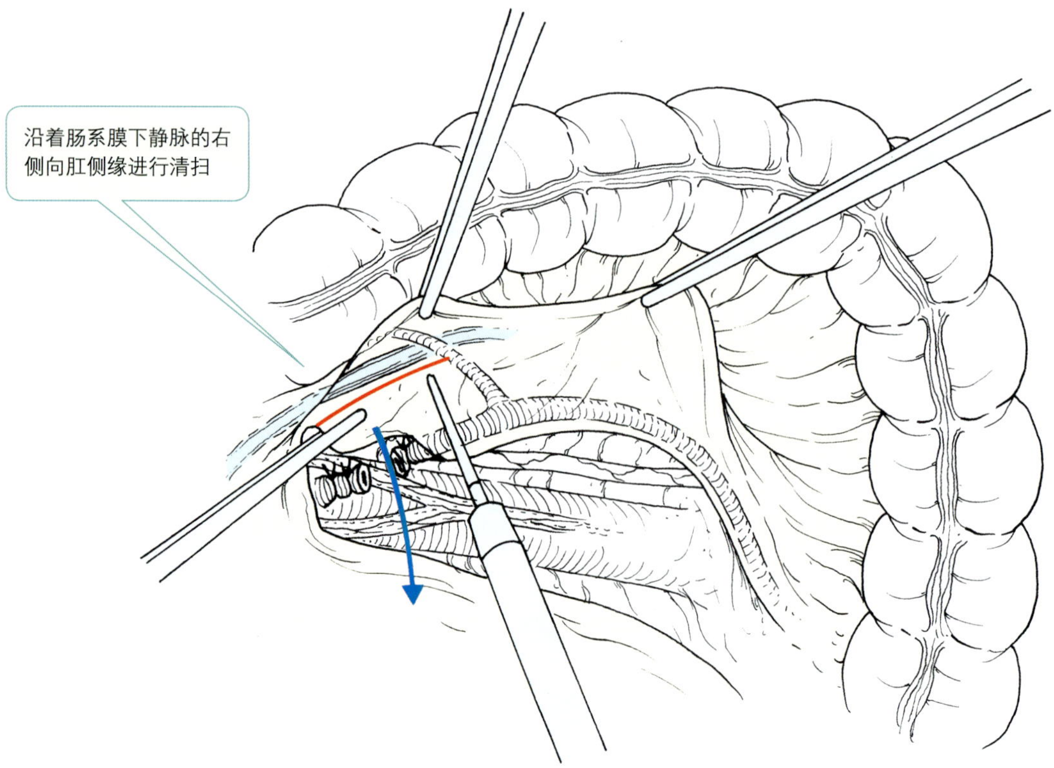

图 15　确认与肠系膜下静脉交叉的 LCA(显露之前)

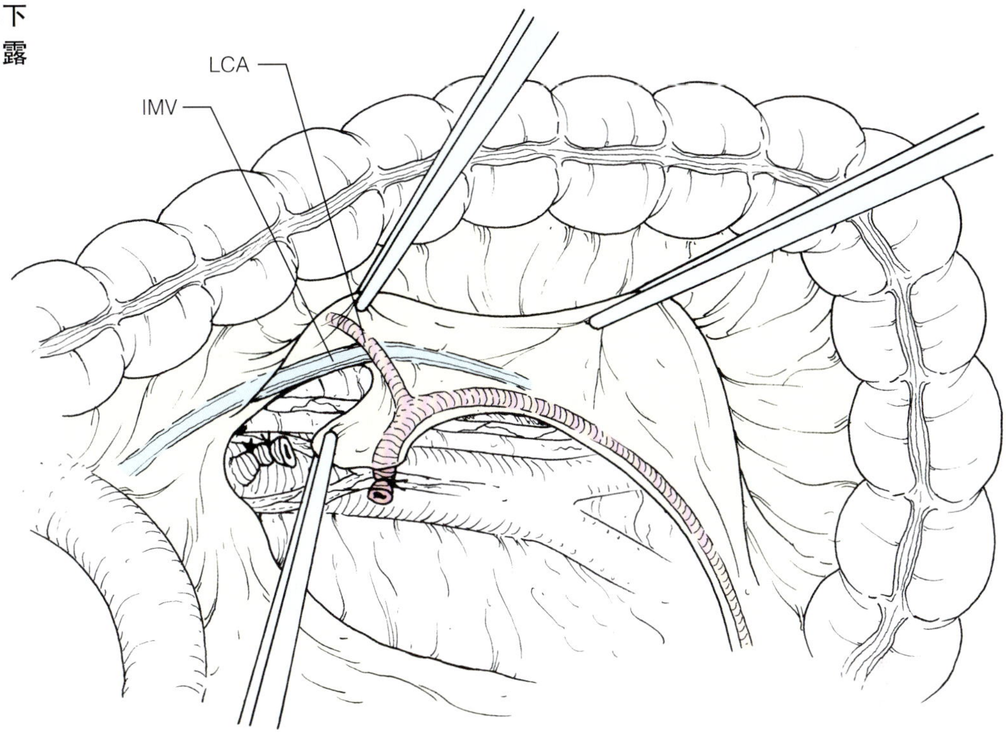

图 16　显露和切断 LCA

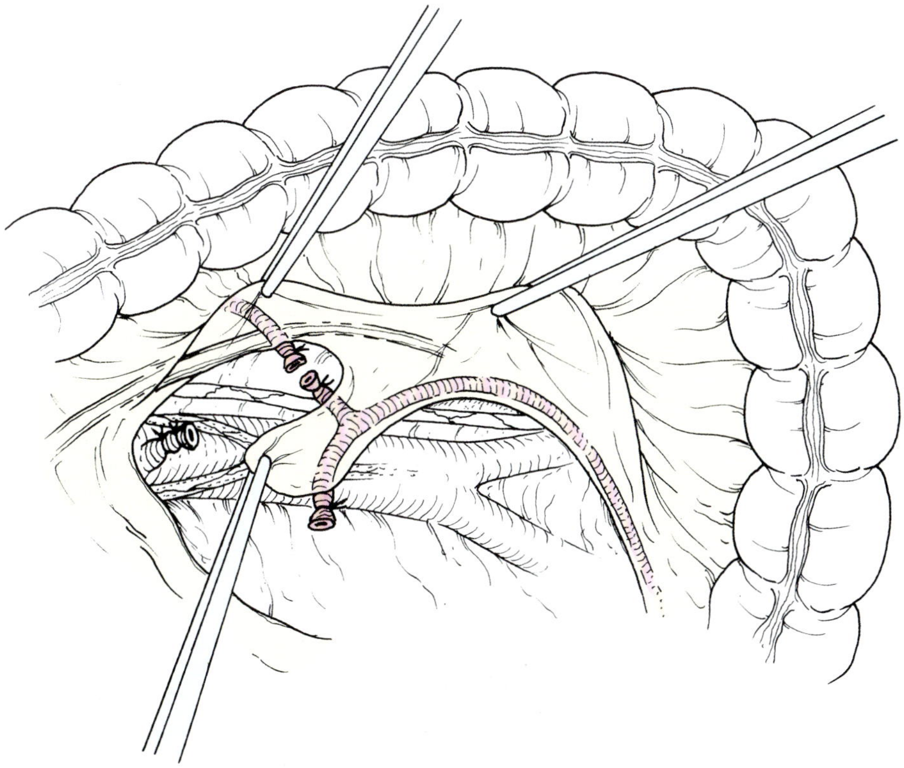

沿着肠系膜下静脉的右侧壁向肛门侧切开的同时可以确认肠系膜下静脉和 LCA 的交叉部(**图 15**)。切开和完全显露 LCA 的血管鞘(**图 16**),切断 LCA。对同部位邻近的肠系膜下静脉进行显露和切断,从此处向远端沿着肠系膜下静脉的左侧壁切开肠系膜并进行清扫,这样中枢侧的清扫即告完成。

图 17　左结肠动脉分支的确认和显露

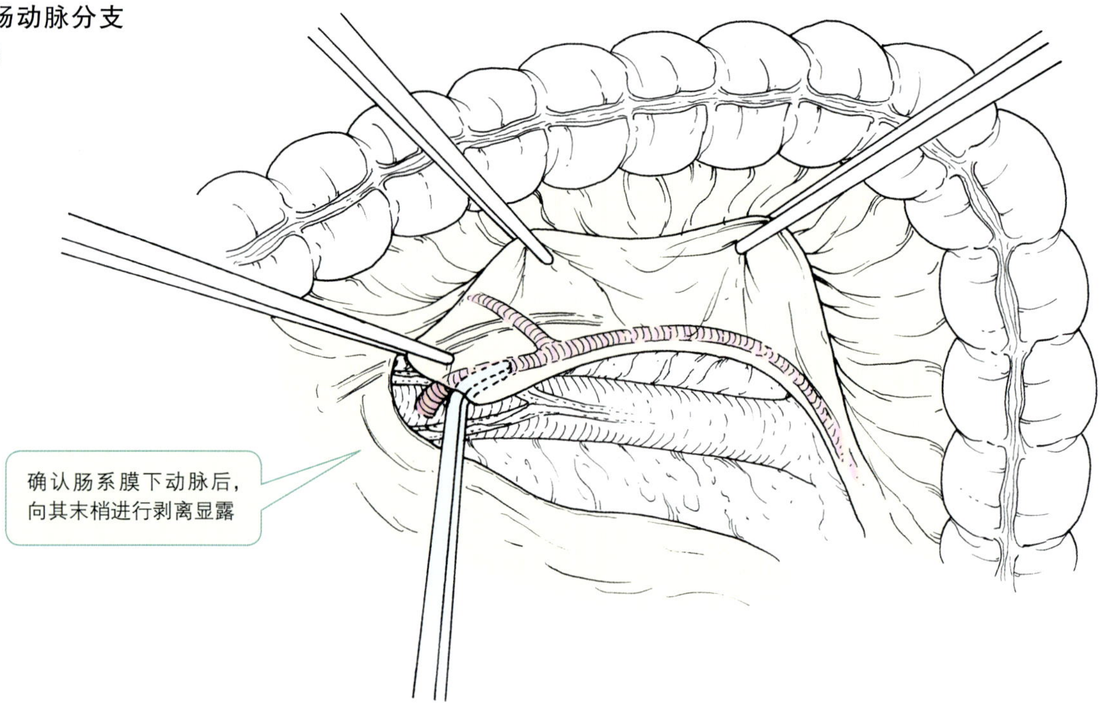

图 18　游离、保留左腰内脏神经

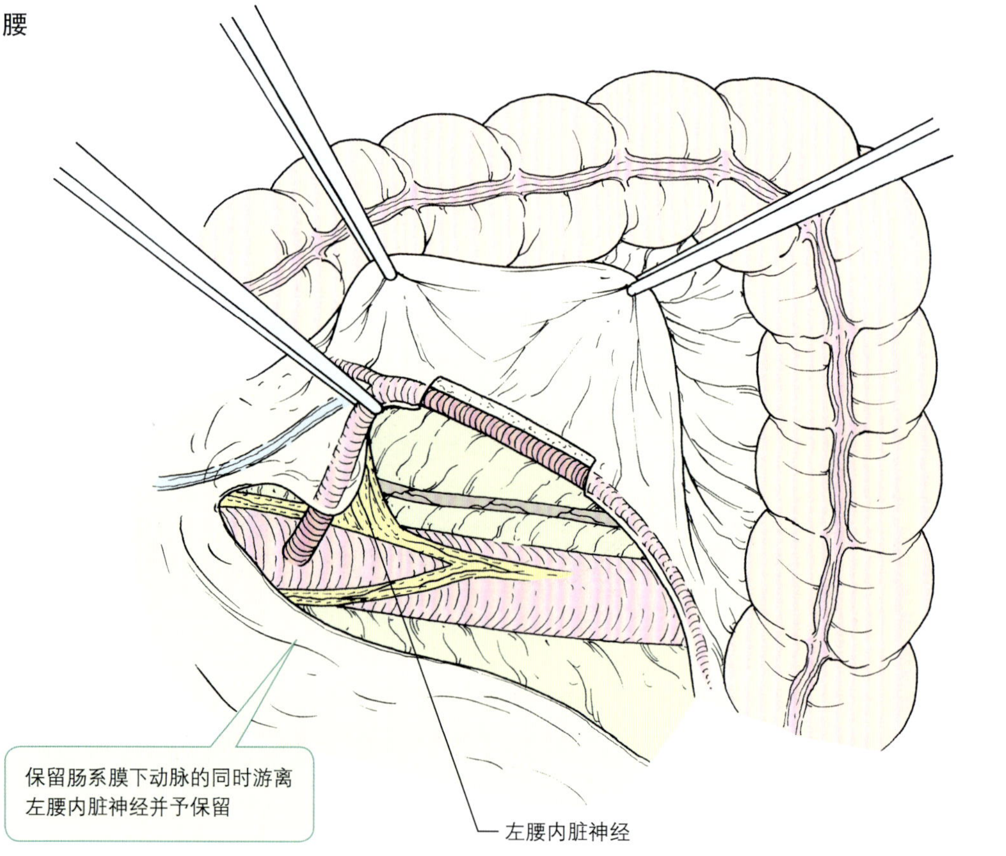

左结肠动脉保留：在保留肠系膜下动脉根部的情况下，首先切开从肠系膜下动脉开始至直肠上动脉之间的血管鞘右侧壁并敞开，确认并显露左结肠动脉的分支（图 17）。在肠系膜下动脉和直肠上动脉腹侧和右侧没有分支，所以血管鞘的敞开应向前（腹侧）稍靠右侧进行。**注意** **在这种情况下，对肠系膜下动脉根部附近的左腰内脏神经进行悬吊，注意有无残余以确保其不被损伤**（图 18）。

图 19　切开左结肠动脉前面的血管鞘和切断肠系膜下动脉

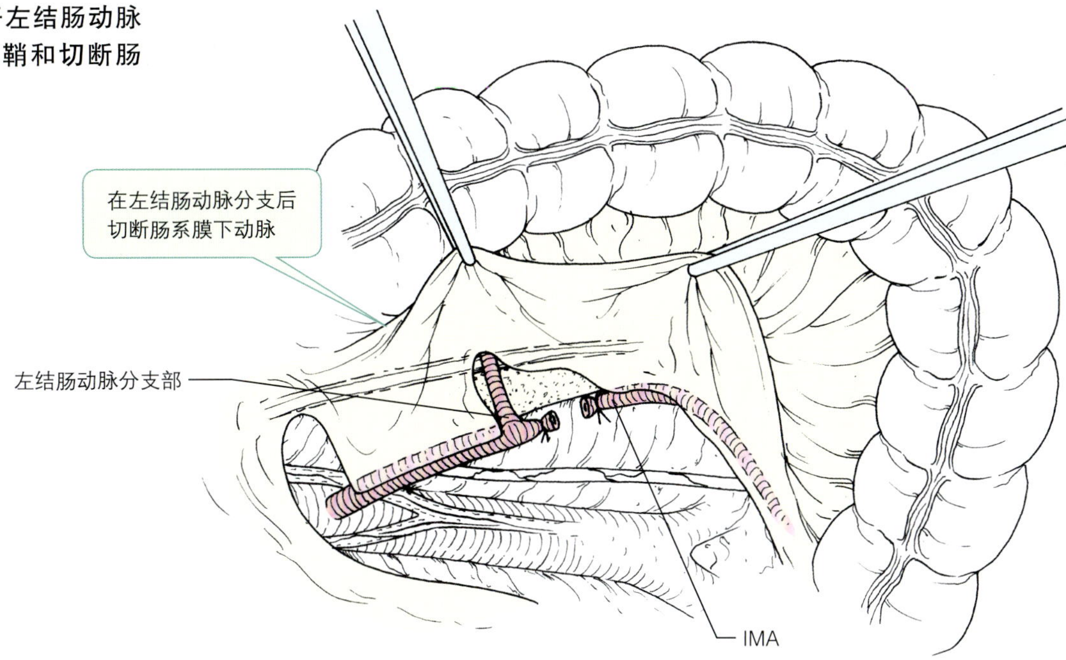

图 20

A

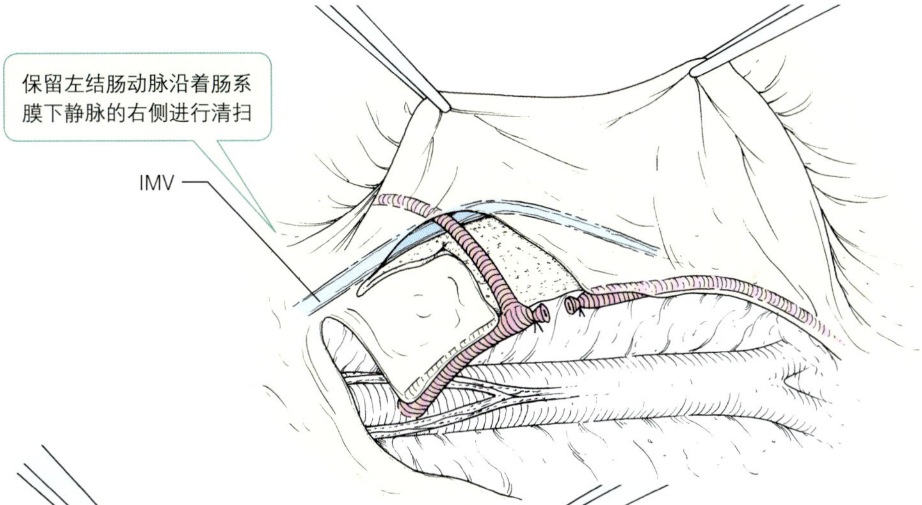

B

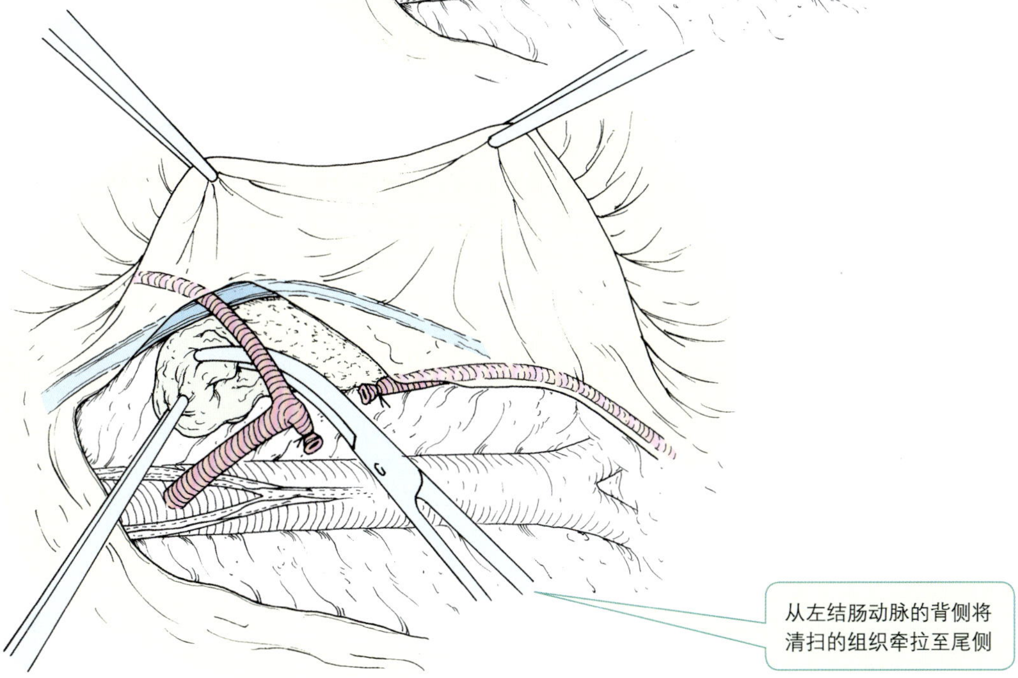

图 21　切断肠系膜下静脉

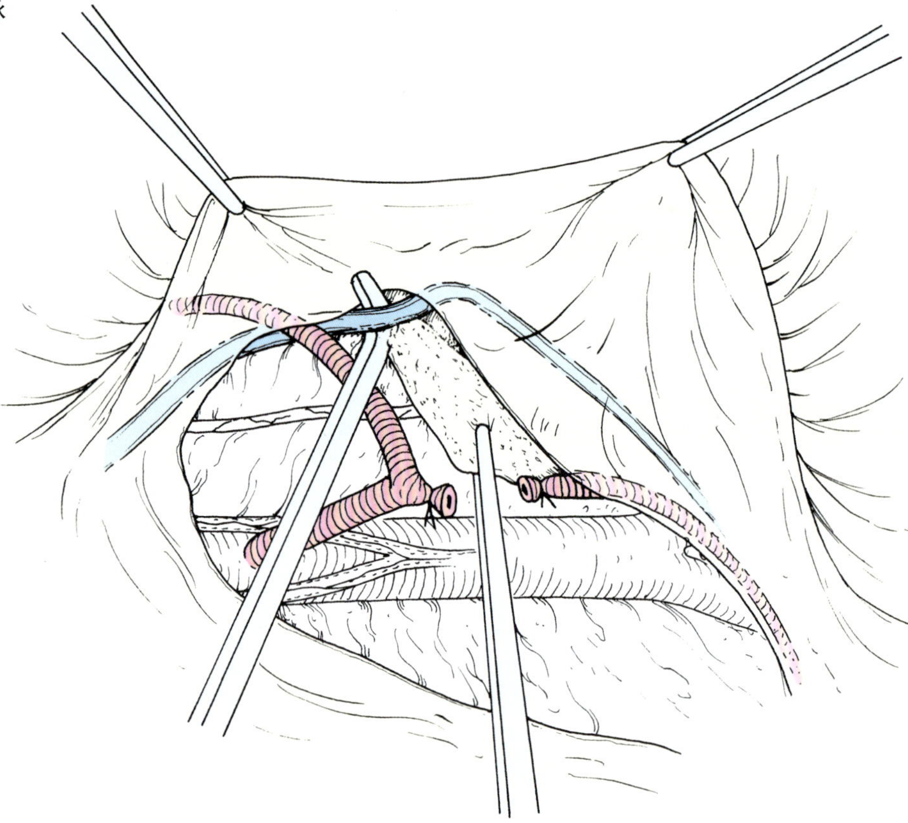

用血管剥离钳分离解剖血管鞘的同时确认左结肠动脉。沿着左结肠动脉的前面剪开其血管鞘，此时左结肠动脉分支附近的肠系膜下动脉完全游离，于左结肠动脉分支的远侧行肠系膜下动脉的结扎和切断（图 19）。

重要 **尽管左结肠动脉没有向前面（腹侧）发出血管分支，但还是需注意肠系膜下静脉的走行。通常肠系膜下静脉在左结肠动脉的背侧走行，但其在左结肠动脉腹侧走行的情况也是存在的，这是必须要了解和掌握的。**左结肠动脉与肠系膜下静脉交叉部位前面的血管鞘敞开后，左结肠动脉才能完全从血管鞘中游离出来，从左结肠动脉分支部至头侧的肠系膜下动脉也随之从血管鞘中完全游离出来（图 20A）。然后沿着肠系膜下静脉的内侧从肠系膜下动脉根部开始切开肠系膜，沿着肠系膜下静脉右侧壁向远侧进行延长切开。此时边向远侧的延长切开边从左结肠动脉背侧将清扫的组织向尾侧牵出（图 20B），同时确认肠系膜下静脉和左结肠动脉的交叉部。在此部位进行肠系膜下静脉的结扎和切断（图 21）。在此处向远侧沿着肠系膜下静脉的左侧壁进行肠系膜的切开以清扫，完成中枢侧的清扫（图 22）。

图 22

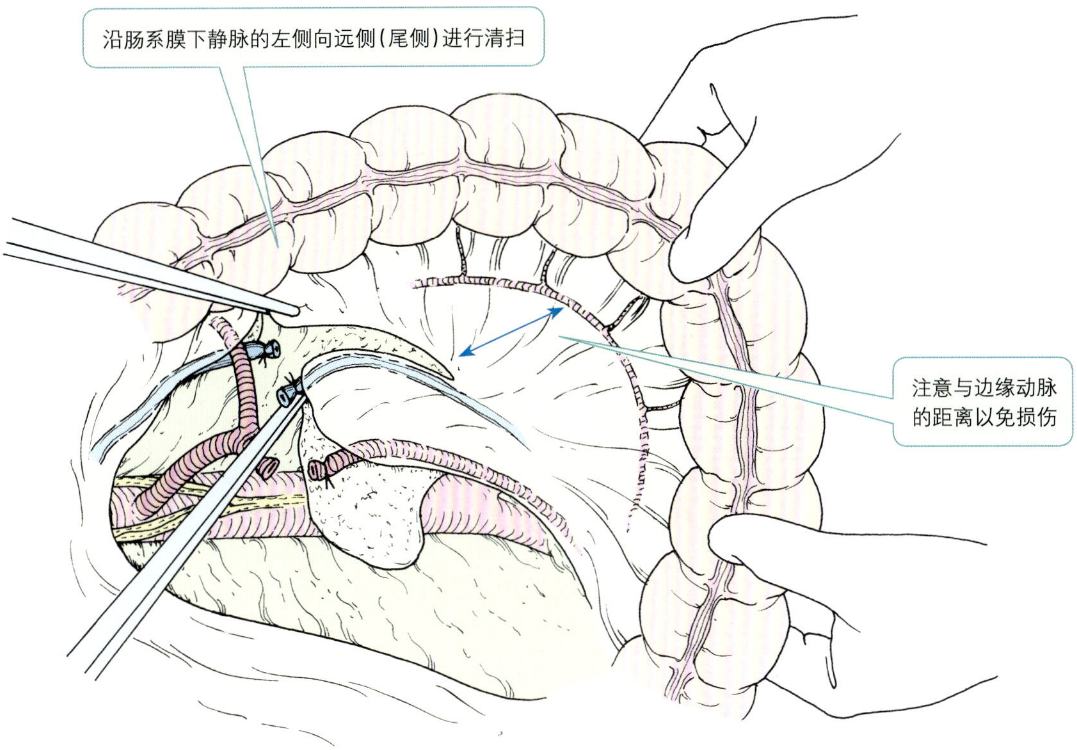

图 23

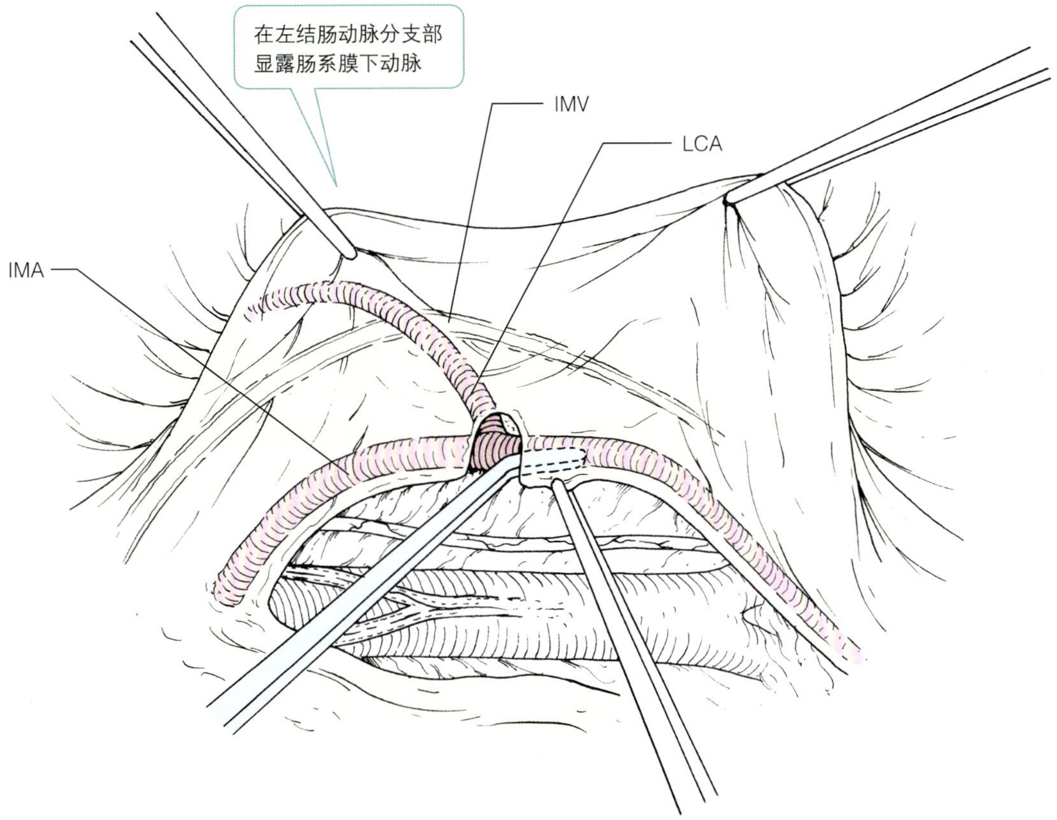

●D2 清扫

切开肠系膜下动脉至直肠上动脉之间的血管鞘右侧壁并确认左结肠动脉分支部,应用血管钳将左结肠动脉分支部附近的肠系膜下动脉血管干从血管鞘游离出来(**图 23**)。沿着左结肠动脉前壁将左结肠动脉和肠系膜下静脉交叉部之间的血

图 24

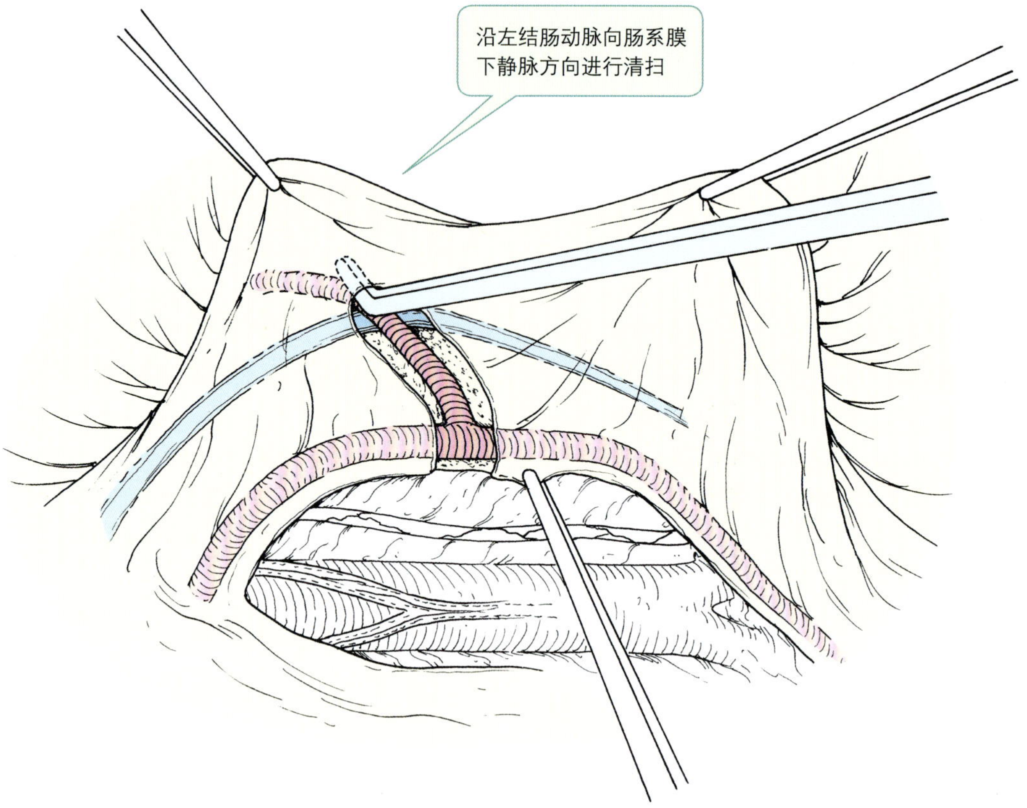

图 25 **确认和切断 IMA、IMV**

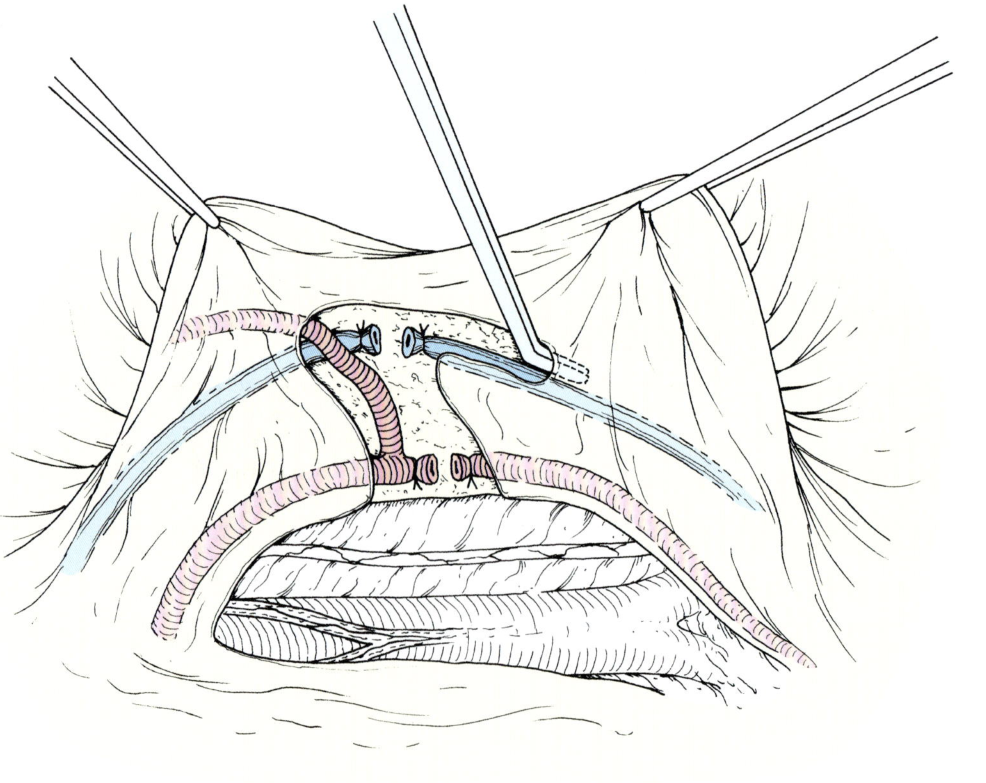

管鞘敞开，切断左结肠动脉远侧端的肠系膜进行中枢侧的 D2 清扫（**图 24**）。在确认肠系膜下静脉并予以切断的同时（**图 25**），自此处向远侧沿着其左侧壁进行肠系膜的切开和清扫，完成中枢侧的操作。

5 游离松解左半结肠（外侧游离）

注意 通过内侧入路进行大范围的游离松解，所谓的Told融合筋膜已处于完全游离状态，此时结肠仅存一膜状结构与腹壁相连，用电刀予以切开（图26）。**本操作中如先进行外侧游离松解就需特别注意勿损伤后腹膜下筋膜背侧存在的各种脏器，**而先行内侧入路还是极为安全简便。

图26 游离松解左半结肠

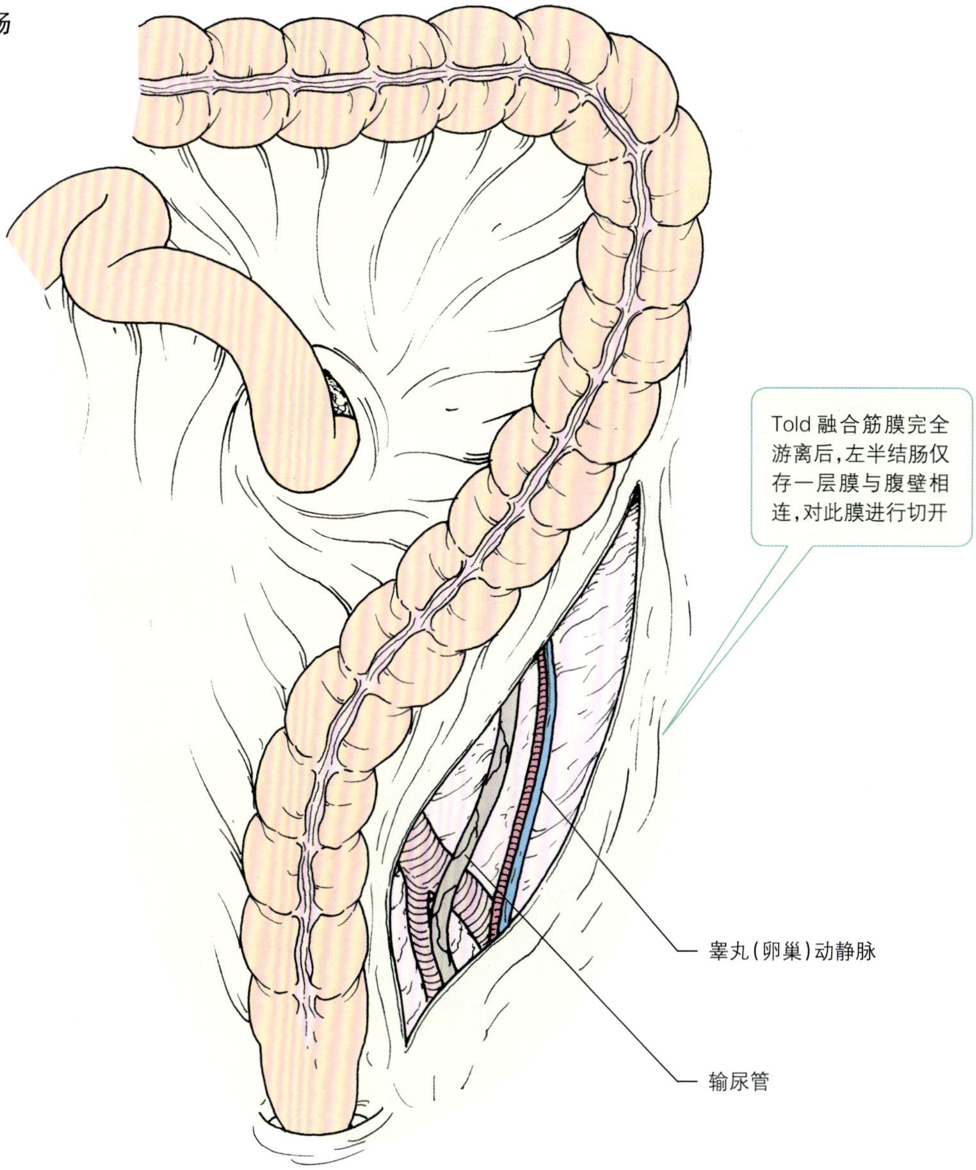

6 肠管的切断和吻合

近侧端肠系膜切断的界限为沿着肠系膜下静脉左侧壁进行切开向上方延长，肠管切断的部位原则上距肿瘤 10cm 以上。**注意** **为了尽量保留吻合口近侧端肠管的血运，离断肠管附近的肠系膜时应与肠管长轴保持垂直。断端的肠管裸化后距离系膜一般不要超过 1cm（图 27、图 28）。**

图 27　离断肠系膜

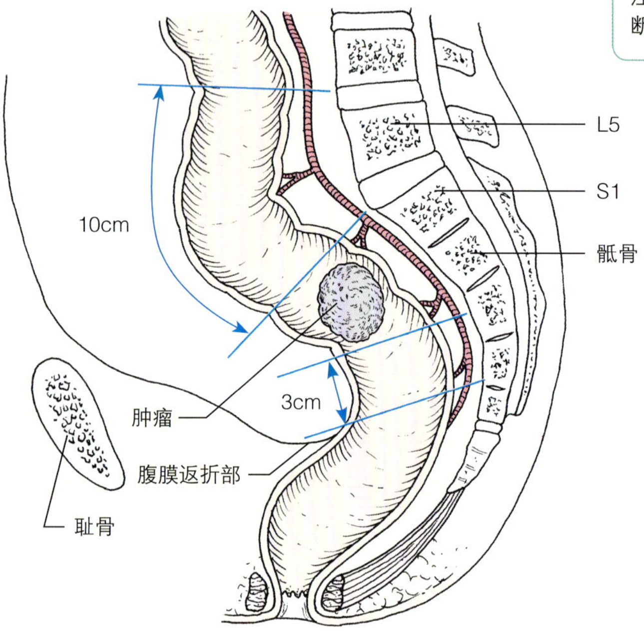

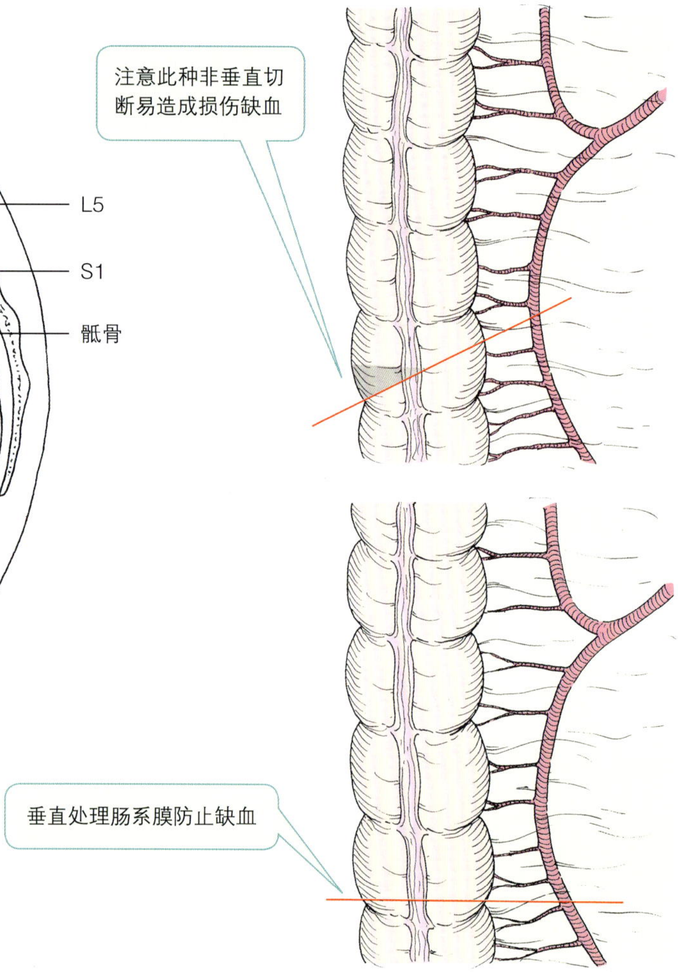

图 28　离断近侧断端

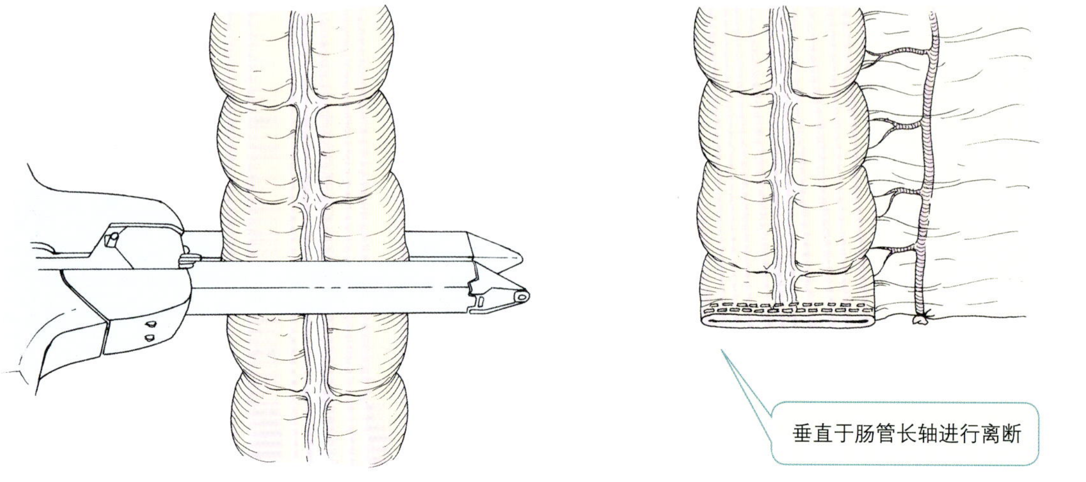

!!重要 肛门侧肠系膜的切除界限为直肠上段癌切除 3cm，直肠下段癌切除 2cm。**肛门侧肠系膜的处理是最为重要之处，也是与直肠成垂直方向游离直肠系膜**（图 27、图 29）。确定直肠肛门侧断端的界限后显露直肠外膜对断端周围进行环周处理。这就完成了所谓的 TSME。直肠系膜处理后在肿瘤的远端用直角钳钳夹，对残留的直肠进行灌洗（图 30）。应用生理盐水冲洗肛侧端肠管内可能残存的肿瘤细胞。在 SST 时直肠的离断用 PSI（荷包缝合器）（图 31）。在进行 DST 时，应用自动切

图 29　肛门侧肠系膜的处理

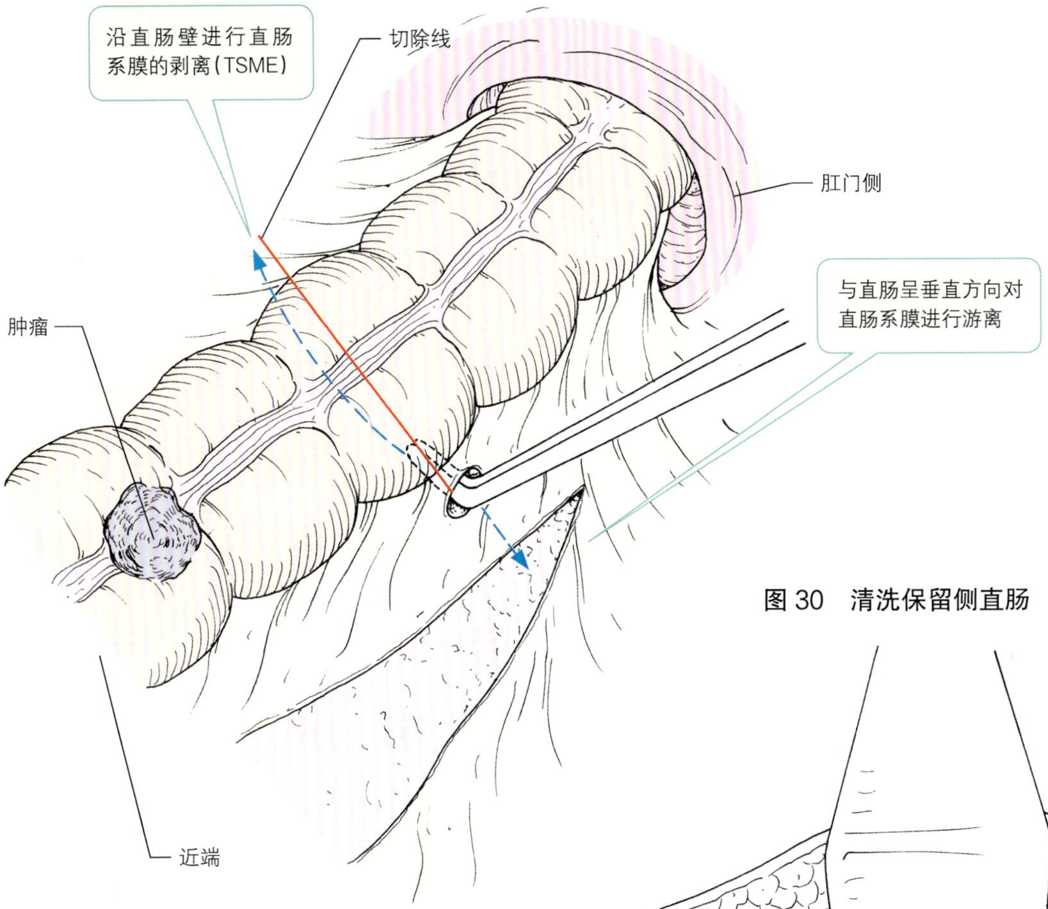

图 30　清洗保留侧直肠

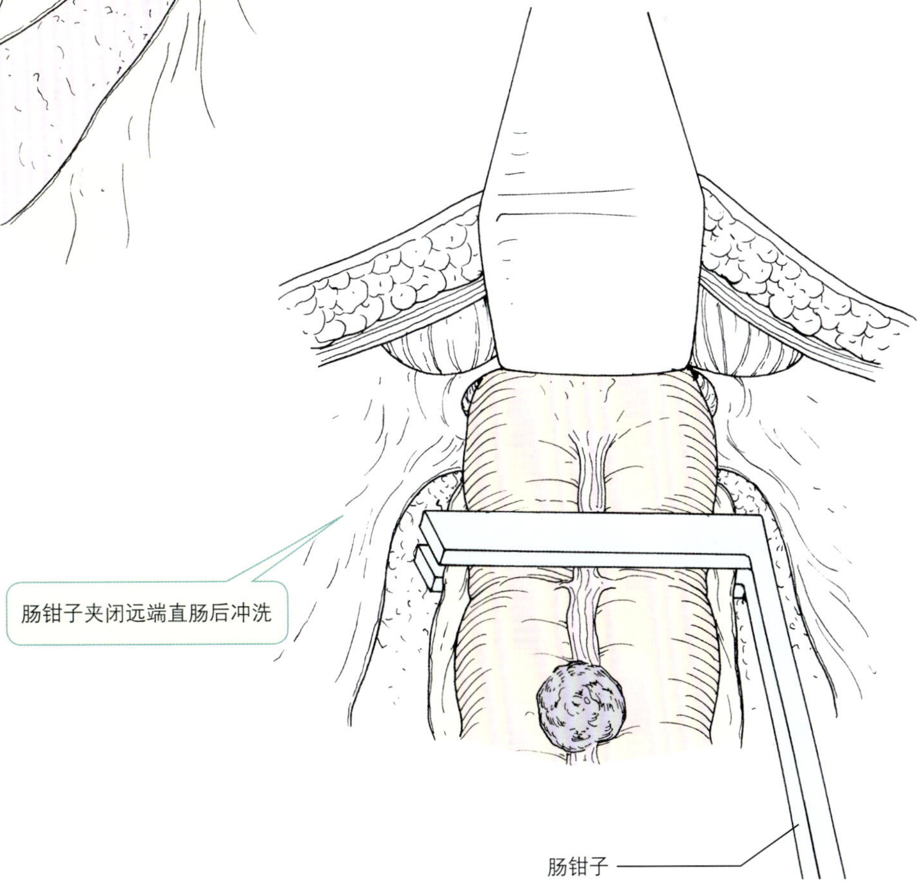

割闭合器(图 31)。我们在大多数的情况下使用 Access55(Ethicon End-Surgery)。Access55 的握柄可以进行 90°的旋转,不仅可以插入骨盆深部,尚有离断面较长的构造特点可以一次处理宽大的直肠。

注意 **在应用自动切开闭合器的时候,需轻牵近侧肠管。倘若过度牵拉肠管,可能因肠管壁变薄而致钉仓闭合不全。**使用何种型号需根据肠管的厚度来决定,多数情况下蓝色钉仓即已足够,有时也需要使用绿色钉仓。吻合的时候需要使用环形吻合器,原则上应该尽可能使用环形钉仓,型号的选择应根据吻合口近端和远端肠管管径来决定。型号决定后,近端肠管断端插入吻合器头端,将断端肠管壁用缝线绑系于吻合头的金属杆(钉杆)上,使其间勿留间隙(图 32)。肛门内插入吻合器。插入前确定肛门口径、插入方向以及与吻合部的距离。

注意 **插入的时候应注意,越过肛管后动作要轻柔。**向直肠断端插入的过程中先指向背侧,然后再向腹侧推进,对上述要点的理解将有助于顺利地插入吻合器。行 SST 时务必使中心金属杆(锥杆)根部结扎的肠管勿留空隙(图 32A)。DST 时,务必使中心金属杆(锥杆)于钉合线前壁或后壁贯通(图 32B)。

注意 **吻合器头尾端装置连接成一体时,务必确认肠管没有扭转,吻合部之间没有嵌入其他组织。**在进行吻合器击发的时候,务必保持远近端固定。击发后,应保持吻合器闭合 10 秒钟以上,再将其处于闭合状态缓缓拔出。吻合后确认两个断端切割环的完整性。进行空气测漏试验(图 33)。

图 31 切断远端直肠

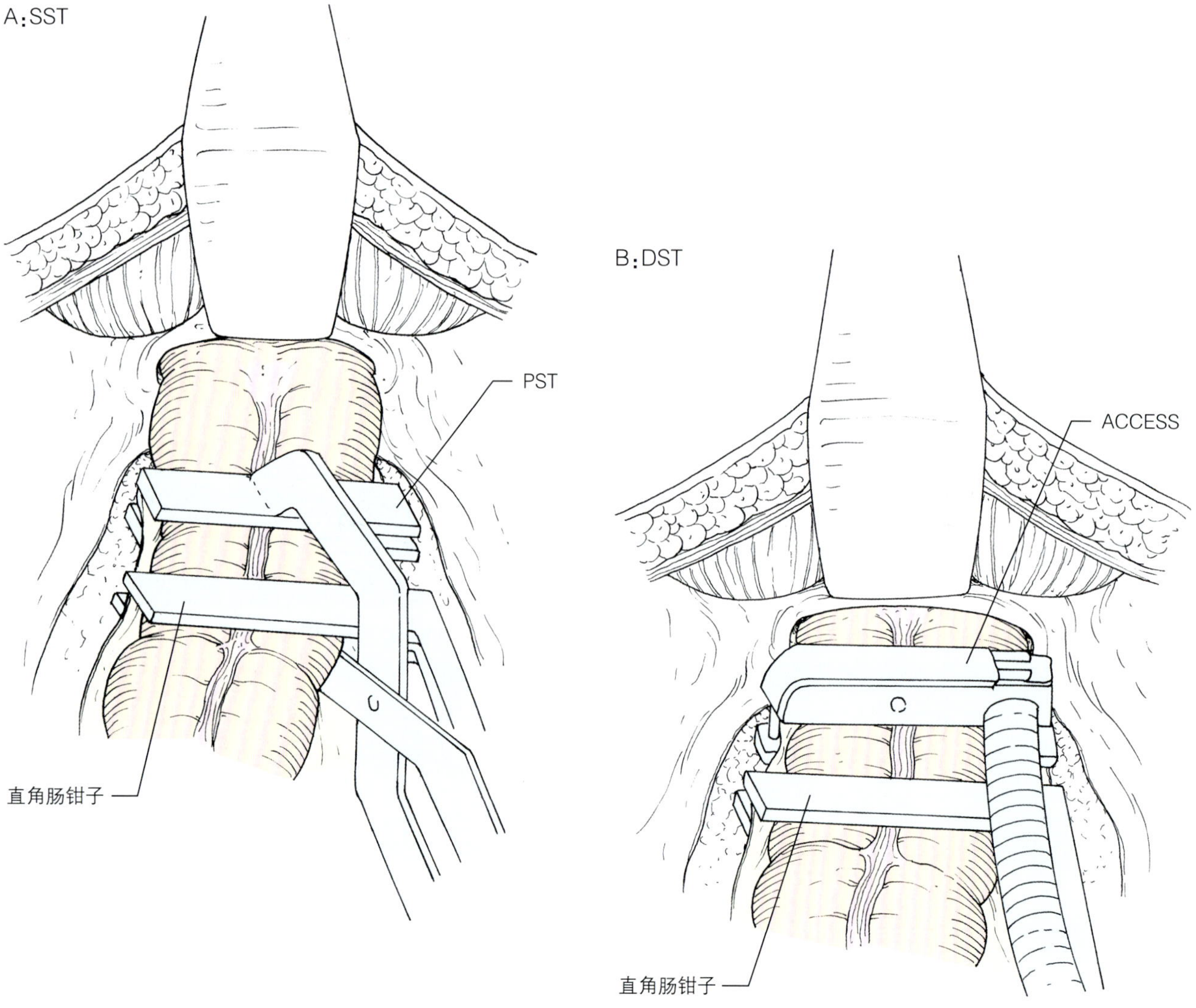

图 32　肠管的吻合

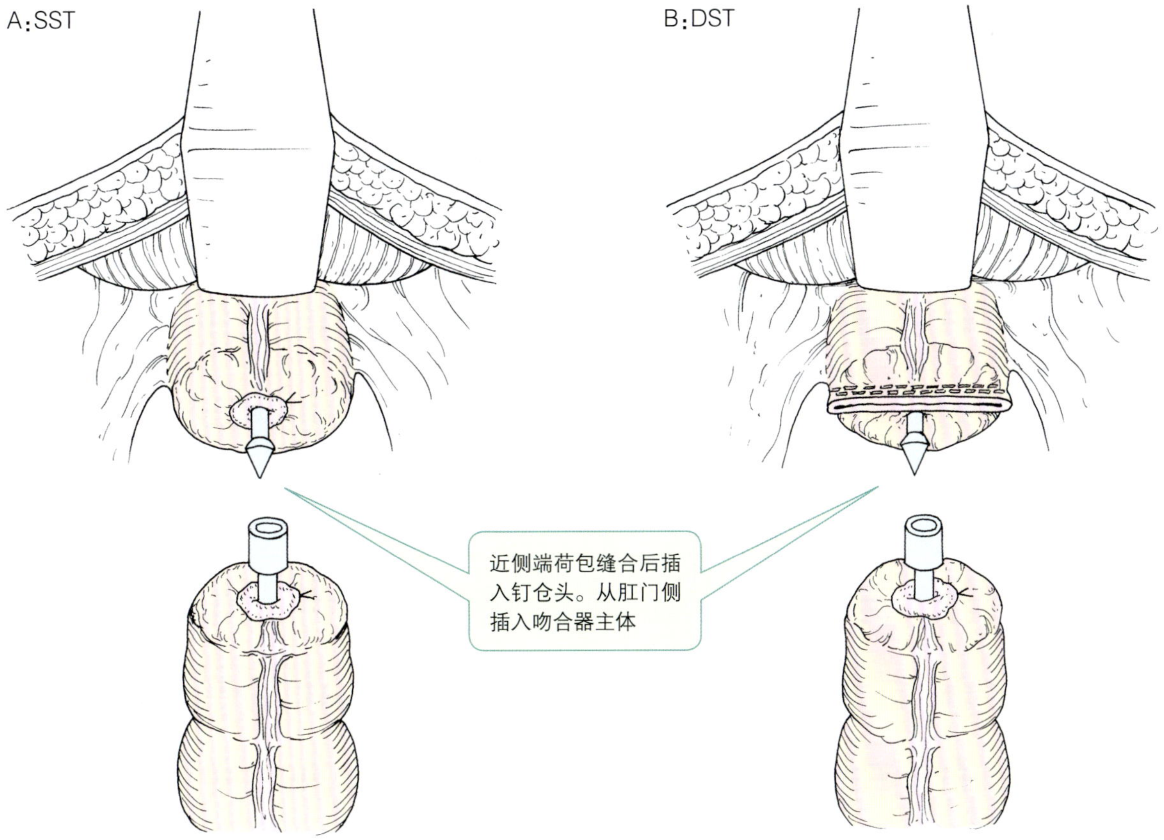

图 33　完成吻合

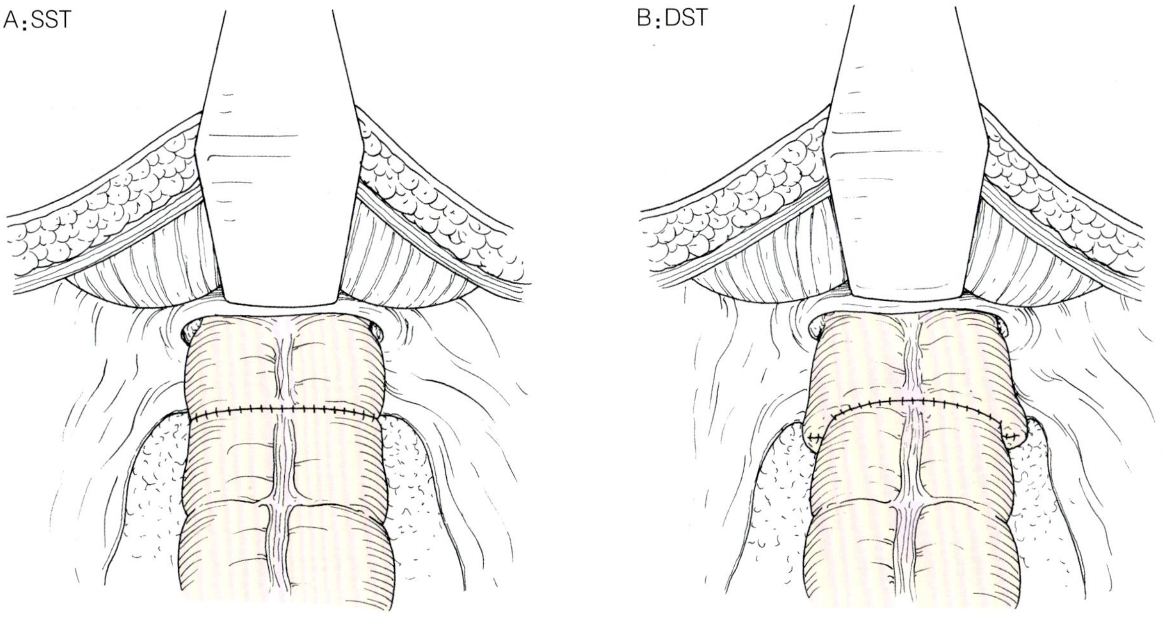

术后注意要点

消化外科手术后应该注意的要点是：各种引流管的早期拔出、早期离床活动、早期经口进食。结肠癌手术后早期并发症是：吻合口瘘、肠梗阻、术区感染等。引起术后肠梗阻的原因众多，腹胀、腹痛、呕吐均是其表现，开腹术后肠管粘连是不可避免的。术后早期离床活动可促进肠管蠕动，即使发生肠粘连也会有效地预防肠梗阻的发生。肠瘘是指吻合不全致使肠内容物漏入腹腔引起症状。表现为肠蠕动减弱、腹痛、发热、腹腔引流管可引出浑浊的引流液。术区感染会发生术区皮下脓肿，表现为术区发红、疼痛、发热。结肠癌手术中肠内容物有可能污染术区。即使应用创缘保护器，也不能完全避免术区感染的发生。这些并发症不看检验结果，肉眼即可早期诊断。尽管手术本身在不断地进步，但对常见手术并发症的诊治仍不可大意。

参考文献

1）大腸癌研究会編：大腸癌取り扱い規約，第7版．金原出版，東京，2006.
2）Griffiths JD : Surgical anatomy of the blood supply of the distal colon. Ann Roy Coll Surg, 19 : 241-256, 1956.
3）Heald RJ, Husband EM, Ryall RD : The mesorectum in rectal cancer surgery-the clue to pelvic recurrence? Br J Surg, 69 : 613-616, 1982.
4）Ono C, Yoshinaga K, Enomoto M, et al : Discontinuous rectal cancer spread in the mesorectum and the optimal distal clearance margin in situ. Dis Colon Rectum, 45 (6) : 744-749, 2002

下段直肠癌侧方清扫术

高橋慶一，山口達郎，松本　寛，中野大輔，鈴木陽三　東京都立駒込病院外科

不时地听到，侧方淋巴结清扫果然是难度很大的手术呀，这一评论。其实，如能够深刻了解解剖学结构，绝不是复杂手术。只要掌握基本的手术技巧，是完全有可能进行侧方清扫手术的。

近年来，尽管对下段进展期直肠癌进行术前放化疗已成为标准的治疗手段，但是放化疗引起机体免疫功能低下的报告也屡见不鲜，而且肿瘤二次复发的问题也难以解决。我们认为在日本，保留自主神经的侧方清扫术将成为下段进展期直肠癌的标准治疗术式，是必须掌握的手术。

本篇将就侧方淋巴结清扫术的技巧进行讲解。

实施侧方清除术的基本手术技巧

实施侧方淋巴结清扫术并不需要特殊的器械，使用镊子和剪刀进行血管的游离操作是首先必须掌握的技术。无论什么情况下，这些手术方法和技巧都是极为重要的。

如**图 1** 所示，使用剪刀进行血管的游离是必须掌握的。首先从比较粗的血管开始练习，逐渐地对比较细的血管进行操作，循序渐进。从肠系膜下动脉根部附近的动脉壁前面进行剥离，进而确认其远端的左结肠动脉分支，如对所有病例都能进行熟练游离，就已经掌握了侧方淋巴结清扫的基本功。

图 1　实际操作

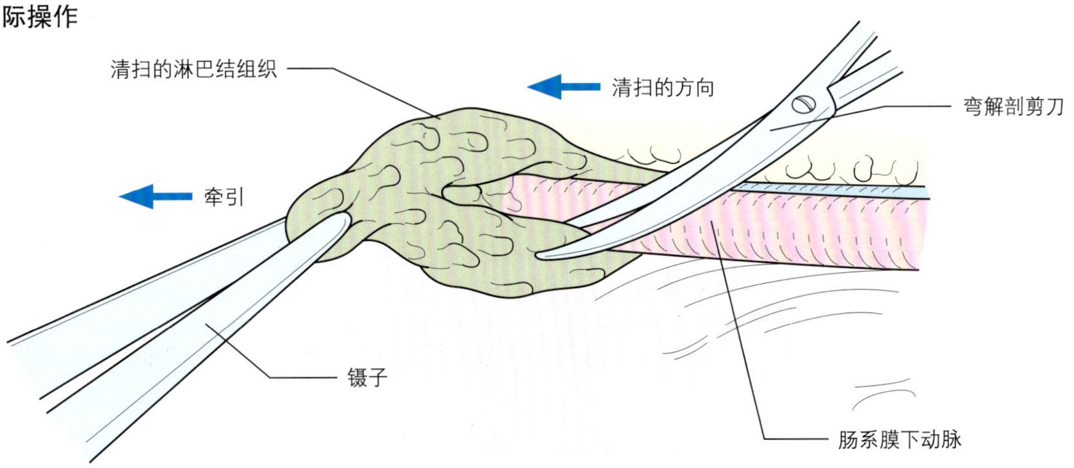

手术要点

使用镊子夹持淋巴结并牵引，含有血管外膜的组织层使用剪刀进行锐性分离。分离的组织前端必须用镊子牵引，在血管与紧牵的组织间隙间游离是手术的技巧所在。对于侧方清扫术来讲，这就是手术的技巧所在。游离血管是侧方清扫极为基本的操作。

侧方清扫术必要的手术器械

在清扫狭小的部位时，使用必要的专用手术器械会使清扫手术变得容易操作。如**图2**和**图3**所示，使用输尿管钩和骨盆钩，对术野的展开极其有效。窄的骨盆钩可确保骨盆侧壁的视野，而且使用输尿管钩可以牵开露出的血管和闭孔神经，使侧方清扫操作变得安全方便。

图2　输尿管钩

输尿管钩原本是用来牵拉输尿管的手术器械，但是在侧方清扫术中，血管游离后用其牵引血管会显露出良好的视野，便于清除淋巴结。替代血管悬吊带进行牵引非常便利，是侧方清扫术必需的手术器械。

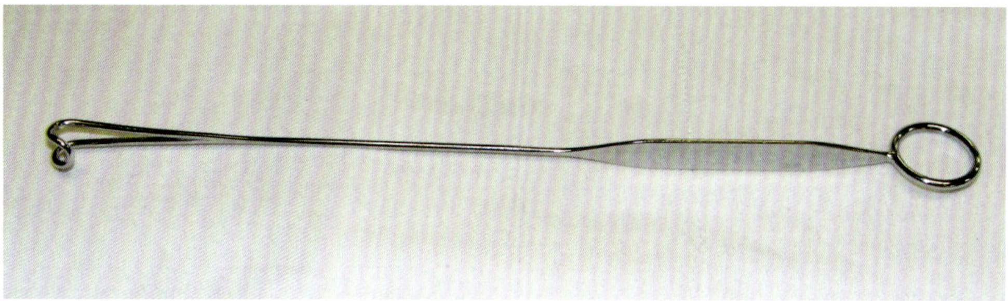

图3　骨盆钩

对侧方清扫术而言，骨盆钩与输导管钩同样是便利的手术器械，长约20cm，如左图所示。骨盆钩呈钝性弯曲，如右图所示，钩子的长度和宽度有不同的类型，可以选择使用。进行闭孔神经和骨盆神经丛外侧(直肠中动脉淋巴结)的淋巴结清扫时，选用最窄的骨盆钩会使手术操作变得轻松容易。

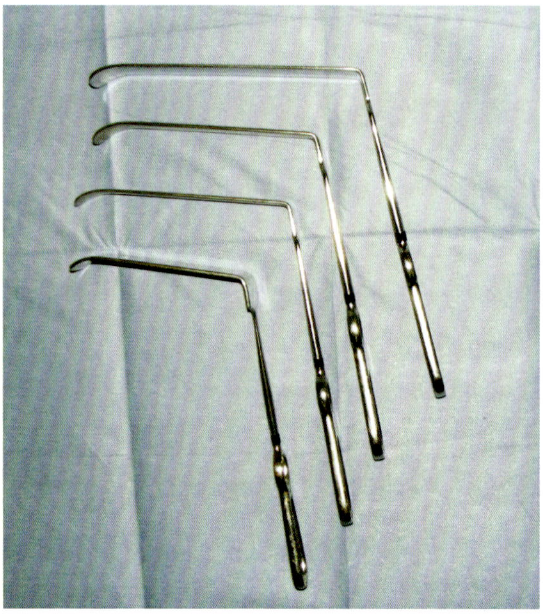

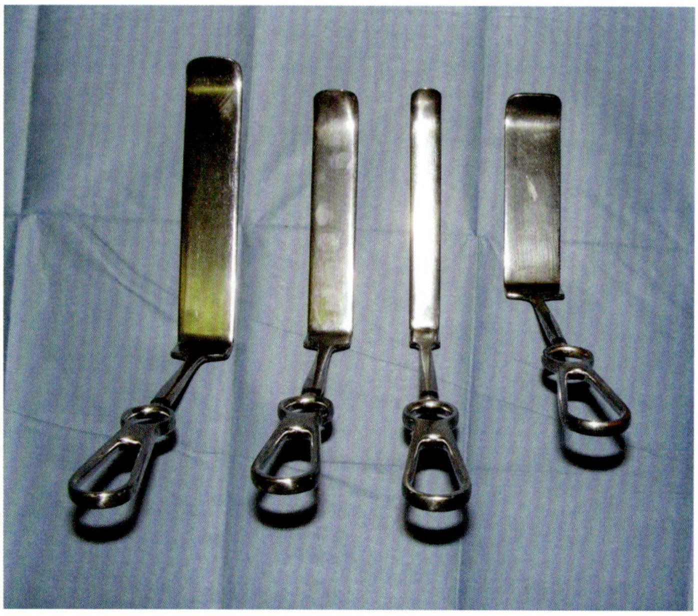

手术步骤

1. 从腹主动脉分叉部开始进行清扫
2. 髂总动脉～髂外动脉的淋巴结清扫
3. 确认髂外静脉，并在其与髂内静脉交错处，确认闭孔神经
4. 应用腹腔内法和腹膜外法进行闭孔淋巴结清扫
5. 髂内动脉周围淋巴结清扫
6. 确认膀胱上动脉
7. 骨盆神经丛外侧的直肠中动脉周围淋巴结清扫

手 术 操 作

1 髂外动脉周围淋巴结的清扫操作

侧方清扫术通常是实施TME手术，切除标本后从腹主动脉分叉部开始进行操作。清扫自髂总动脉周围到髂外动脉周围的淋巴结。通常如**图4**所示，清扫到可以确认髂外静脉为止。

图4　从髂总动脉开始游离髂内外动脉的操作

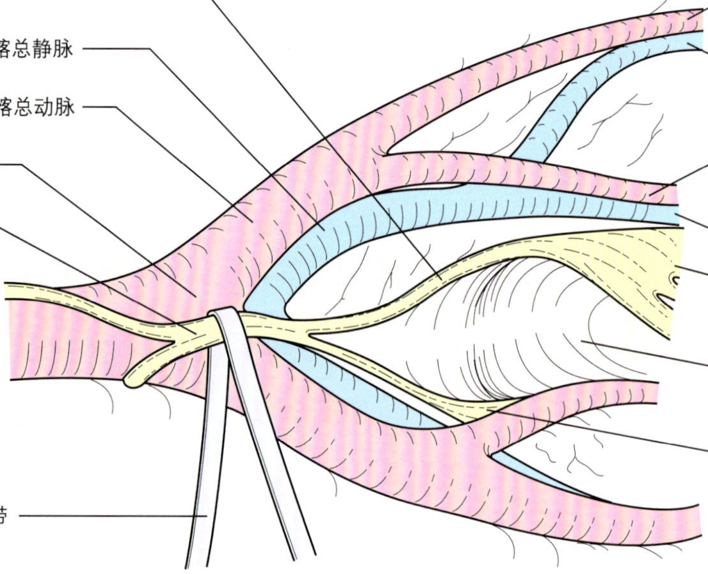

手术要点

用剪刀从腹主动脉分叉部开始进行清扫。操作自髂总动脉开始，继之显露髂外动脉的前面，直到可以确认左髂外静脉为止。然后确认髂内外动脉分叉部。髂总静脉前面会有细小的分支，注意避免损伤，可先进行确切的切断后结扎后再切断。

2 闭孔淋巴结清扫技巧

闭孔淋巴结清扫通常如**图5**所示，从髂外静脉与髂内动脉的交叉部开始清扫沿骨盆侧壁走行的淋巴结。此操作应非常谨慎，仔细确认闭孔神经。将确认的闭孔神经用输尿管钩向外上牵开，清除其周围的淋巴结，直至显露梨状肌。远侧至闭孔动脉分叉部时腹腔内的操作即告一段落，转而开始腹膜外操作。

如**图6**所示游离膀胱侧壁的腹膜，确认髂外静脉，向其末梢游离膀胱外侧间隙，确认进入闭孔的闭孔神经。将闭孔神经用输尿管钩牵开进而清除其周围的淋巴结。

该部分淋巴结同腹腔内的淋巴结相连续，经腹内或腹膜外将其摘除。

闭孔淋巴结的清扫是沿着骨盆侧壁推进，术野较深，但如结合腹膜外法会使从腹腔内开始的淋巴结清扫变得更为彻底、安全。

聚焦

打开膀胱外侧间隙，即使有来自闭孔周围的出血，也可以进行安全有效的止血。

图 5　确认闭孔神经的方法

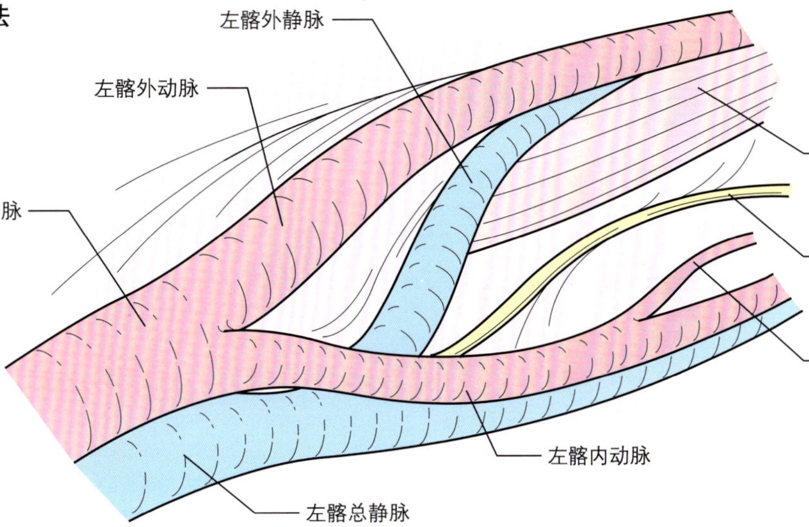

手术要点

确认闭孔神经时，将髂外静脉与髂内动脉交叉部远侧的脂肪组织切除后，即可确认这些脂肪组织中包埋的闭孔神经。用输尿管钩将其轻轻的牵开，清扫淋巴组织直至可以确认梨状肌为止。髂外动脉与髂内动脉分叉部附近存在静脉的分支，在游离结扎，切断过程中，必须确认保护好闭孔神经。

图 6　腹膜外法进行左闭孔周围的清扫

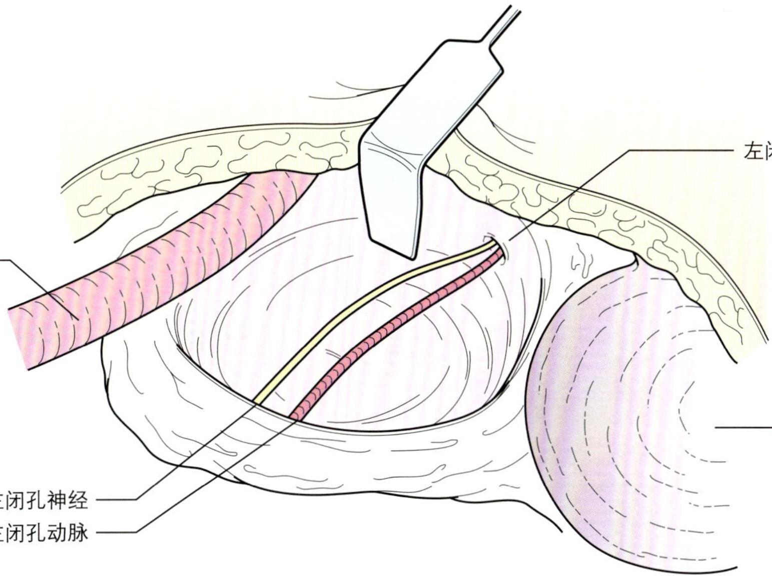

手术要点

在腹膜外脂肪层内剥离膀胱左缘的腹膜，游离疏松的脂肪组织后即可确认进入闭孔的左闭孔神经。将其周围的淋巴组织同从腹腔内清扫的淋巴结组织一起清除后，闭孔淋巴结的清扫即告完成。操作必须谨慎，有时候来自静脉的出血很难控制，这种情况下可以合并切除左闭孔静脉和左闭孔动脉。如不影响清扫，最好保留血管。

3 直肠中动脉周围切除的要点

通常要如**图 7** 所示，保留自主神经的淋巴结清扫是从腹下神经丛背侧向骨盆侧进行游离，清除附着于腹下神经和骨盆神经丛外侧附着的含有淋巴结的脂肪组织，保留神经是该操作的重点和要点。

图 7　清扫直肠中动脉周围淋巴结的操作（1）

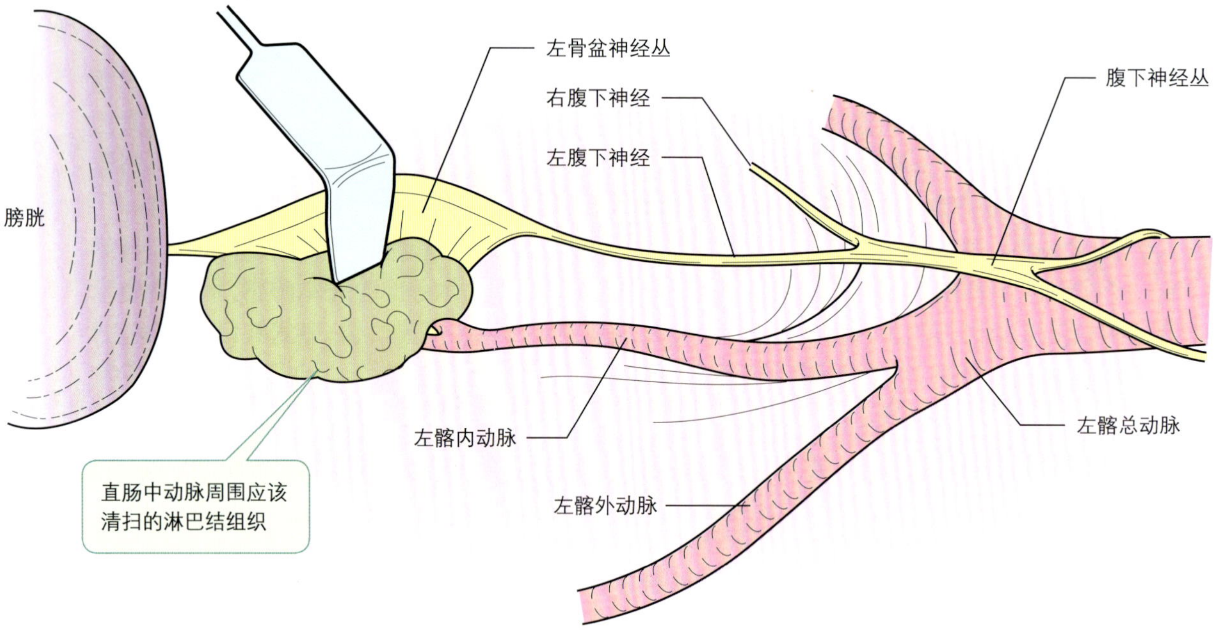

手术要点

直肠中动脉周围淋巴结的清扫，首先应沿骨盆侧壁将骨盆神经丛外侧含有淋巴结的脂肪组织锐性分离。然后，从髂内外动脉分叉部开始进行清扫，清扫至髂内静脉前面的深度即可。由于静脉后面存在细小的分支，进行清扫极易出血，通常分离至动脉的水平即可。

然后转行清扫术操作。从髂内动脉开始向其远侧进行淋巴结清扫，此时手术标志为如**图 8** 所示的膀胱上动脉。通常动脉周围的淋巴结清除到髂内静脉末梢稍微显露的程度即可。

注意 **进行静脉周围彻底的清扫是不可能的，如勉强进行不必要静脉周围的清扫会导致大出血。**从髂内动脉向其末梢进行锐性的清扫，确认膀胱上动脉的分叉部并向内或外侧牵拉，可以清扫其与骨盆神经丛外侧之间的淋巴结，这样就可以清扫直肠中动脉周围的淋巴结。直肠中动脉周围淋巴结清扫是侧方清扫术当中最为棘手的部分。

聚焦

如清扫不彻底，可切除膀胱上动脉的一到两个分支，显露良好的术野后再进行清扫。

纤细的纤维组织纵横交错，实际上很难进行彻底的清扫。必须有足够的耐心和细心，完成清扫手术。

图 8　清扫直肠中动脉周围淋巴结的操作(2)

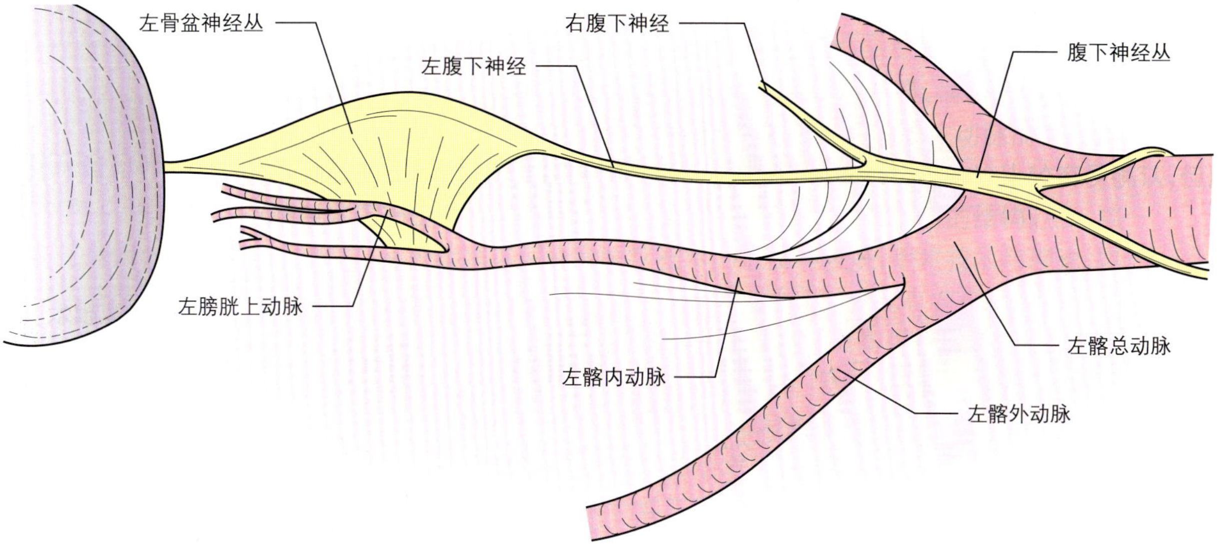

手术要点

直肠中动脉周围的淋巴结清扫术，以膀胱上动脉为术野标识，向髂内动脉末梢进行清扫。将膀胱上动脉悬吊、将此动脉适时向内或者向外牵拉，会使直肠中动脉周围的淋巴结清扫变得容易操作。必要时，可以切断膀胱上动脉的二到三个分支，会使淋巴结清扫更为彻底。

4　骶骨前淋巴结清除

NO.280(骶骨前面的清扫)，由于骶正中动静脉的存在，手术操作层次越深止血越为困难，因此只行表层的清扫即可。悬吊腹下神经丛，将后面的脂肪组织向骶侧靠拢会使操作变得容易。

是否进行两侧的清除操作

侧方清扫是针对浸润深度为 A 期的下段进展期直肠癌。通常认为淋巴走行是双侧的，所以原则上进行两侧侧方清扫。但是根据大肠癌治疗指南，黏膜下肿瘤侧方转移的几率为 5.4%，是非常低的，在没有上行淋巴结转移的情况下，进行肿瘤所在侧的单侧淋巴结清扫也较为常见。

侧方清扫术是只有日本施行的手术，在术前进行放化疗的情况下不进行侧方清扫也有其合理之处，某种程度上可以理解。但是，时常有长期放疗副作用的临床报告，估计侧方清扫术作为下段进展期直肠癌治疗标准的理念今后不会改变。事实上，放化疗只适合 T3、T4 期直肠癌，适应证比较窄。现在侧方清扫术对于日本的外科医生来讲是必须掌握的手术，这点也是不会改变的。

参考文献

1）高橋慶一：根治性と機能温存の両立をめざした自律神経温存手術—下部進行直腸癌に対する自律神経温存術．別冊・医学のあゆみ：消化器疾患Ver.3-state of arts Ⅰ．消化管（食道・胃・腸）：医歯薬出版，東京，2006，p646-650.

2）大腸癌研究会（編）：大腸癌治療ガイドライン：医師用2005年版，金原出版，2005.

直肠低位前切除术

安野正道 東京医科歯科大学大腸肛門外科

针对部分有可能保肛的直肠癌，以前都是理所当然地选择腹会阴联合切除术。1939年Dixon成功地进行了今天我们所称的直肠前切除术，从此直肠癌保留肛门的手术得以普及。但是，当时采用手法吻合再建肠道，故只限于腹膜返折以上部位的肠道吻合。吻合器发明后，靠近肛门的下段直肠癌吻合成为可能。现在80%的直肠癌可以实施前切除术。但是由于直肠在狭小的骨盆腔内毗邻精囊、前列腺、阴道，进行低位前切除术并非易事。术后残留癌肿、局部复发的几率比结肠癌高，为防癌肿残留必须细心游离切除。

为防直肠癌低位前切除术后局部复发，必须确保充分安全的外科学切缘，这是十分重要的。但是另一方面，为了防止癌肿残留而行扩大切除术，有可能损伤骨盆内自主神经导致膀胱及性功能障碍。将直肠癌连同淋巴组织整块切除，将自主神经损伤降至最小程度是很重要的理念。如何操作、如何展开术野、如何切除，本人将根据局部解剖要点结合自身的经验讲解手术操作步骤。

直肠癌相关的解剖要点

●何为全直肠系膜切除术？沿直肠系膜游离，确保安全的游离切缘。

直肠固有筋膜是防止直肠癌局部浸润的强有力的防洪堤。癌肿由于直肠固有筋膜的阻隔，并不容易向系膜外组织浸润。Heald所指全直肠系膜切除术（Total Mesorectal Excision，TME），是为防止直肠癌术后局部复发，不破坏直肠固有筋膜，将癌肿连同所有直肠系膜一并切除。其重要性是Heald倡导的。原来的TME概

图1 TSME

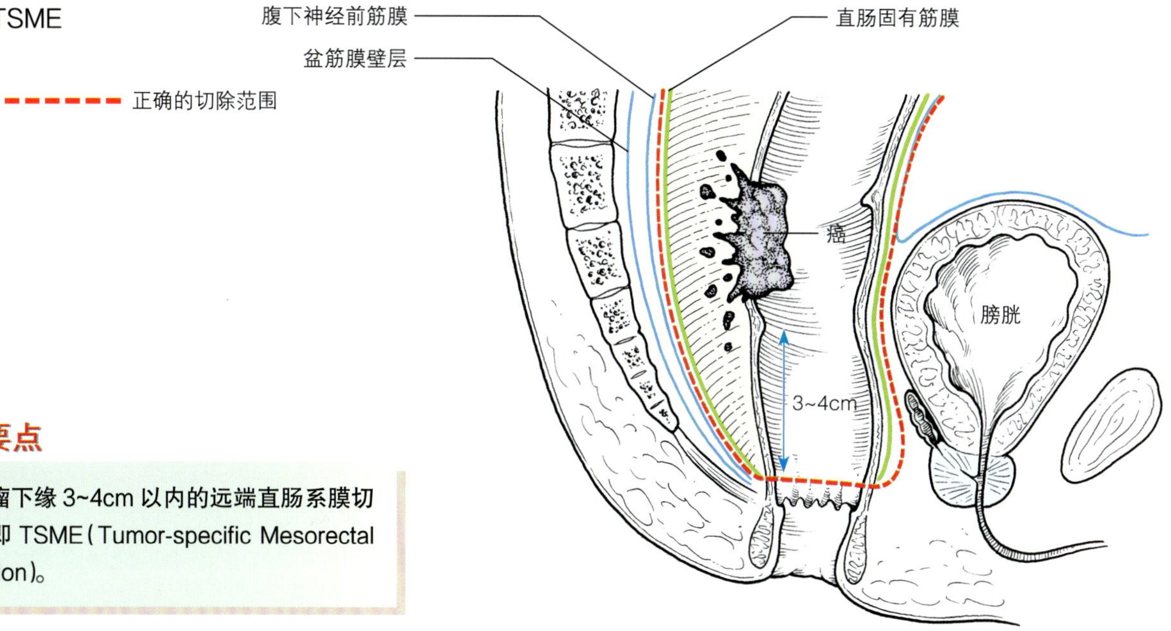

手术要点

距肿瘤下缘3~4cm以内的远端直肠系膜切除。即TSME（Tumor-specific Mesorectal Excision）。

念是将至肛提肌的所有直肠系膜全部切除，然而很多研究显示切除至肿瘤下缘3~4cm的直肠系膜已十分充分(**图1**)。直肠系膜的切除必须保证直肠固有筋膜不被破坏，完整切除(**图2**)。仅切除距肿瘤下缘适当距离的直肠系膜称为TSME，有别于TME。然而，TME很多情况下被TSME的概念取代。TME(TSME)是为预防肿瘤局部复发而采用的游离切除范围。为确保直肠固有筋膜全周完整性不被破坏，顺利完成TME(TSME)操作，充分了解骨盆膜性解剖结构，以及作为剥离解剖标志的诸如血管神经等的位置走行是十分必要的。进而如何游离组织，如何确认解剖构造，顺利地展开术野都非常重要。

图2　根治性的外科切缘

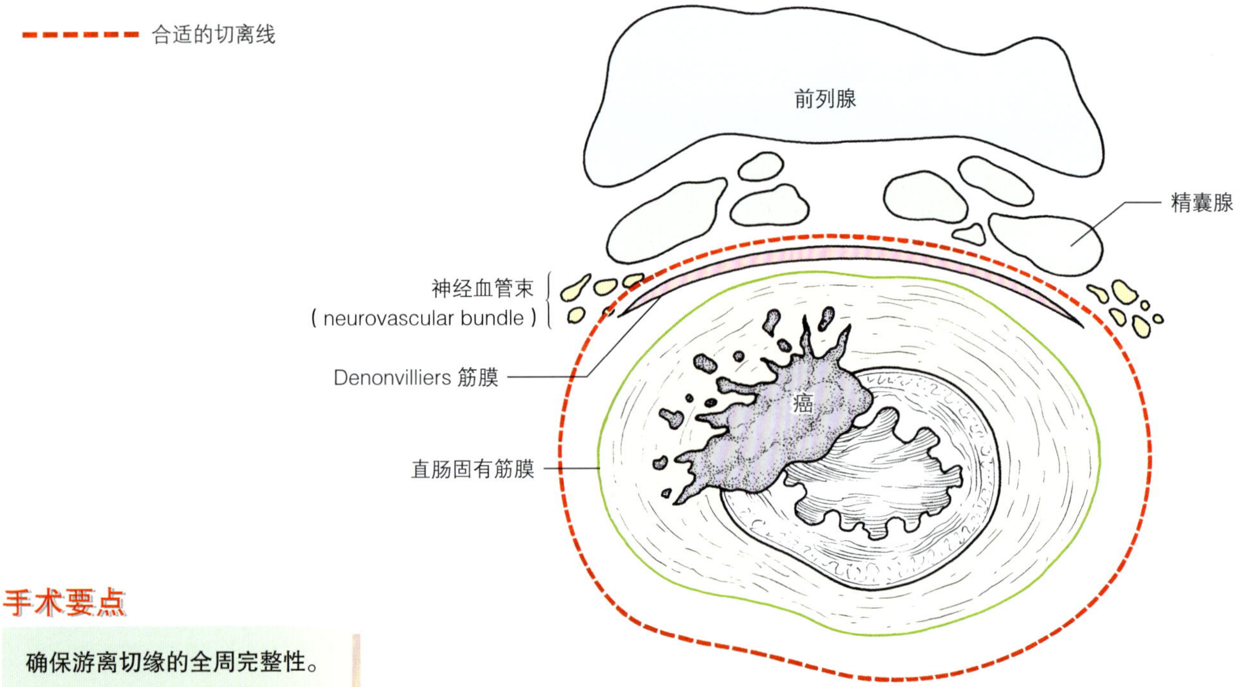

手术要点

确保游离切缘的全周完整性。

●骨盆内筋膜，术中游离哪一层？

覆盖骨盆内的脏器、血管、神经等的膜称为骨盆内筋膜。可以将此筋膜分为以下3部分(**图3**)。

1. 构成骨盆壁的壁层骨盆筋膜：为包绕髂内血管的血管鞘，肛提肌筋膜，闭孔筋膜等。沿着后腹膜下筋膜(肾筋膜前叶)于腹主动脉的前面进行剥离，骨盆侧方的髂内血管鞘可以剥离。后腹膜下筋膜(肾筋膜前叶)同壁层骨盆筋膜是同一层，然而后腹膜下筋膜系由多层构成，笔者认为最浅层为腹下神经前筋膜(输尿管腹下神经筋膜)。

2. 包裹正中部内脏的脏层骨盆筋膜：直肠固有筋膜、膀胱筋膜、子宫筋膜。

3. 连接1、2的内脏骨盆壁间筋膜：神经血管是其主要构造，即所谓神经血管束。从骨盆壁向各脏器分布的神经血管非常丰富，如膜状肥厚可认为是筋膜。直肠的侧韧带，子宫的阔韧带，骶韧带，膀胱下皱襞等。切断直肠侧韧带是低位前切除术的要点之一。侧韧带因为直肠的牵引和展开的方式不同，其厚度和走行亦有差异。不同术者，游离切断侧韧带的手术技巧迥异。

图 3　骨盆内筋膜构造

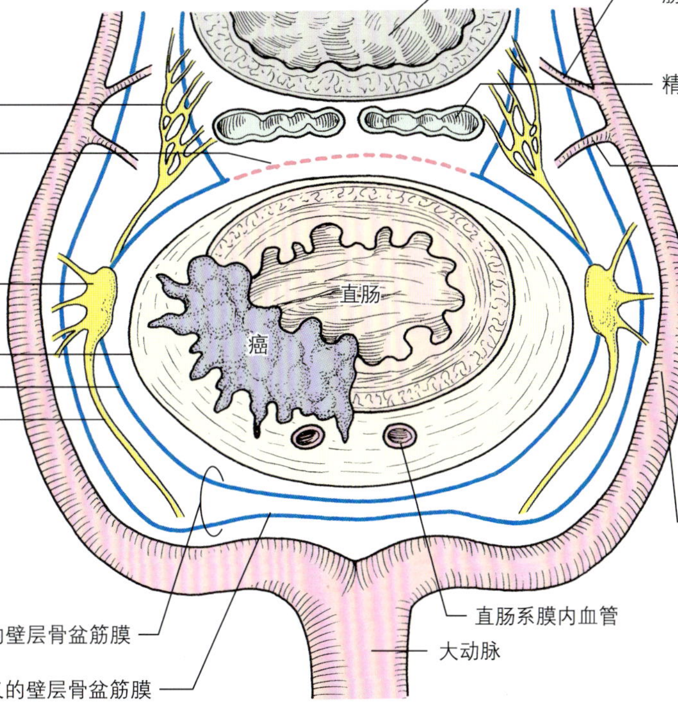

手术要点

自主神经走行在腹下神经前筋膜的正下方。笔者认为腹下神经前筋膜是肾前筋膜的最浅层筋膜。

●骨盆内自主神经系统；为保留膀胱、性功能，必须掌握自主神经位置和形态走行。

自第 2、3 腰椎前面交感神经干发出的左右腰内脏神经，在腹主动脉分叉部附近合为上腹下神经丛。上腹下神经丛沿骶岬前下行 4cm 分为左右腹下神经。腹下神经与副交感干神经来源的骨盆内脏神经（S2，3，4）合为骨盆神经丛。骨盆神经丛是位于腹膜返折处远端直肠侧方的扁平网状神经丛，直肠中动静脉的部分分支，贯穿神经丛（图 4）。

自主神经系统（腰内脏神经～上腹下神经丛～腹下神经～骨盆神经丛）和后腹膜下筋膜（肾筋膜前叶）与直肠固有筋膜的位置关系有待讨论。依本人的手术经验，骨盆自主神经系统由头侧向肛侧走行，出肾筋膜前叶（壁层骨盆内筋膜），向直肠固有筋膜侧靠近，此走行位置的变化应予充分认识。也就是说在腹主动脉高度与之紧密附着，走行于后腹膜下筋膜（肾筋膜前叶）及与之相续的壁层骨盆内筋膜下，至腹主动脉分叉（骶岬）处，出行至肾筋膜前叶最表层的腹下神经前筋膜下。在此处，由于骨盆神经丛来源的副交感神经的上行支和沿着肠系膜下动脉走行的交感神经系统的下行支进入直肠，骶骨前面的腹下神经前筋膜于骶岬的肛侧增厚。进入直肠后间隙时，锐性分离变厚的腹下神经前筋膜。在肛侧骨盆神经丛的高度，自主神经与直肠固有筋膜密切相连。由于直肠固有筋膜和骨盆神经丛非常密切的位置关系，低位直肠癌手术保留自主神经时分层处理显得极为重要。直肠固有筋膜和骨盆神经丛密切附着的部位有两层筋膜（直肠筋膜和腹下神经前筋膜）延续存在。相邻接的部分是将直肠从骨盆壁分开时进行牵引所显露的白色肥厚组织。即骨盆壁用钩展开，直肠壁用术者的手指向前牵开，筋膜的结合部则成 V 字型分开。V 字的谷底变白变厚的膜样组织即筋膜的结合部，此处用电刀尖端可以将骨盆神经丛和直肠固有筋膜锐性分开（图 5）。

图4 骨盆内自主神经

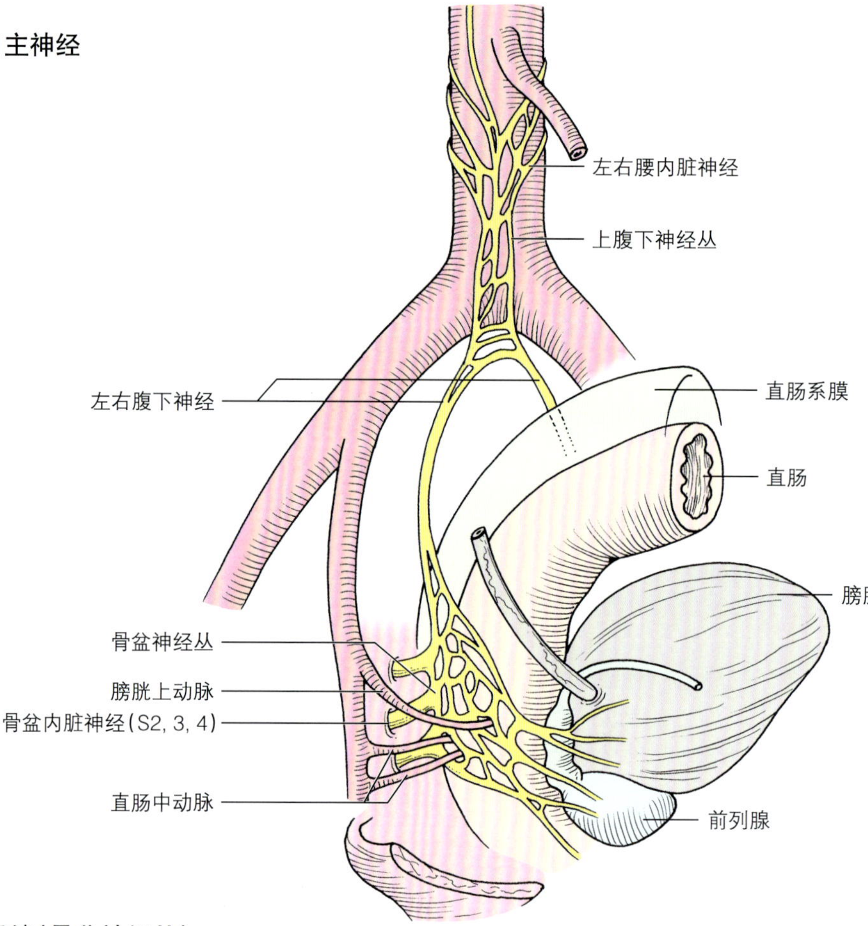

图5 直肠固有筋膜和自主神经系统(骨盆神经丛)

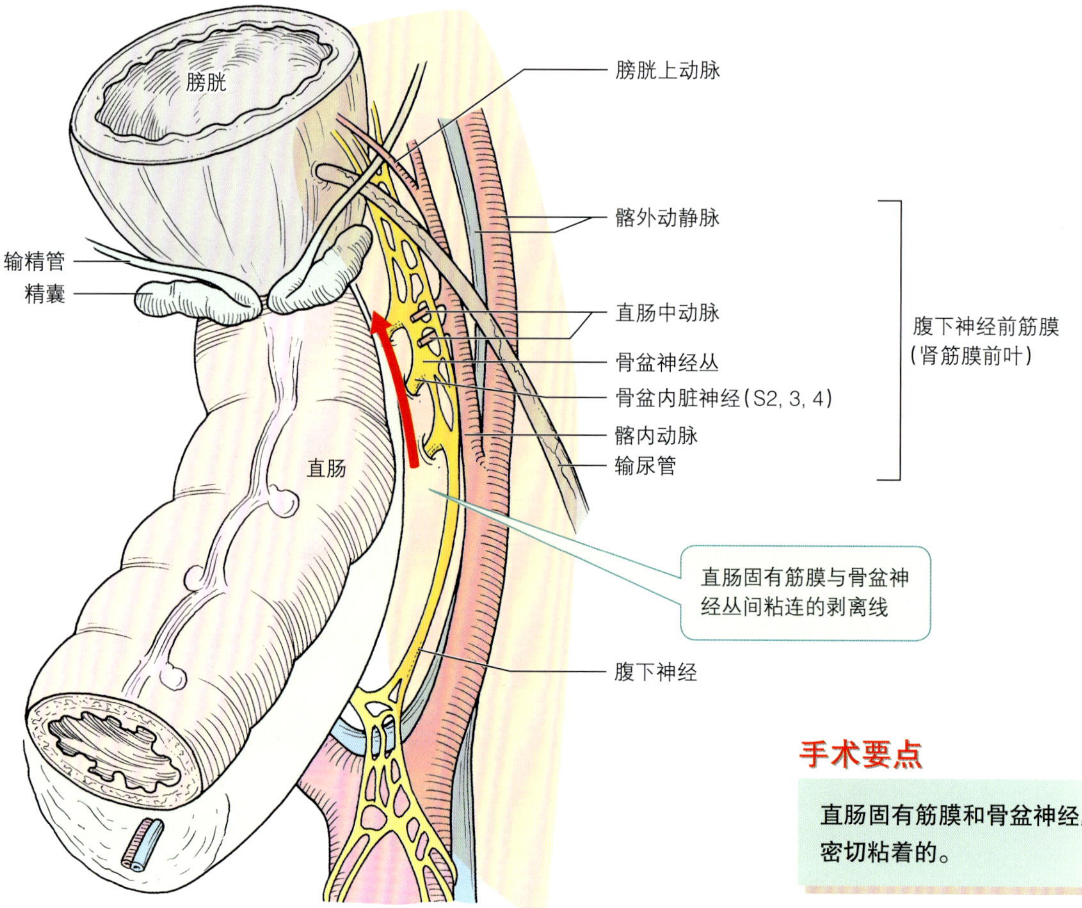

手术要点

直肠固有筋膜和骨盆神经丛是密切粘着的。

术前检查

手术前必要的检查

① 一般术前检查:全麻下的消化道手术术前准备,包括血液检查,X 线拍片,尿检查,心电图,呼吸功能检查。

② 针对直肠癌的特殊检查:纤维结肠镜检查(超声内镜)与钡灌肠检查,了解原发病灶的位置、大小、浸润深度、组织学诊断、有无合并多发癌。应行盆腔 MRI,CT(胸部、腹部、盆腔),腹部超声检查,确认有无其他脏器转移、局部转移和远隔转移。肿瘤标记物(CEA,CA19-9)能够预测肿瘤扩散,并且是术后随访的重要指标。

③ 直肠指诊:通过直肠指诊,可以搜集到手术最需要的信息。即肿瘤距肛缘的距离,与前列腺、宫颈、阴道的关系,癌肿的移动度和浸润深度,有时也可对有无淋巴结转移、有无肛提肌浸润、能否保留肛门做出判断。安静时肛门的紧张程度可以判断出肛门内括约肌的功能,用力屏气时则可以判断外括约肌的功能。

术前管理

① 糖尿病、心脏病等一般并发症的管理

② 术前肠道准备

肠道准备根据有无肠道狭窄梗阻症状而不同。即使没有重度的狭窄,大量的肠道灌洗液会使肿瘤近侧段肠道内压上升,导致梗阻性肠炎的发生,观察处置后有无腹痛非常重要。

手术步骤

1. 开腹,腹腔内探查(10 分钟)
2. 切开乙状结肠系膜右叶(内侧),悬吊上腹下神经丛,显露肠系膜下动脉根部(15 分钟)
3. NO.253 清扫,在左结肠动脉分支末梢处结扎离断肠系膜下动脉。游离并结扎切断肠系膜下静脉(15 分钟)
4. 乙状结肠及其系膜的离断(10 分钟)
5. 直肠后间隙和侧方的游离(有时要 5 和 6 交互进行,30~40 分钟)
6. 游离前壁
7. 直肠系膜离断、切除(10 分钟)
8. 冲洗直肠、直线切断(直线切割闭合器)(10 分钟)
9. 吻合器吻合结肠直肠(15 分钟)
10. 冲洗,关闭后腹膜(10~11 计 25 分钟)
11. 关腹

手 术 操 作

编者施行的低位前切除术的手术技巧和手术步骤与标准的手术学所记载的内容存在若干差异，特请注意。

1 体位、切口

大腿水平分开的截石位，较下肢上举更易看清盆腔内解剖构造。尤其是在进行侧方清扫等操作时更能感受到体位差异对术野的影响（图 6）。左侧绕脐至耻骨联合的正中切口开腹（图 7）。小肠用纱布卷向上腹牵拉收纳（图 8）。

图 6　体位

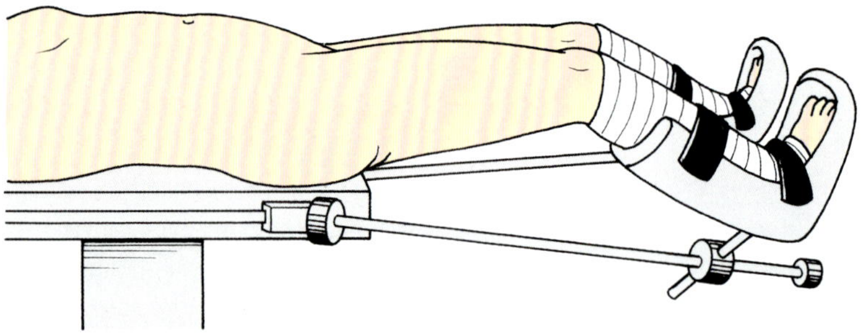

手术要点

下肢不需上举，大腿水平分开截石位更易看清盆腔内解剖构造。

图 7　切皮

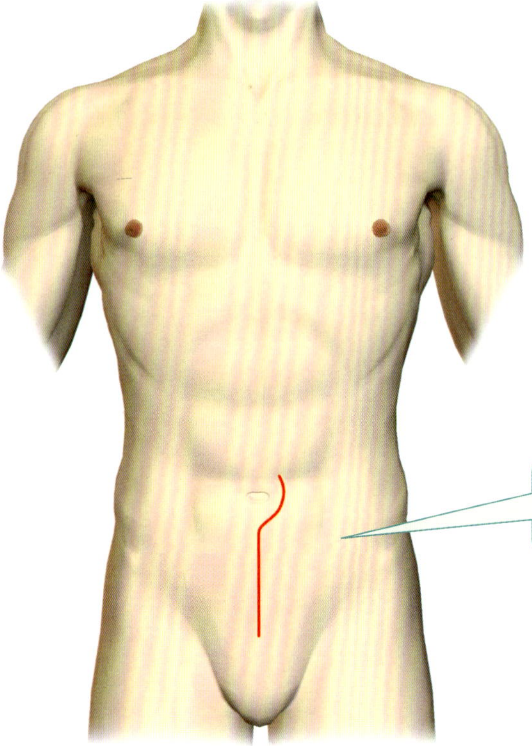

图 8　开腹

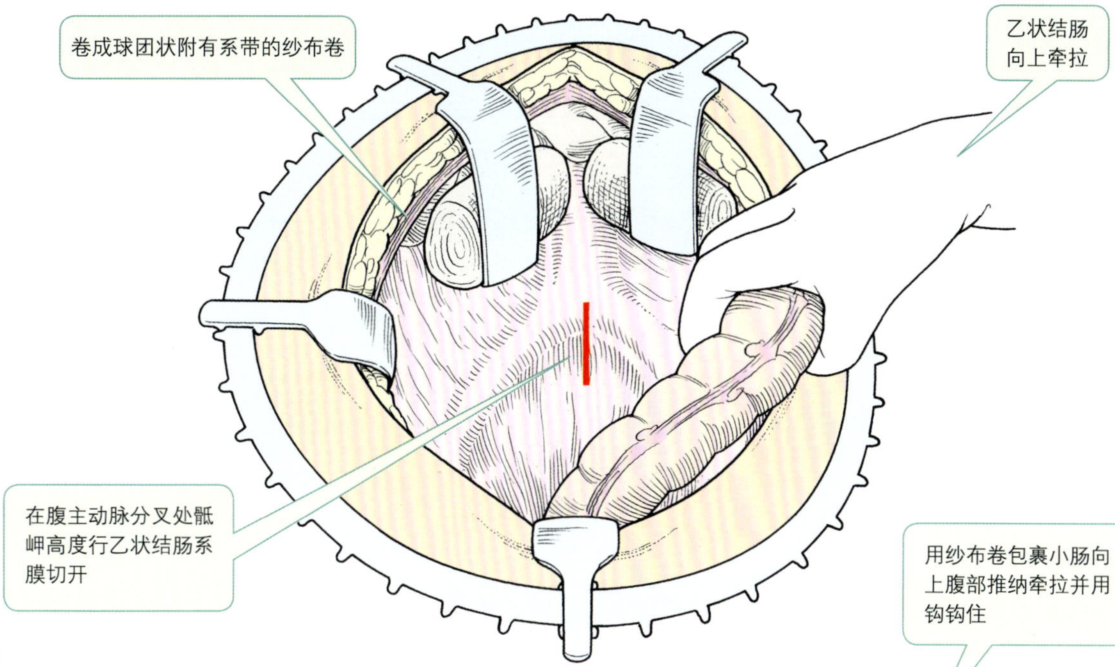

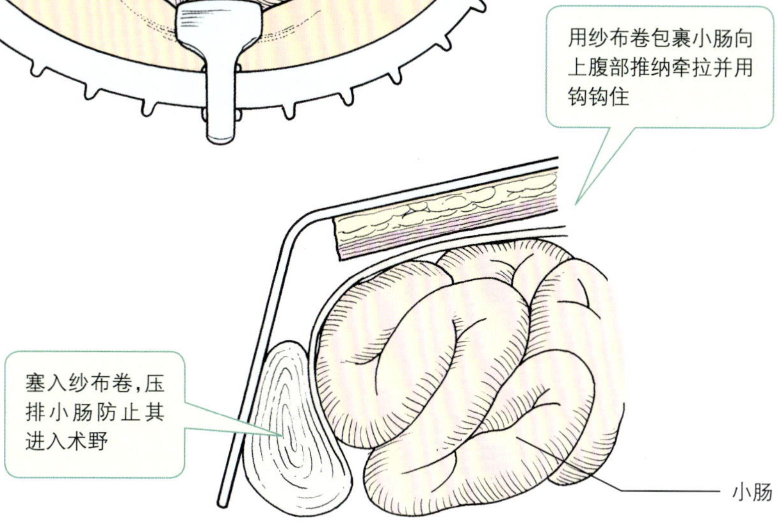

手术要点

乙状结肠向上牵拉、用纱布卷包裹小肠向上腹部推纳牵拉、塞入纱布卷，防止小肠进入术野。

2　中枢侧清扫术

对于进展期肿瘤，低位前切除术肠系膜下动脉根部结扎切断是标准的术式。笔者的做法是，如确定 No.253 淋巴结无转移，显露肠系膜下动脉根部后沿动脉壁进行 No.253 淋巴结的扩清，于左结肠动脉分叉部远端行肠系膜下动脉的结扎离断，保留左结肠动脉。此目的在于预防缺血性肠炎，并为将来可能的异时性大肠癌手术留有余地。即使在比较肥胖的患者，只要辨认标识出左右腰内脏神经形成的上腹下神经丛，就不难确认肠系膜下动脉的根部。也就是说于腹主动脉分叉处切开后腹膜，目视确认上腹下神经丛。注意将骶正中血管悬吊上牵，即可确认于其头侧走行的左右腰内脏神经（**图 9**）。将乙状结肠系膜向头侧从左右腰内脏神经上剥离下来。于十二指肠（Treizt 韧带部）的远侧端，附有左右腰内脏神经的腹主动脉壁的中央部可以探查到肠系膜下动脉的根部（**图 10**）。以此为标识于十二指肠下缘切开腹膜，显露出肠系膜下动脉根部，清扫沿肠系膜下动脉壁走行的 No.253 淋巴结（**图 11**）。

注意肠系膜下动脉左侧壁可能存在的分支，为了显露动脉壁将含有 No.253 淋巴结的脂肪组织清除后即可显露出肠系膜下动脉骨骼化，并达左结肠动脉分叉部。从肠系膜下动脉处至左结肠动脉分叉部约 3cm 长（**图 12A**）。左结肠动脉分叉部后，将左结肠动脉前壁的侧膜切开显露动脉壁，即可见其与肠系膜下静脉的交叉部。

图 9　上腹下神经丛的显露和悬吊

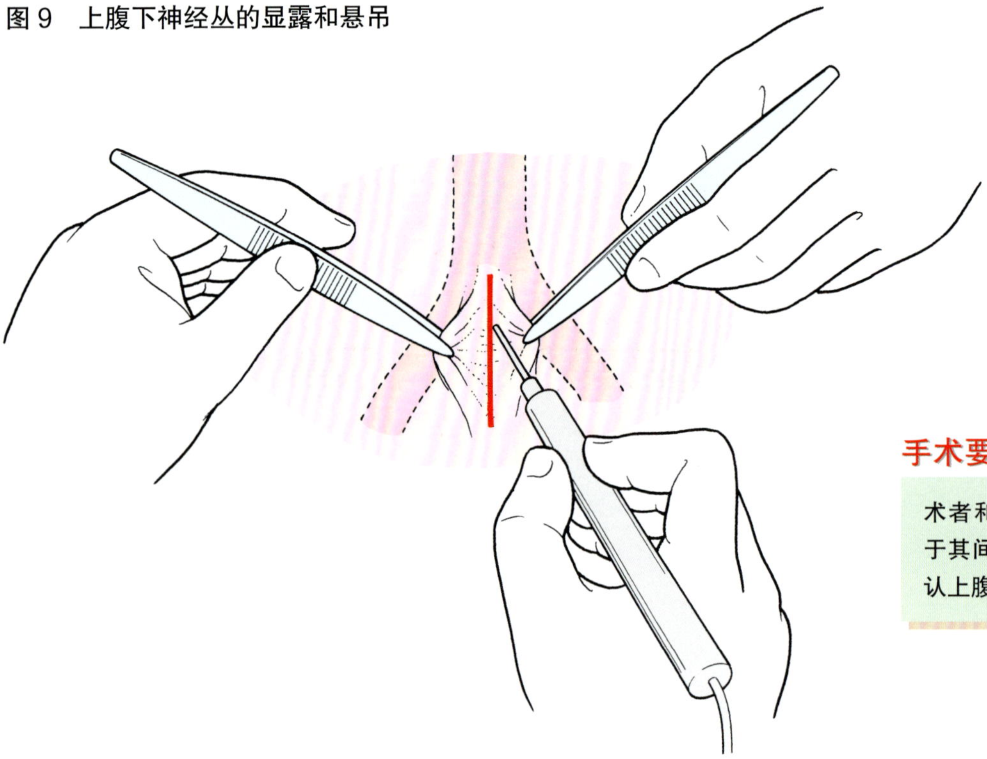

手术要点

术者和助手将腹膜向上牵拉。于其间用电刀将其切开即可确认上腹下神经丛。

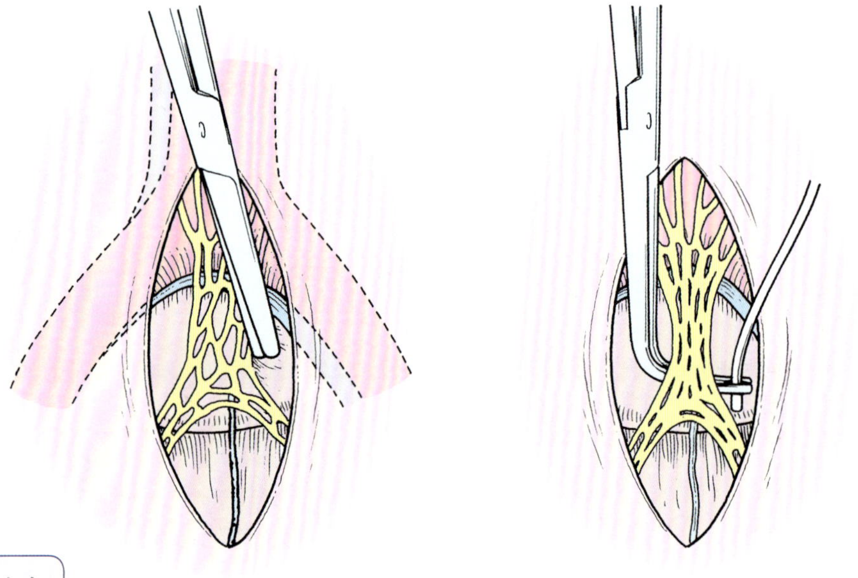

手术要点

使用剪刀的尖端将上腹下神经丛从骶岬、髂总血管游离下来。上腹下神经丛的粗细存在个体差异(女性比较细),5~10mm 宽,薄如"平打拉面"。

危险要点

注意背侧的骶正中静脉。将神经丛从左右向中央聚拢后分离。

从左结肠动脉根部向远侧切开其前面的浆膜,动脉壁即可显露。左结肠动脉向乙状结肠走行分出细小分支(S1 支)后,走行到其与肠系膜下静脉交叉处成为上行支。于肠系膜下动脉根部的高度,向着肠系膜下静脉切开系膜,显露静脉,至左结肠动脉交叉部,向其末梢方向清除附着于血管周围的脂肪组织(图 12B)。继之清除包绕于肠系膜下动脉、下静脉和左结肠动脉之间的含有淋巴组织的脂肪。将那些含有 No.253 淋巴结的脂肪组织经左结肠动脉背侧向远端直肠侧牵出,于左结肠动脉分支的末梢处将肠系膜下动脉双重结扎离断。然后将肠系膜下静脉于其与左结肠动脉交叉部结扎离断(图 12C)。

图 10　显露肠系膜下动脉根部

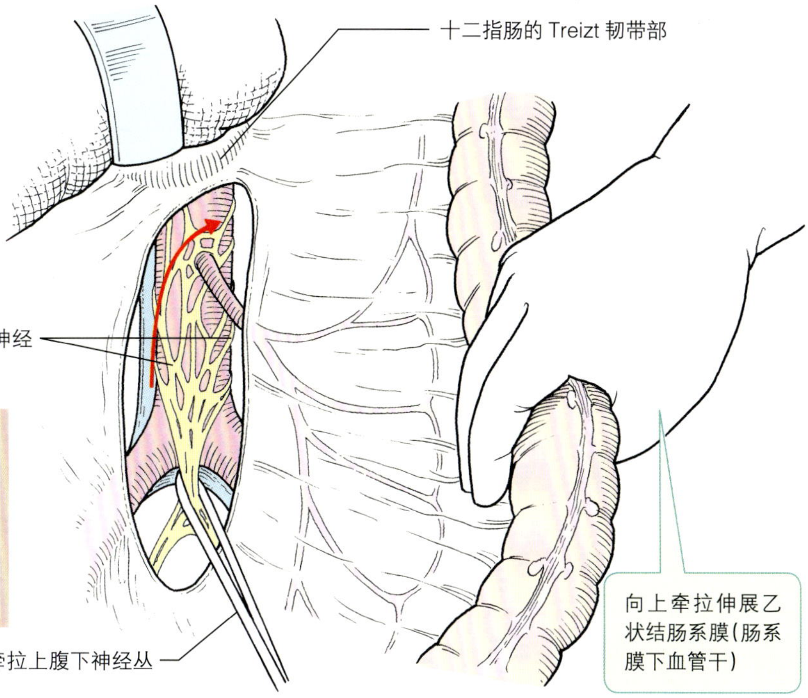

手术要点

图示红线即是为了显露自主神经(上腹下神经丛至左右腰内脏神经)而离断切除乙状结肠系膜。Treizt 韧带处的十二指肠远侧端,左右腰内脏神经的中心处是肠系膜下动脉的根部。

图 11　肠系膜下动脉根部淋巴结的清扫(肠系膜下动脉根部的显露方法)

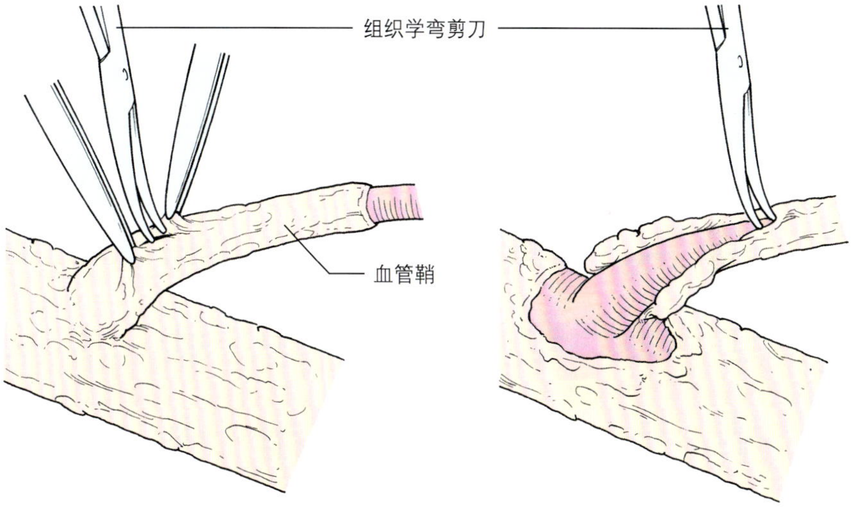

手术要点

血管鞘周围组织的清除。应用电刀切开肠系膜下动脉血管鞘表面的脂肪组织达血管鞘,术者和助手用镊子捏持血管鞘在两镊中间用弯剪刀剪开血管鞘,达肠系膜下动脉血管壁。

手术要点

将肠系膜下动脉前壁的血管鞘纵向切开,使用剪刀的前端将其从动脉壁剥离。

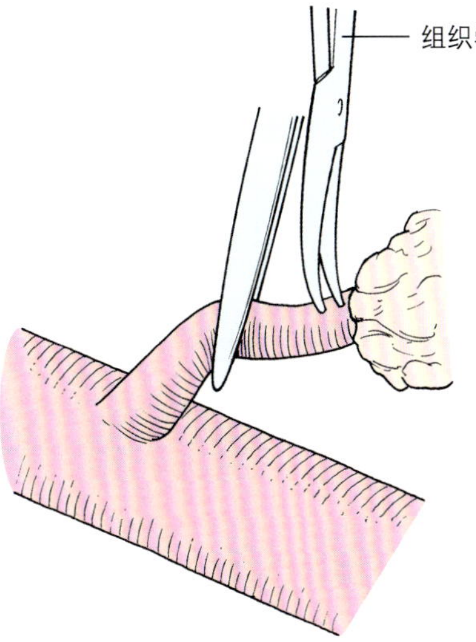

手术要点

肠系膜下动脉裸化后 NO.253 淋巴结的清除即告完成。

图 12　保留左结肠动脉的操作

A

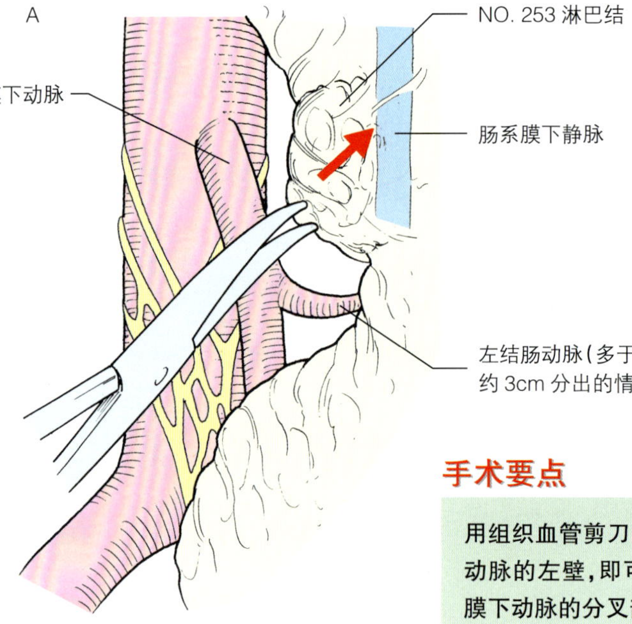

手术要点

用组织血管剪刀的尖端钝性分离肠系膜下动脉的左壁，即可显露左结肠动脉与肠系膜下动脉的分叉部。

B

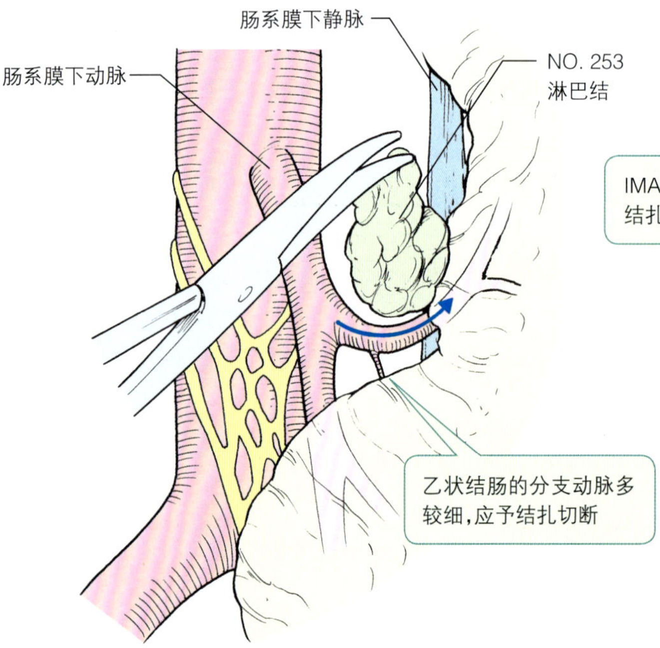

C

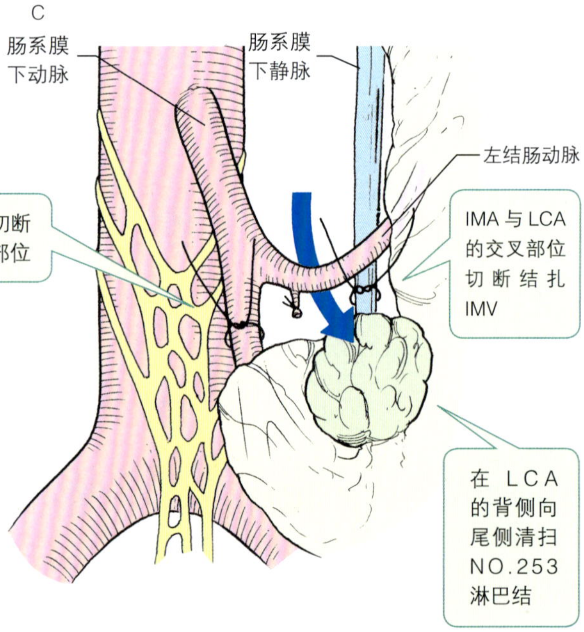

手术要点

将左结肠动脉腹侧浆膜切开 1.5~2cm，显露前壁如图 12B 所示，左结肠动脉向远侧呈弓状走行。在其由肛(尾)侧向头侧改变走行方向处即为其与肠系膜下静脉交叉处。

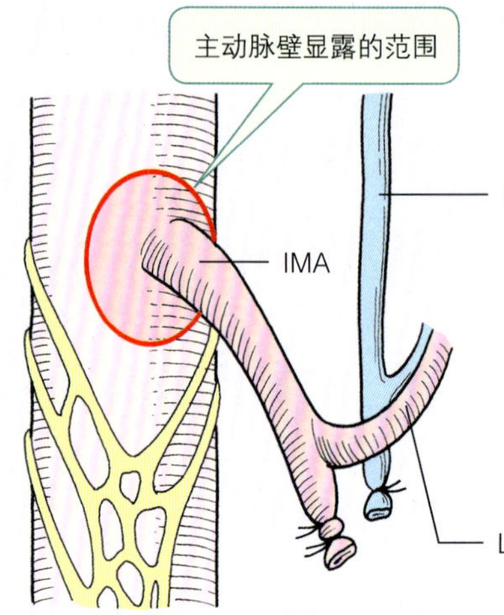

危险要点

如果损伤腰内脏神经会导致逆行性射精。腹主动脉壁仅显露肠系膜下动脉根部非常狭小的范围。

3 松解乙状结肠系膜

乙状结肠较长并且迂曲盘行的患者，肠管往往有多处与腹壁粘连。这种情况下为了便于将肠管向上牵拉，应游离切断粘连处。为防止肿瘤细胞的扩散，应行完全无接触分离，原则上乙状结肠系膜松解前应先行中枢方向的淋巴结清扫和血管处理。另外，从内侧直接由左右腰内脏神经至上腹下神经丛的入路，易于目视确认手术操作且能比较迅速牵拉神经。将神经牵拉开后，由外侧行系膜游离时可以避免神经损伤。

向腹侧牵拉乙状结肠系膜并保持一定张力，在乙状结肠系膜和壁层腹膜粘连变白处用电刀将其切开，较粗的组织用剪刀由外向内从后腹膜进行松解。乙状结肠系膜左叶和肾筋膜前叶(数层粘连在一起形成的多层结构，最浅层被称为腹下神经前筋膜或输尿管腹下神经筋膜)有生理性粘连，此两层间没有血管交通，如能够正确进入两层间隙进行游离，操作将变得非常顺利且出血很少(图 13)。输尿管及睾丸(卵巢)动静脉表面覆盖有一层薄膜(腹下神经前筋膜)的状态，此即为正确的剥离层。如能见到腹主动脉分叉部正下方已上吊带的上腹下神经丛，即可知已与内侧乙状结肠系膜切开部是相连延续。

图 13　松解乙状结肠

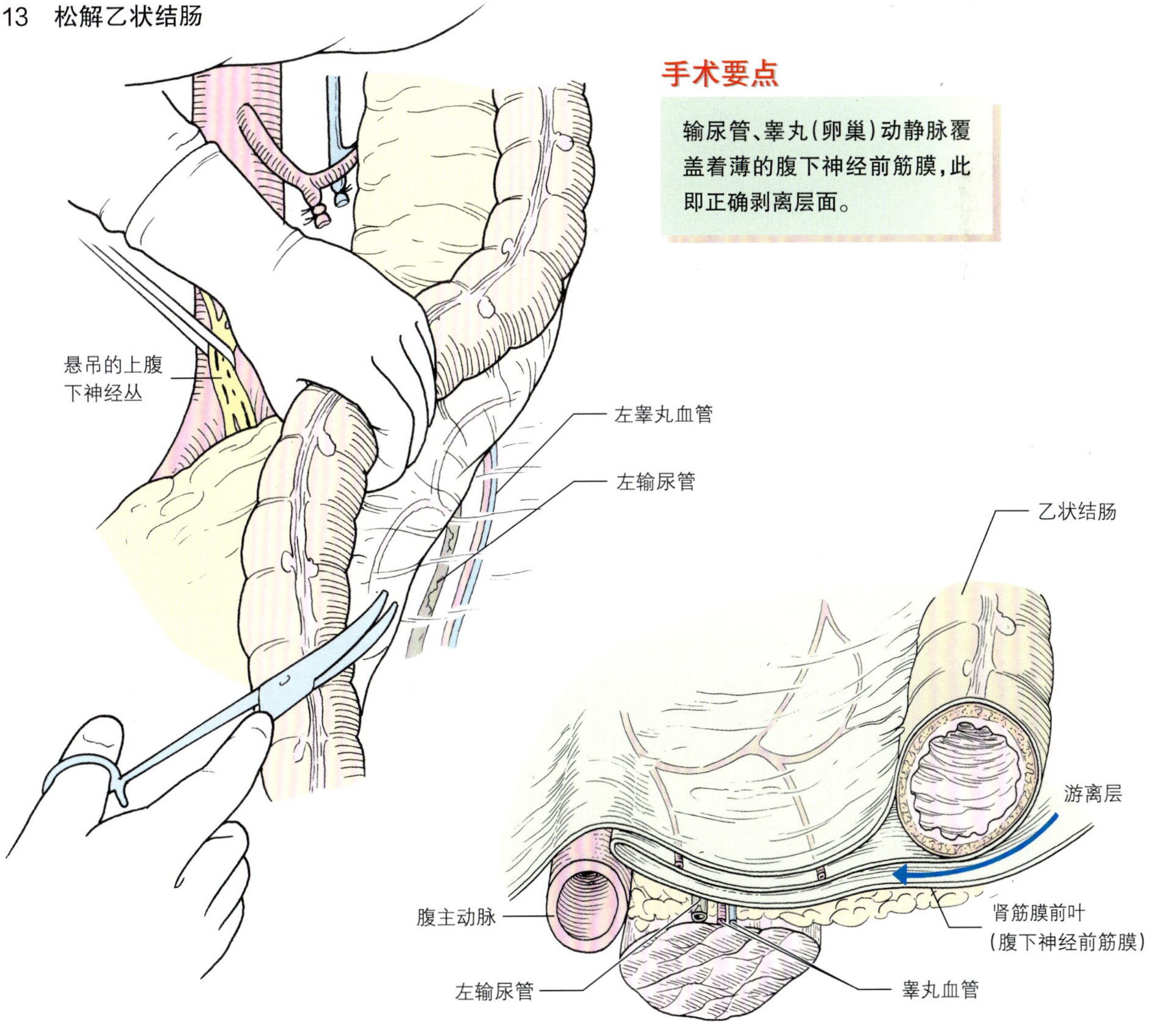

手术要点

输尿管、睾丸(卵巢)动静脉覆盖着薄的腹下神经前筋膜，此即正确剥离层面。

4 近端肠管的游离切断

保留左结肠动脉的病例当中，在结肠系膜不能伸展的情况下，结肠的游离常常不充分，欲行低位吻合时，应尽可能地保留乙状结肠。那么距肿瘤多远处离断肿瘤头侧端的肠管最为合适呢？根据笔者的经验，沿着肠管壁向肠管及其中枢侧淋巴的转移，绝大多数在头侧端 5cm 以内。在直肠癌根治切除病例中，直肠旁淋巴结转移距头侧端 5~10cm 范围者占 7%，10~15cm 者不超过 0.5%，超过 15cm 的病例几乎没有。乙状结肠系膜含有 No.253 和 No.252，以肠系膜下动脉根部为顶点，向肿瘤的头侧端 10cm 行扇形切除即可(**图 14**)。笔者针对下端直肠癌病例基本上全部保留乙状结肠。对这些病例的分析表明，此对预防术后便频和便意急迫有确切效果。

图 14　乙状结肠系膜的切除和头侧肠管的离断

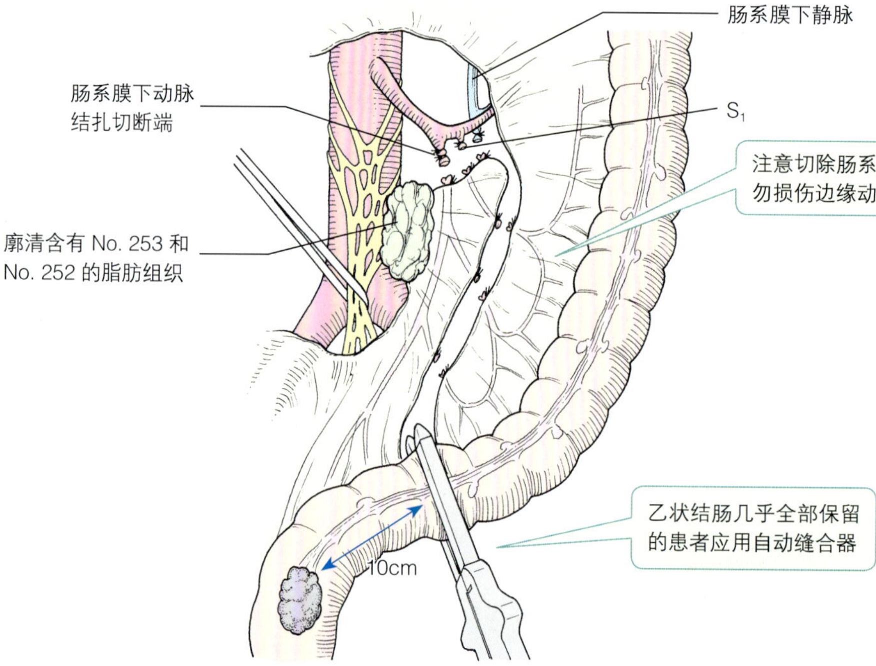

危险要点

注意勿损伤边缘动脉，在直动脉的分支附近，结扎边缘动脉会损伤直动脉所支配区域的血运，如左图方式处理肠系膜比较安全。

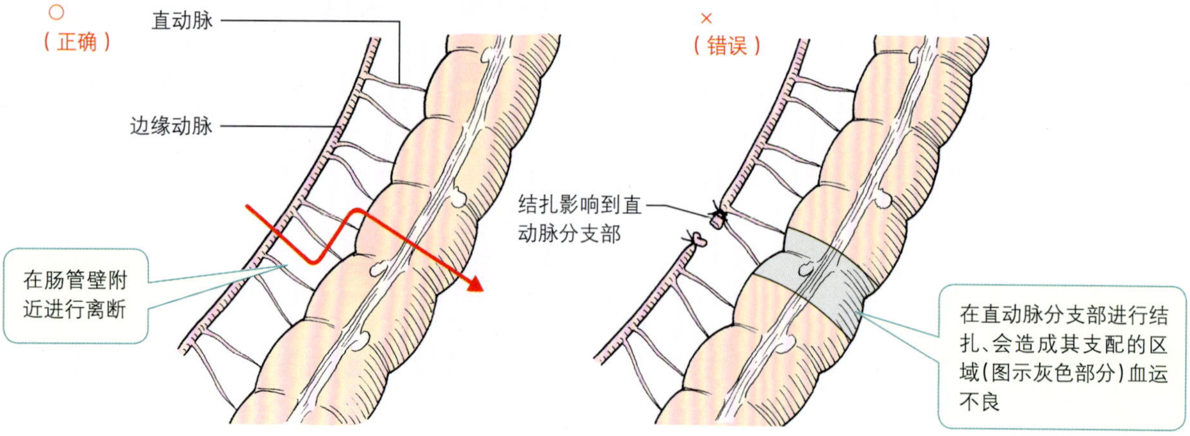

5 TME(TSME)*(图 15)

* 适当长度的肛门侧直肠系膜的切除即为 TSME，但很多时候都记为 TME。

乙状结肠游离切断后，先切开直肠左右两侧腹膜至腹膜返折部。确认上腹下神经丛和与其远端相延续的左右腹下神经干。直肠向尾侧展开，将两侧腹下神经从直肠固有筋膜上游离下来，确认骶岬肛侧和直肠后壁之间白色浅薄的腹下神经前筋膜(来自骨盆神经丛的副交感神经的上行支和沿肠系膜下动脉走行的交感神经的下行支汇入此部，故较显肥厚)。将其锐性分离后，进入直肠后间隙(图 16)。直肠后间隙为疏松的结缔组织，将直肠向腹侧牵拉的同时慢慢向深部推进。于 S3 高度外侧，含有骶正中血管直肠支的直肠骶骨韧带突入直肠后间隙，注意此处的静脉，用电刀锐性分离后进入肛提肌上间隙(图 17)。用剪刀将后壁松解展开。从正中开始游离松解是较为明智，正中部游离层面清晰后，与此部相连续的直肠左右两侧的侧方游离就较为容易。此时手术操作的要点是：紧贴腹下神经于其内侧游离。这样即可很自然到达骨盆神经丛的内侧。

骨盆神经丛位于腹膜返折部肛侧端下方与直肠紧密相附着，确定此解剖层次极为重要。直肠后间隙的游离应从正中部向两侧展开，这样可将神经丛从直肠壁游离并保留在骨盆壁一侧。直肠固有筋膜和骨盆神经丛相附着部分是由两层筋膜连在一起的(直肠固有筋膜和腹下神经前筋膜)。术者用手术拉钩将骨盆壁展开，用手指将直肠壁牵至手下，则两层筋膜结合部呈 V 字形分开。用镊子将 V 字形尖端的白色肥厚膜样组织提捏起，用电刀即可将紧密附着在一起的骨盆神经丛和直肠固有筋膜准确剥离分开。此时将贯穿骨盆神经丛的直肠中动静脉、骨盆神经丛的直肠支用电刀离断。通常可以看到 2~3 支直肠中动脉，用电刀边止血边切除即可(图 18)。

图 15 TME(TSME)

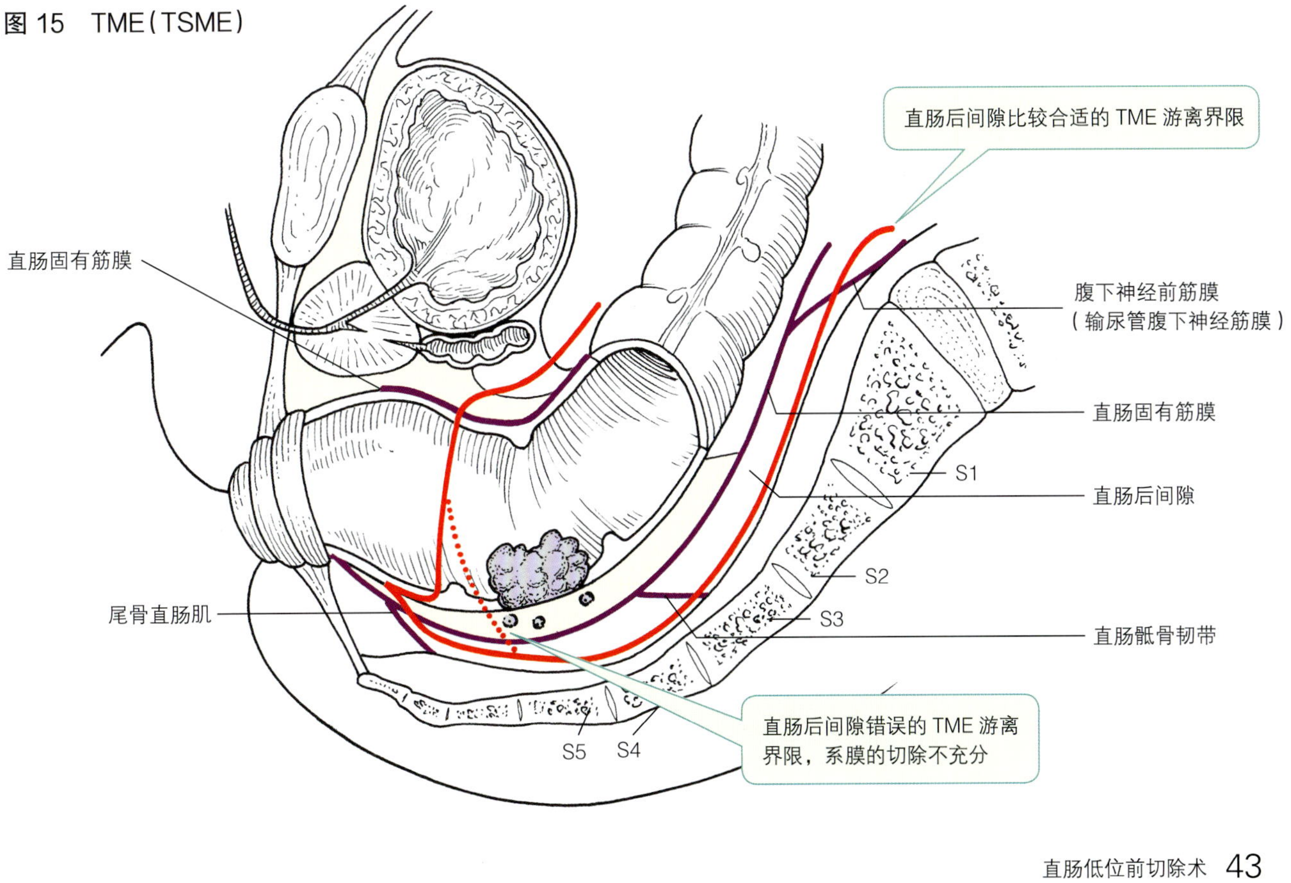

左右骨盆神经丛背侧直肠固有筋膜和骶骨前面之间筋膜包裹。为直肠骶骨韧带向左右两侧的渐变宽部分。在骶骨前面用电刀将其切离，延续骶骨直肠韧带切离线，使直肠后侧壁的松解幅度变大，即可以完成对全部直肠的松解。

图 16　直肠后间隙的游离松解

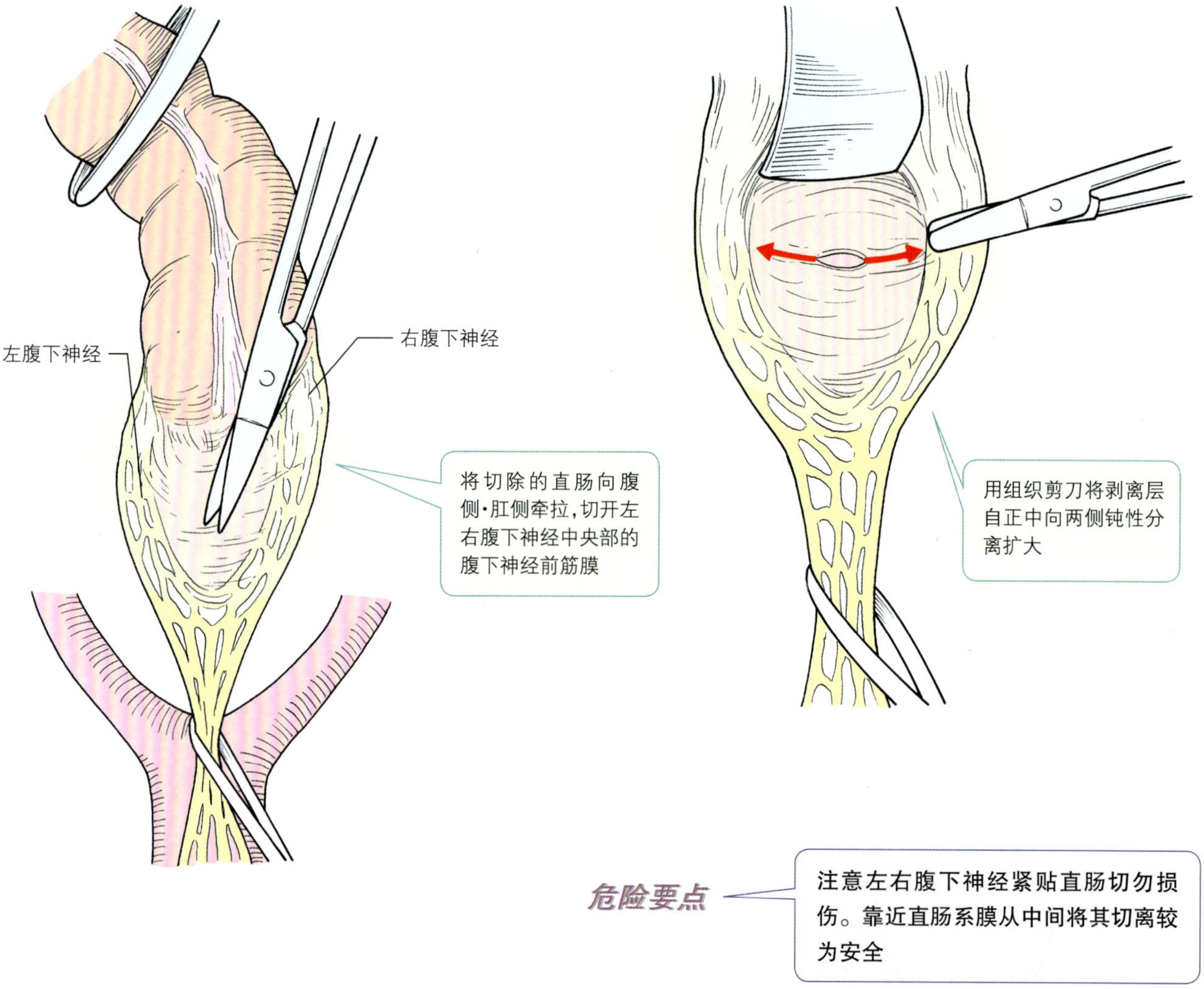

图 17　达直肠骶骨韧带后用电刀锐性分离，展开肛提肌上间隙

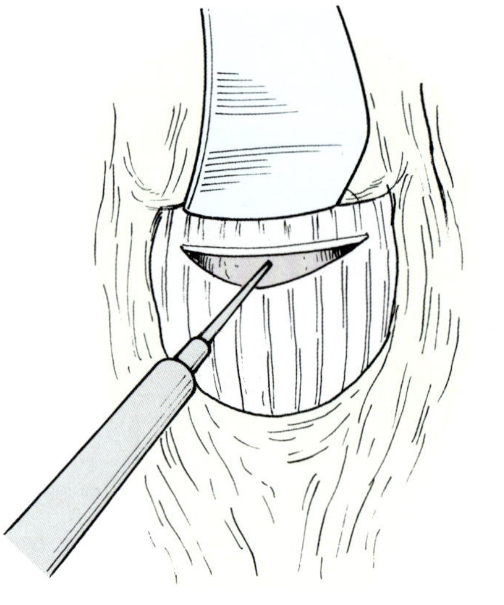

然后切开直肠两侧的腹膜，使直肠膀胱陷窝（直肠子宫陷窝）与两侧相通。继续用组织剪向肛侧钝性分离直肠前侧壁和精囊之间的间隙，勿损伤 Denonvilliers 筋膜。该操作也从正中开始为宜（**图 19**、**图 20**）。前侧方的精囊和直肠壁之间（即所谓直肠精囊韧带）因存在血管，极易出血。多数情况下用电刀进行操作即可，有时候需要结扎止血。直肠前侧壁和精囊之间常有较重的粘连，故先行正中和侧方

图 18　游离侧方（骨盆神经丛）

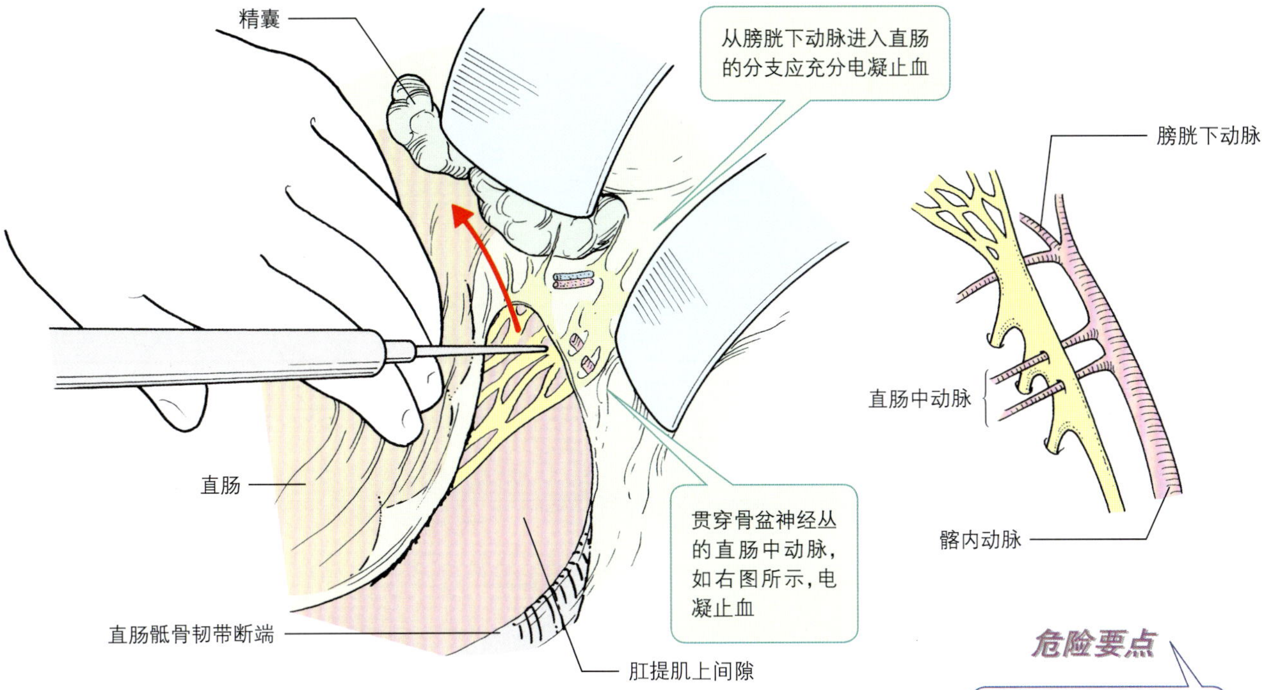

危险要点

直肠精囊韧带在切除时极易出血

图 19　切开膀胱直肠陷窝（子宫）腹膜

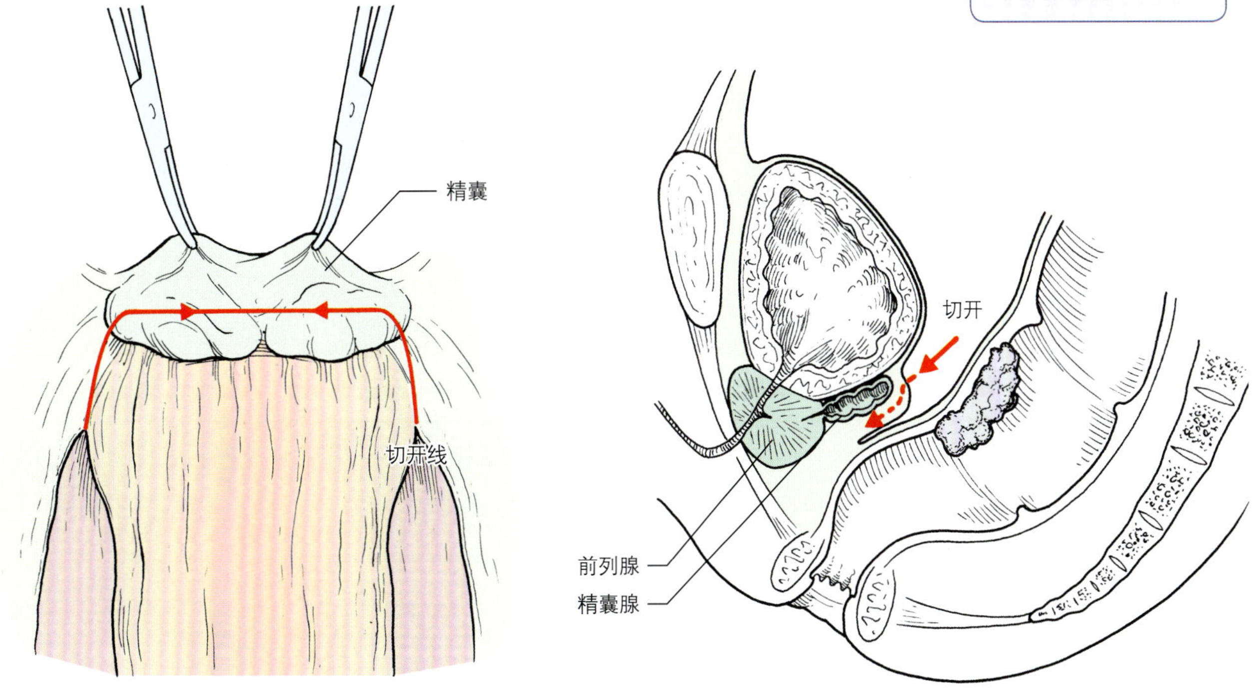

手术要点　用弯 Kelly 钳将精囊上方膨起的腹膜切开显露精囊。

的剥离较为妥当(图 21)。延续直肠侧方的游离线至直肠前方,分离精囊、前列腺(子宫、阴道后壁)和直肠壁间组织。注意勿损伤从骨盆神经丛至精囊、膀胱分布的末梢神经,用电刀从侧方向前于直肠与精囊间进行分离。用电刀多可止血,但有时血

图 20　游离前壁

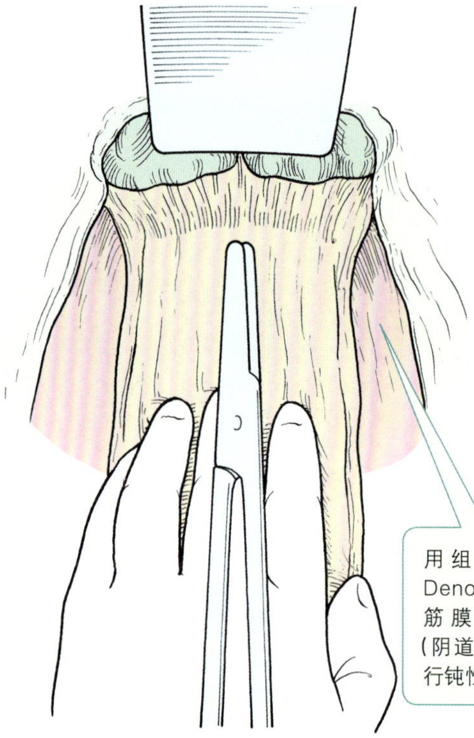

手术要点

术者用左手第一、第五指将直肠壁拉向己方一侧,保持一定的张力,游离前壁。

图 21　游离切除前侧方

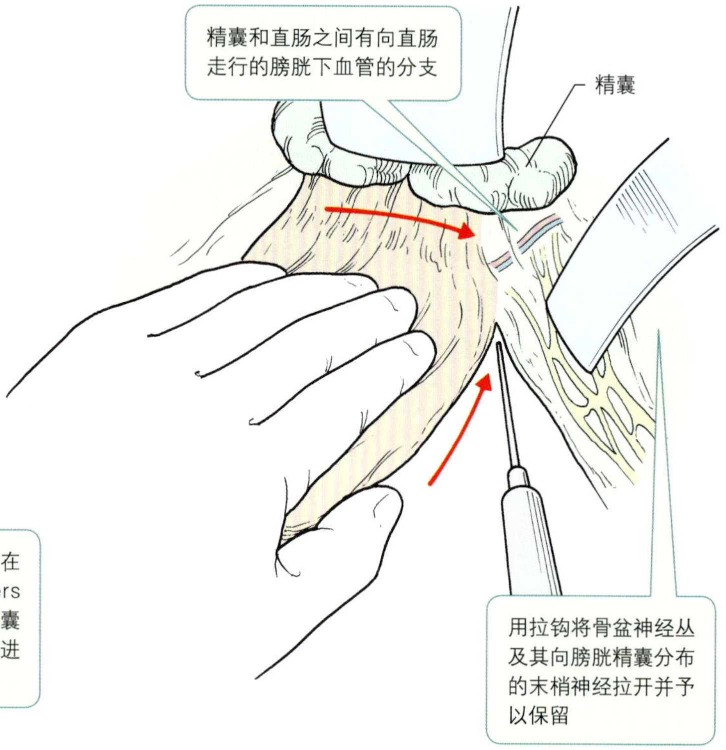

手术要点

先进行前壁和后侧方的剥离。然后用电刀由侧方向前壁行前侧方的。

图 22　Denonvilliers 筋膜的游离切除(显露直肠壁)

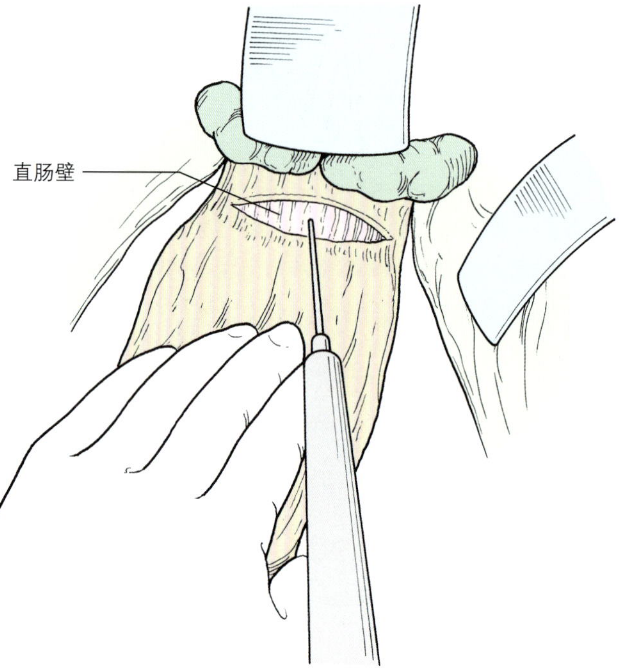

手术要点

Denonvilliers 筋膜和直肠固有筋膜应于距肿瘤下缘至少 3cm 处切开。用左手保持筋膜充分紧张是手术的技巧所在。前壁肌层极易损伤,必须注意勿切得过深。

管断端向组织深处回缩，处理较为麻烦。如使用 LigaSure 止血。尽管有效，但因价格高且未进入医保，所以尽量不用。看到血管后，将其夹起用电刀凝固确切地止血。如遇不易止血的情况，应行结扎止血。

进展期癌肿在游离前壁时，虽然 Denonvilliers 筋膜牵附于切除侧，但游离至精囊和前列腺移行部仍会比较困难。为了向肛侧游离，必须将 Denonvilliers 筋膜切除。在不拉伸肠管的情况下，距肿瘤下缘 3cm 处作为切除界限（在低分化腺癌，应尽可

图 23　直肠系膜切除

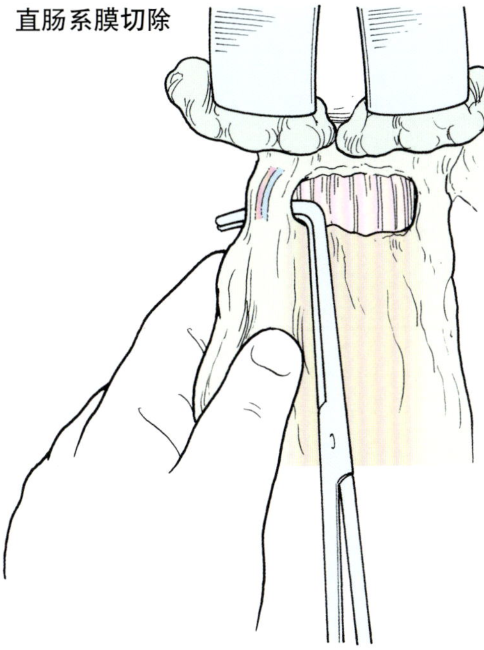

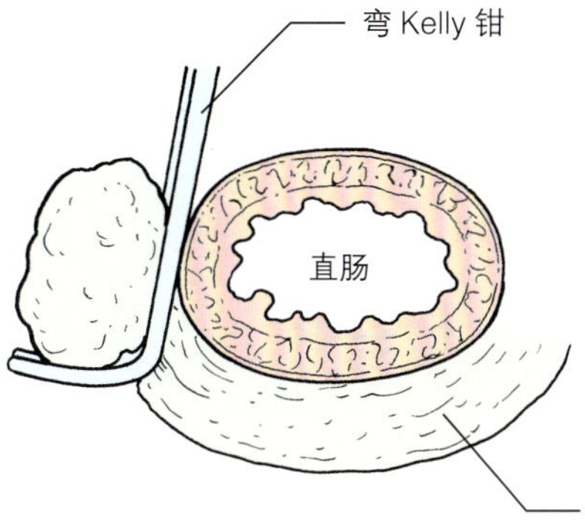

手术要点

用左手示指和拇指用力握持直肠系膜，即可触知直肠壁的左缘，贴肠壁外缘下钳。通过左手示指的牵拉形成反向引力是此处操作的要点。

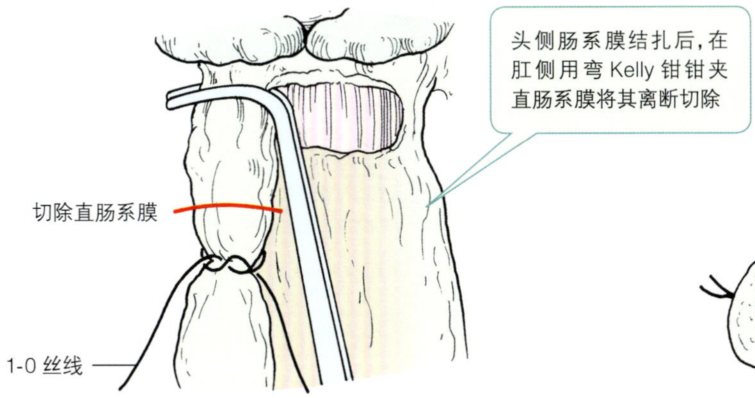

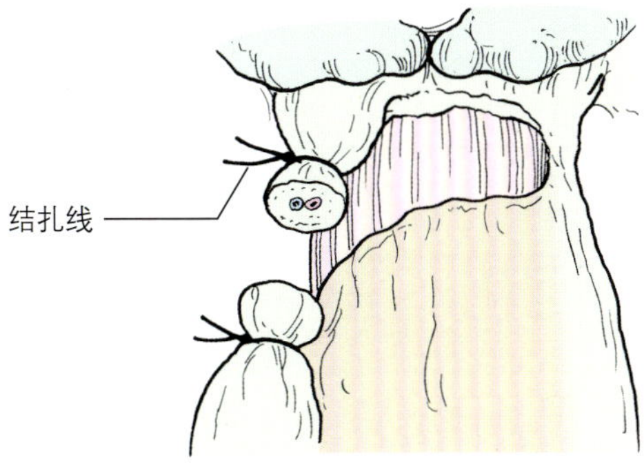

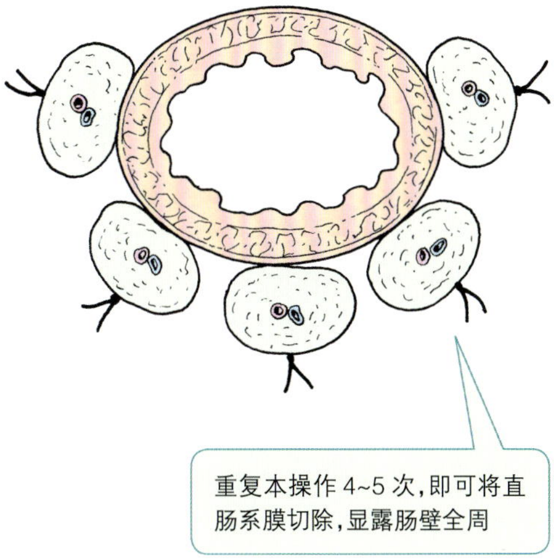

能延长切除距离),用电刀切除 Denonvilliers 筋膜和直肠固有筋膜(图 22)。在行 TSME 的操作时,显露直肠系膜的脂肪组织后,将其分束钳夹、切断、结扎,直至完全离断切除直肠系膜全周(图 23)。行 TME 时要已显露出直肠壁(图 24、图 25)。于肿瘤下缘用钳子钳夹,将直肠内洗净后用线形闭合切割器将直肠切断闭锁(图 26)。冲洗液,一般使用 1~2L 碘伏生理盐水(碘伏原液稀释 10 倍)。此方法可以冲走脱落的癌细胞,预防吻合口处癌肿复发。

图 24 TME 的操作方法(显露肛提肌)

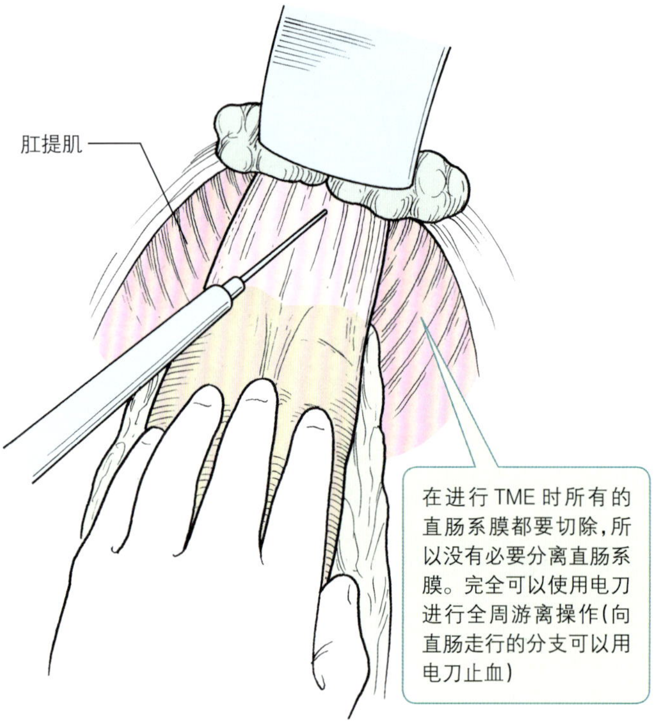

图 25 hiatal 韧带

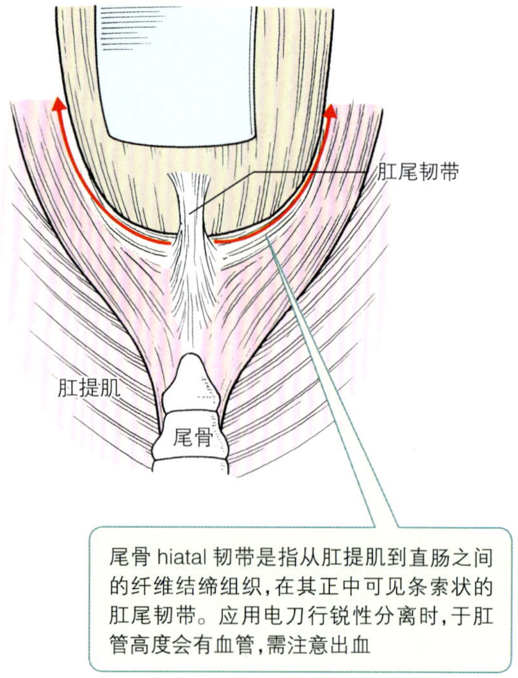

图 26 切断直肠

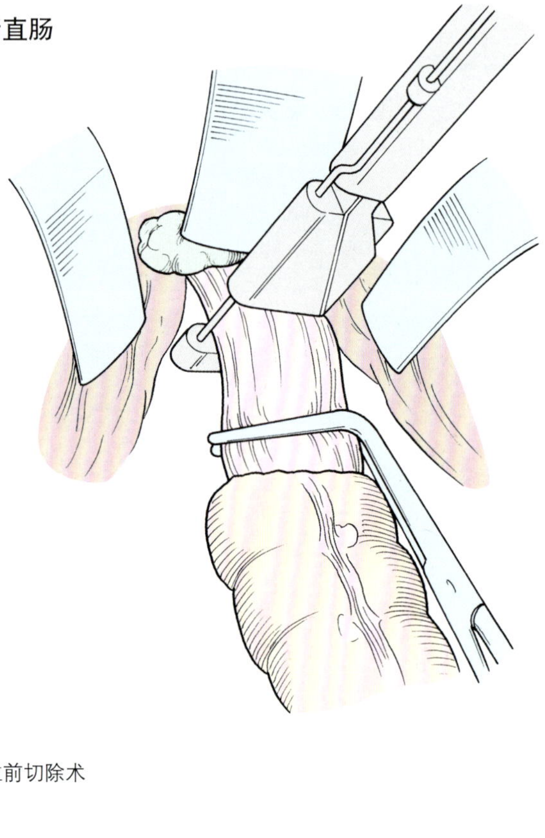

手术要点

为确保充足的远侧缘,分离直肠耻骨肌和直肠间组织。侧面的较为松弛,而后方则有致密的所谓 hiatal 韧带。于肛管水平切断直肠是可行的。

6 肠道再建

本章节结合环形吻合器行肠道再建进行讲解。应用荷包钳行近端肠管荷包缝合，将吻合器的头端插入要吻合的头侧肠管内(图 27)。一般都为端端吻合，若头侧结肠较细，则可将吻合头钉砧头从侧壁穿出进行端侧吻合(图 28)。即使结肠不细，为预防头侧结肠痉挛性向下蠕动，进而导致便频、便意急迫，亦可应用双闭合法进行端侧吻合(图 29)。

为防止吻合口张力太大，头侧结肠应保持足够长度，确保可以达拟要吻合的直肠断端。肠管和肠系膜两方面都需防止过度紧张。还要考虑骶骨的骶曲长度，如仍感紧张，则应松解脾曲(图 30)。如肠系膜有张力，静脉回流差，肠壁会呈淤血貌。在这种情况下，会导致吻合口漏。

图 27　插入吻合器头端

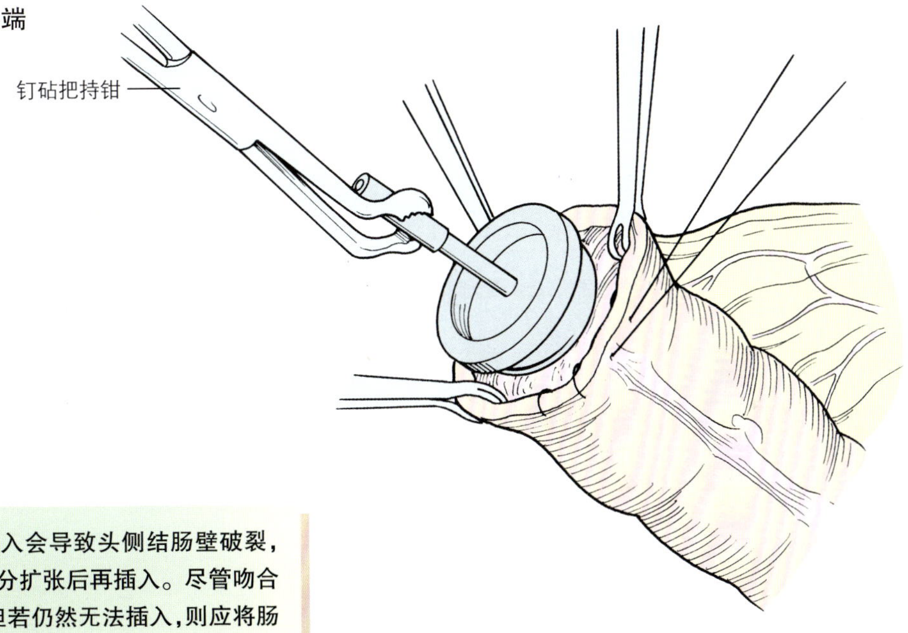

手术要点

粗暴的将吻合器头插入会导致头侧结肠壁破裂，应将头侧结肠断端充分扩张后再插入。尽管吻合器头直径相对较小，但若仍然无法插入，则应将肠壁切开，行端侧吻合(图 28)。

图 28

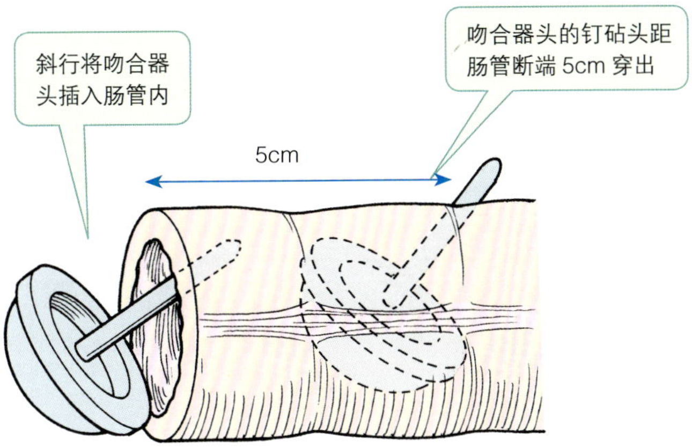

图 29　端侧 DST 吻合

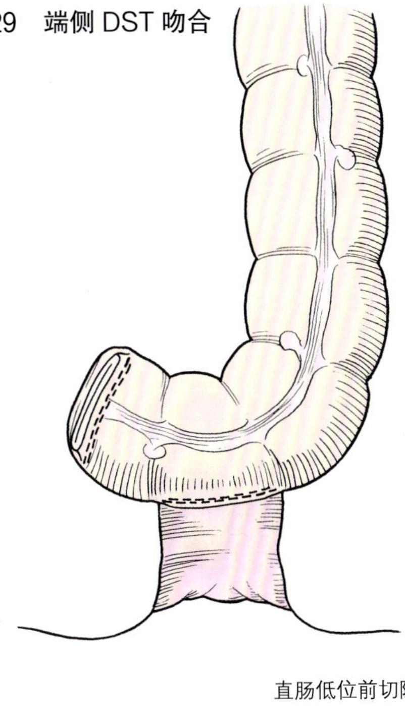

为使吻合器头插入比较容易，应先用手指插入肛门内将肛门括约肌充分扩张至3~4横指宽，并持续1~2分钟。过于用力会引起肛门括约肌功能障碍。将吻合器向前推进至直肠断端使之略有紧张感，并使吻合器头端的钉杆位于闭合线的中心处附近(前后壁均可)。确定位置后，插吻合器者用双手于肛门附近将吻合器柄握牢固定。然后将吻合器头端锥杆旋出，穿通直肠断端(**图 31**)。从腹侧用钳将直肠断端推压，会使吻合器锥尖比较容易地穿通直肠断端。

图 30　脾曲的松解

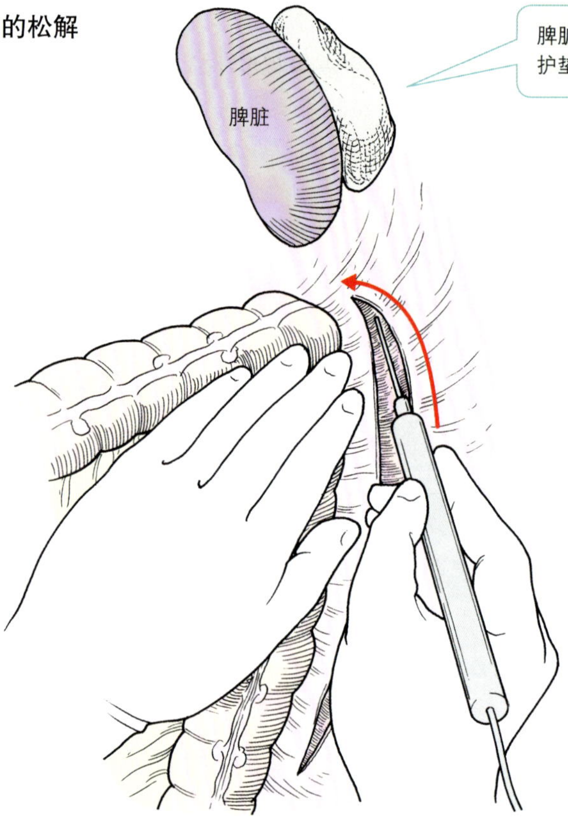

手术要点

用指尖将降结肠壁向术者侧牵拉的同时保持肠管壁附近后腹膜的张力，用电刀尖端边切边展开。左手的牵拉动作极为重要。

图 31　吻合器的穿通

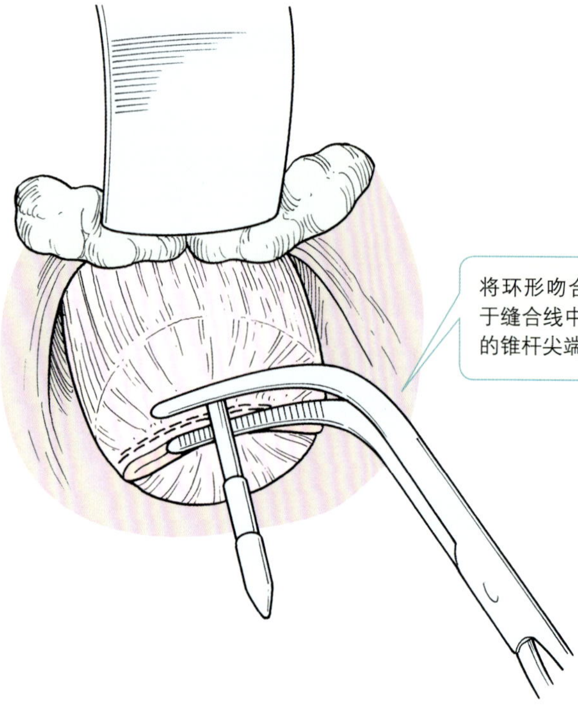

手术要点

为使直肠远断端闭合线不被暴力损伤，应用弯钳对准吻合仓将直肠闭锁端向下推压，会使吻合器椎尖较容易穿透(直肠闭锁端)。

将吻合仓上的锥杆插入吻合器头上的柄内，然后将直肠和结肠侧旋近，保持头和仓之间没有嵌入其他组织并使头和仓之间的肠壁保持适当的紧张度（图 32）。要确保吻合口处的肠壁有一定的厚度，近远端肠壁完全紧贴后，握紧手柄保持 10 秒钟以上，以防止出血。然后快速击发，一气呵成。击发的速度过慢是黏膜钉合不全的原因。在击发的时候术者应保持吻合器头端勿发生旋转扭动。将头和仓的压合进行松缓，如写“8”字将其慢慢拔出。应确认切除的直肠、结肠壁呈完整连续的环状。对吻合后的肠管行漏气试验，如发现吻合不完全处，用 4-0 可吸收线行全层结节缝合以加强吻合口。再行漏气试验，若无可疑情况，完全没有必要作预防性人工肛门。

从左下腹留置引流管，为防止其尖端压迫肠壁致坏死，应使引流管的尖端与吻合口的右后壁错开（保持一定距离）。若不关闭后腹膜，有可能出现小肠与骶骨前面粘连造成肠梗阻。故我们主张应予以闭合，使其不能通过一指（图 33）。

在吻合时如有水肿等异常情况，尤其是与肛管吻合的患者会造成吻合口瘘，需要较长时间才能够愈合，即使愈合后也会存在严重狭窄，所以一般需行预防性回肠造口。

图 32　器械吻合

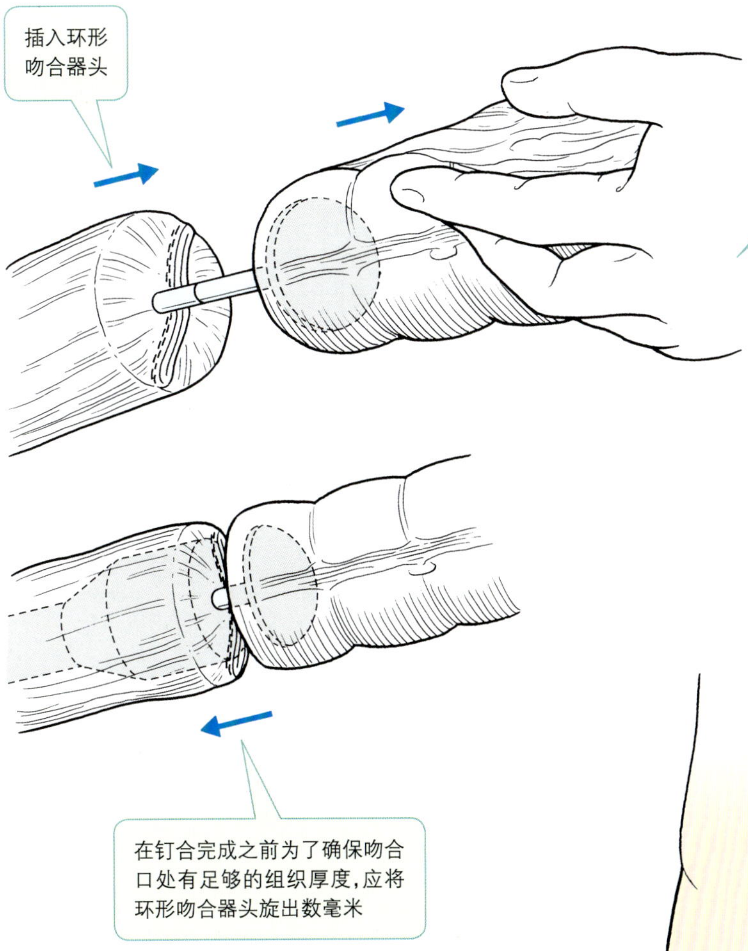

图 33　闭合后腹膜，留置引流管

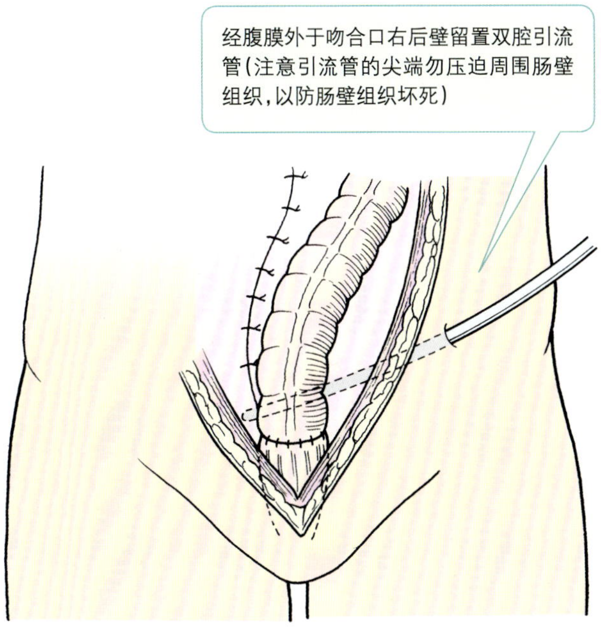

要点：直肠癌淋巴结转移及其清扫效果

① 向上方向的直肠系膜内淋巴结

沿肠系膜下动脉向头侧方向转移的淋巴结，也就是直肠旁淋巴结 No.251，肠系膜下动脉干淋巴结 No.252，肠系膜下动脉根部淋巴结 No.253。转移情况及频度如**表 1** 所示。通常淋巴结转移是从肿瘤的邻近部位连续的向远处转移，但是越过 No.251 向 No.252、No.253 跳跃性转移的情况也是存在的，这样的跳跃性转移约占 1%~2%。淋巴结转移频度与五年生存率的对应关系是 n0 约为 84%，直肠旁 No.251 约为 73%，肠系膜下动脉干淋巴结 No.252 约为 58%，肠系膜下动脉根部淋巴结 No.253 约为 37%（根据大肠癌研究会的病例统计分析）。

日本的治疗指南中，直肠癌中枢方向的淋巴结清扫如术前术中怀疑有淋巴结转移应行 D3 清除术，如未见淋巴结转移应考虑淋巴结转移频度，实行预防性清除术，M 癌实行 D1 清除，SM 癌实行 D2 清除，MP 癌实行 D2 或者 D3 清除，SS（A）以上深度的癌肿建议实行 D3 清除。

表 1　直肠癌中枢方向淋巴结转移频度

浸润深度（病例数）	n0	n1（直肠旁淋巴结）	n2（肠系膜下动脉干淋巴结）	n3（肠系膜下动脉根部淋巴结）
sm（n=447）	90.3	7.6~7.9*	2.0~2.2*	0
mp（n=501）	78.0	17.1~18.0*	4.4~5.2*	0.5~1.4*
ss（a1）（n=466）	52.9	34.1~35.2*	11.4~12.7*	1.6~3.1*
se（a2）（n=320）	44.0	37.6~41.2*	16.3~21.0*	2.0~7.7*
si（ai）（n=49）	49.5	26.3~30.8*	19.2~24.5*	5.1~11.3*

* 中枢方向淋巴结转移阳性病例中转移到 n1 到 n3 的哪组淋巴结不明者有 72 例。
（引自大肠癌研究会 有关直肠癌侧方清扫的相应标准的研究）

肠系膜下动脉根部淋巴分流很多，淋巴管紧密地附着于腹主动脉壁并向周围扩展。对于肉眼怀疑有 No.252 淋巴结转移的病例，应将淋巴管和神经锐性分离切除显露出肠系膜下动脉根部。但是肠系膜下动脉根部有左右腰内脏交感神经纤维走行，如将神经切除会引起射精障碍（逆行性射精）。而且从生存率角度来讲，肠系膜下动脉根部 No.253 淋巴结的预防性清扫实际效果并不大。笔者认为，清扫 No.253 组淋巴结的意义在于明确肿瘤的淋巴结转移分期以及确保 No.252 组淋巴结的确切清扫。只要能确定肠系膜下动脉根部，就在相对较小范围内显露腹主动脉前壁，保留自主神经（**图 34**）。

图 34　保留左结肠动脉的 D3 清扫(清扫完毕时)

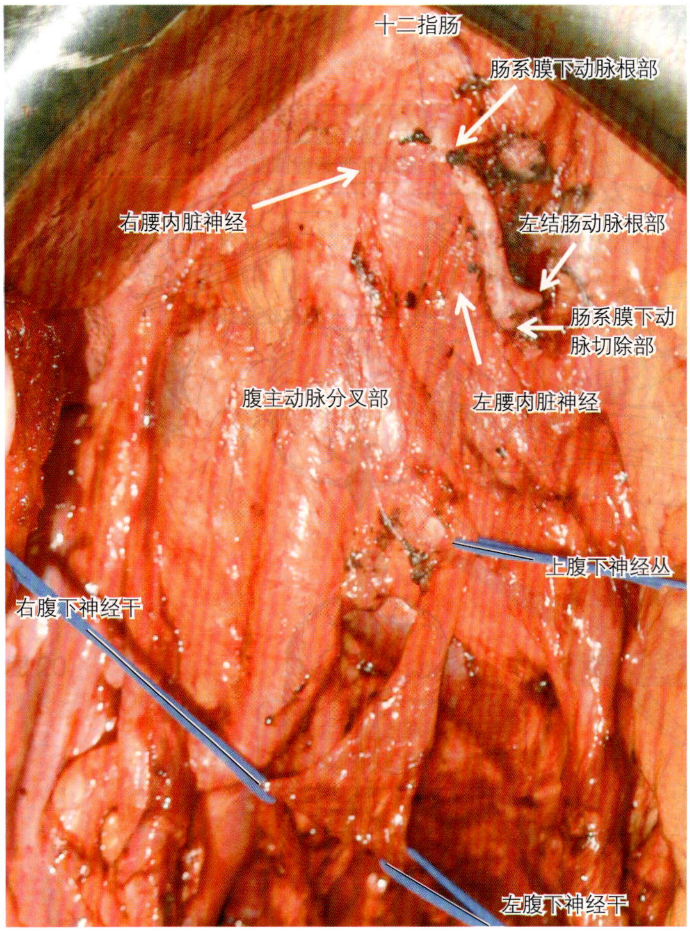

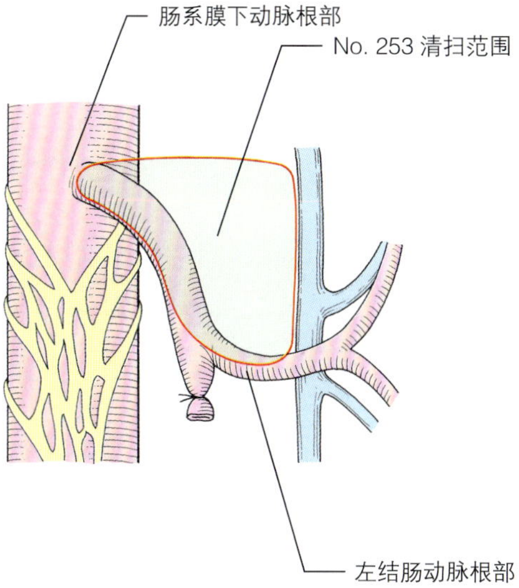

② 侧方淋巴结(髂内血管、骨盆侧壁)

肿瘤下缘达腹膜返折部的下段进展期直肠癌,浸润深度超过 A 的病例或者直肠系膜内淋巴结(上方淋巴结)转移阳性的病例,这些因素是侧方淋巴结转移的高危因素,都需要行侧方清扫。详细请阅读侧方淋巴结清除术(P.23)。

吻合方法

① 器械吻合的历史:SST(Single stapling technique)和 DST(Double stapling technique)

没有切割闭合器(linear stapler)的时候,器械吻合是应用 SST。1980 年发明了能够插入狭窄又较深的骨盆腔内将直肠保持与长轴方向呈 90°离断,并确保安全切缘的切割闭合器后,器械吻合开始主要使用 DST。

与 SST 相比较,DST 的手术操作更容易而且术野的污染较少,但是在狭小的骨盆腔内既要保证不损伤保留的肛侧肠管又要保留一定的安全切缘,使用切割闭合器也并不容易。有时必须游离耻骨直肠肌的附着部,游离松解肛管将肛侧肠管向近侧牵拉。

图 35 Single stapling technique(SST)

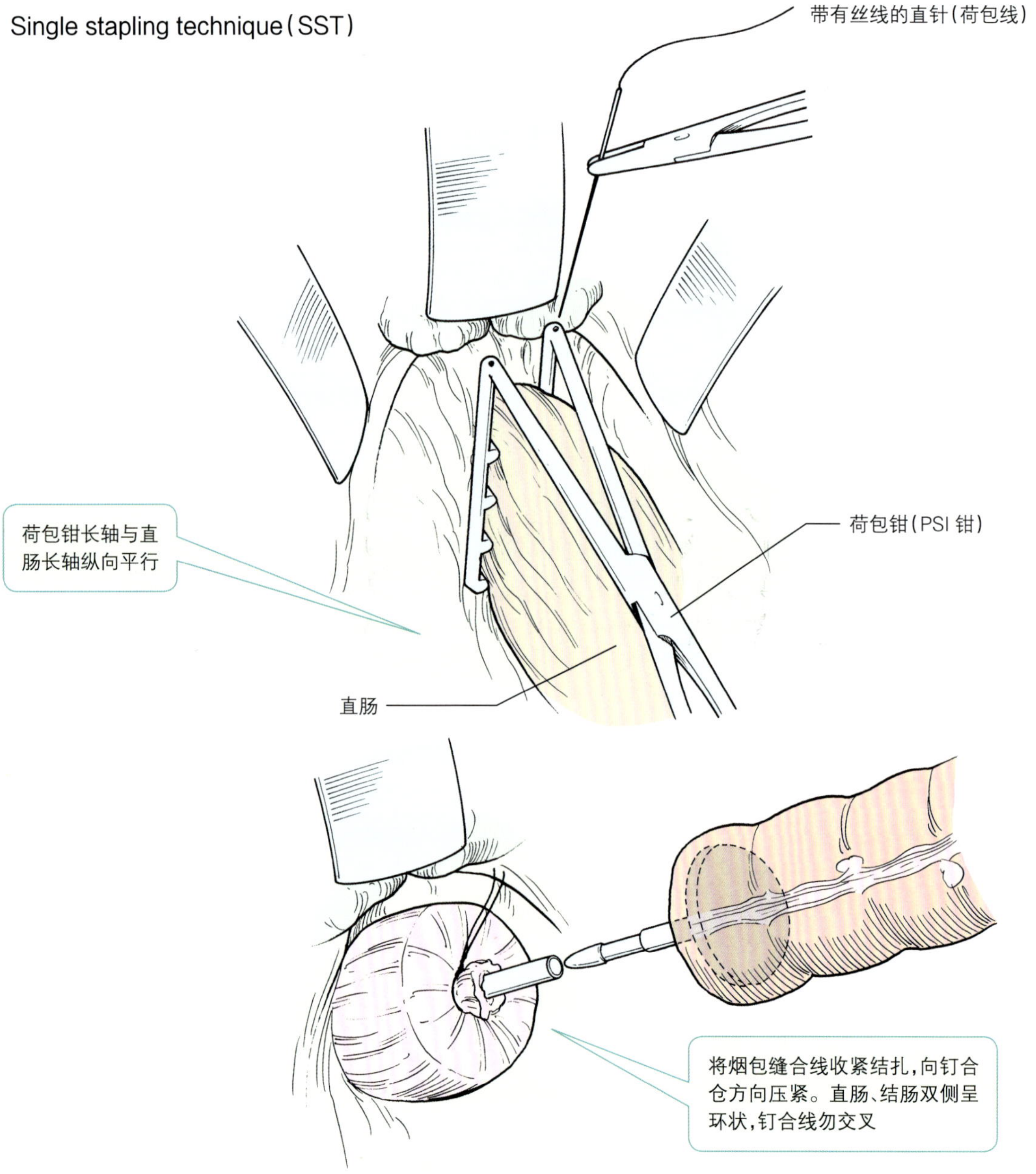

依据骨盆的狭窄程度、残留肠管的粗细、肠壁的厚薄和术者使用器械的习惯以及信任度选择切割闭合器。切割闭合器分为 T 字型和 GIA（Gastrointestinal anastomosis）型两大类，T 字型中 TA30/45/60/90（Tyco 公司），TX30/60（Ethicon 公司），TX 的吻合头有 Ethicon 公司的弯型切割器，GIA 型有 Tyco 公司的 GIA，Ethicon 公司的 Echelon60 等使用较多。在进行 DST 时也存在着很多问题，其实质是吻合后肠管有张力和血运不良，一般认为无需特殊处理，但如能进行包埋，可行浆肌层加强缝合。

金属荷包缝合器，头比较小，在比较狭窄的骨盆进行肛管吻合时，应确切把持肛侧肠管，然后进行烟包缝合。笔者在使用切割闭合器操作比较困难的时候，不经肛吻合，而使用烟包缝合器（PSI）的 SST 作为 DST 的次选。PSI 不予肠管的左右方向放置而予前后方向放置，也许可放入深部（使肛侧吻合成为可能）。带丝线的直针从 PSI 中拔出的要领是，用持针器夹持直针的前端，如用叉子卷意大利面条一样将其卷曲，这是本操作的要领（**图 35**）。

② Pouch 术（贮袋术）

肛管结肠吻合，因为贮便功能减少，排便次数增加，较易出现便意急迫，失禁等排便功能障碍，对此 Parc，Lazorthes 于 1986 年报道了结肠贮袋手术。目前推荐 J 型贮袋 5cm 大小以防过大导致排便困难。即使贮袋较小功能也不错。因推测无法传导来自头侧结肠的蠕动波，与排便功能改善有关，故可行端侧吻合。如骨盆狭窄且肠系膜较厚，贮袋的吻合较困难时，可将肠管纵向切开，横向缝合（**图 36**）。

图 36　贮袋术

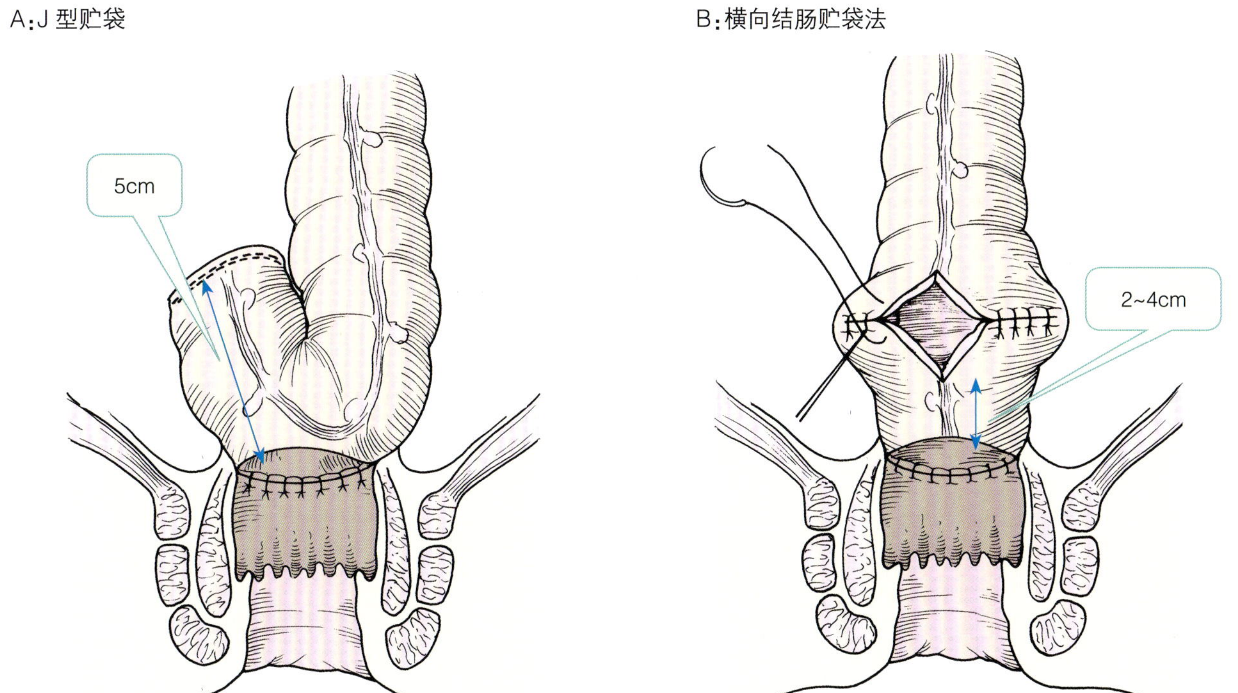

J 型贮袋长度 5cm 比较好

Strictureplasty 的要领是用 4-0 的吸收线将纵向切开的 6~8cm 长的全层肠管横向缝合两层

术后检查

① 遵守消化道手术后的一般常规管理。从术后第二日开始饮水。术后第四日开始半量进低渣粥食。如感觉较好可以于第七日进全量粥食，拆线后即可出院。未行侧方清扫的患者，因其自主神经几乎完全保留，故可以在下地行走时即于第二到三天拔除尿管。

② 直肠癌器械吻合术后吻合口漏的概率大约5%左右，吻合口越靠近肛门发生概率就越高。一般出现在术后4到10天，如引流不畅，有时数小时内即可发生泛发性腹膜炎，甚致败血症、感染性休克。吻合口漏小如腹膜炎较局限，经禁食、引流，营养支持等保守治疗大约30天后可以自行闭合治愈。若吻合口漏范围较大，且为超低位时，多需较长时间才能自行闭合治愈，如不能治愈应尽早行人工肛门。

在熟练地掌握局部解剖的基础下，虚心向手术高手学习术野展开，剥离技术，是提高自身水平的捷径。而且针对每一病例，在手术当日均进行详尽的手术计划和手术草图演练，术后务必认真回顾与反思手术过程总结经验教训，这些均是非常有益和必要的。

参考文献

1) Heald RJ, Husband EM, Ryall RD : The mesorectum in rectal cancer surgery--the clue to pelvic recurrence? Br J Surg, 69 (10) : 613-616, 1982.
2) 安野正道，森　武生：括約筋温存術の適応．幕内雅敏監，杉原健一編，大腸肛門外科の要点と盲点，文光堂，東京，2000，p68-69.
3) 佐藤健次：骨盤内自律神経の解剖．大腸肛門外科の要点と盲点，杉原健一編，第1版，文光堂，2000，p21-25.
4) Turnbull RB Jr, Kyle K, Watson FR, Spratt J : Cancer of the colon: the influence of non touch isolation technique on survival rates. Ann Surg, 166 : 420-427, 1967.
5) 安野正道，森　武生，高橋慶一：大腸癌における新しい腸管切除範囲提案．日消外会，30 : 2112-2116, 1997.
6) 杉原健一：自律神経全温存＋低位前方切除術，外科治療，81 : 330-337, 1999.
7) Yamamoto Y, Takahashi K, Yasuno M, et al : Clinicopathological characteristics of skipping lymph node metastases in patients with colorectal cancer. Jpn J Clin Oncol, 28 : 378-382, 1998.
8) 大腸癌研究会：大腸癌治療ガイドライン2005年度版．金原出版，東京，2005.
9) 正木忠彦，武藤徹一郎，安富正幸：大動脈周囲リンパ節転移の実態　第44回大腸癌研究会アンケート調査報告．日本大腸肛門病会誌，50 : 318-330, 1997.
10) Knight CD, Griffen FD : An improved technique for low anterior resection of the rectum using the EEA stapler. Surgery, 88 : 710-714, 1980.
11) Cohen Z : Double stapling technique for low anterior resection. Dis Colon Rectum, 26 : 231-235, 1983.
12) Parc P, Tiret E, Frileux, et al : Resection of the rectum with construction of a colonic reservoir and colo-anal anastomosis for carcinoma of the rectum. Br J Surg, 73 : 139-141, 1986.
13) Lazorthes F, Fages P, Chiotasso P, et al : Resection of the rectum with construction of a colonic reservoir and colo-anal anastomosis for carcinoma of the rectum. Br J Surg, 73 : 136-138, 1986.
14) Hida J, Yasutomi M, Fujimoto K, et al : Functional outcome after low anterior resection with low anastomosis for rectal cancer using the colonic J-pouch. Prospective randomized study for determination of optimum pouch size. Dis Colon Rectum, 39 : 986-991, 1996.
15) Z'graggen K, Maurer CA, Birrer S, et al : A new surgical concept for rectal replacement after low anterior resection: the transverse coloplasty pouch. Ann Surg, 234 : 780-785, 2001.

直肠切除术(恶性)

野村明成，坂井義治　京都大学消化管外科

直肠切除术是针对下段直肠癌进行治疗时所广泛应用的标准术式。近年来随着各种影像学诊断技术的进步，对肿瘤进展程度的诊断日趋精细，手术操作和手术器械不断改良，对外科解剖学和排便功能的理解和认识不断加深，保留肛门括约肌的适应证随之有了较大的拓宽，行直肠切除术越来越少。但是对于高度进展期下段直肠癌和肛管癌，直肠切除术仍是最基本的手术，是大肠外科医生必须学习和掌握的手术。

对于下段直肠癌进行腹腔镜手术的利弊，尽管现在仍在进行讨论，但是我们认为在狭小的空间内进行下段直肠癌手术会充分发挥腹腔镜的优势，所以对于肿瘤直径小于5cm，确认没有其他脏器浸润转移的情况下，我们认为应该积极开展腹腔镜手术。开腹手术同腹腔镜手术在术野展开、入路、游离层面以及手术步骤方面是一样的。在本章将就因腹腔镜的使用而更加明确的直肠周围筋膜的解剖、神经解剖以及直肠前方剥离操作时的标志等作为重点，对开腹行腹会阴联合直肠切除术的操作要点进行讲解。

直肠切除术的适应证

直肠切除术适应证主要为，肿瘤浸润肛管或肛提肌的直肠肛管腺癌。近年，随着手术器械及手术技术的进步，对肛周解剖的理解不断加深，使得肛管上缘甚至于近肛门侧行直肠超低位切断或经肛行肛侧切断成为可能，而且由于经括约肌间切除术(ISR)的引入，使得很多浸润肛管的SM肿块型~MP浸润癌，得以保留肛门括约肌。

原则上直肠恶性肿瘤需切除距肿瘤下缘1~2cm的肛侧肠管、直肠系膜。在SM肿块型~MP癌，肛缘至肿瘤下缘的距离约2cm以内，浸润更深(A以上)的癌肿3~4cm以内，是直肠切除术的绝对适应证。然而浸润性直肠癌(3或4型)、分化低下的肿瘤(低分化腺癌，黏液癌，印戒细胞癌)，肿瘤要较肉眼所见向肛侧更远处浸润，这是必须注意的。

癌肿如浸润直肠周围脏器，应将该脏器一并切除。如已明确有泌尿系浸润转移则应行全盆脏器切除术。

侧方淋巴结清扫，自主神经血管合并切除的适应证

肿瘤下缘达腹膜返折部以下的直肠癌，中枢侧淋巴结转移阳性，浸润深度达A期以上，均为侧方淋巴结转移的高危病例，应根据术者的技术水平、患者的自身情况进行预防性的侧方淋巴结清扫或行术前放疗。CT、MRI高度怀疑侧方淋巴结转移的病例，应行自主神经(腹下神经、骨盆神经丛、骨盆内脏神经、神经血管束)和髂内血管的整块切除清扫即en-bloc术。侧方淋巴结清扫请参照本

书的侧方清扫术。

术前检查

在进行血液学检查(包含肿瘤标记物)、胸腹部X线检查、心电图、肺功能等检查以评估患者手术耐受性的同时,还应行明确肿瘤进展分期并决定术式的检查:①大肠内镜检查、肠造影检查等以确定肿瘤的部位、形态、肿瘤的大小、环周度以及浸润范围,并行组织学检查以明确诊断。②直肠指诊、经直肠超声检查、盆腔MRI或CT等检查以确定浸润的深度、其他脏器有无浸润以及淋巴结转移情况。③胸腹部增强CT,FDG-PET等确定有无远隔转移。经直肠超声检查有助于了解肿瘤肠壁内浸润深度及直肠系膜内有无淋巴结转移,CT或MRI则有助于判断侧方淋巴结有无转移。

术前管理

●造口位置的划定

根据Cleveland临床标准,术前应进行造口位置标记。遵循以下原则:①略低于脐水平;②经腹直肌;③避开瘢痕、褶皱、骨性突起部、脐、系腰带区;④下腹部圆弧顶点;⑤患者自己能看到的地方。

●术前肠道准备

手术前一日,应行低渣饮食,进行机械洗肠。对于是否行化学洗肠尚有争议。

直肠周围的解剖

●神经系统(图1)

①左右腰内脏神经汇集L_2~L_4交感神经纤维在腹主动脉前面汇合形成上腹下神经丛;②上腹下神经丛在主动脉的分叉部远侧向左右分为腹下神经;③第2~4骶孔穿出的副交感神经为骨盆内脏神经;④骨盆内脏神经和腹下神经汇合后于腹膜返折部的正下方直肠前方形成骨盆神经丛;⑤第2~4骶孔穿出的向肛提肌、耻骨直肠肌发出分支的脊神经同时穿Alcock管至外阴部为阴部内神经;⑥从骨盆神经丛发出分支走行于精囊、前列腺(阴道壁)后外侧的神经血管束~阴茎海绵体神经极为重要。①~⑥对于射精功能,③~⑥对于勃起功能,③~⑤对于排尿功能是不可或缺的。

●血管

①肠系膜下动脉平第3腰椎起自腹主动脉,分支出左结肠动脉、乙状结肠动脉,再向下延续为直肠上动脉;②髂内动脉分出臀上动脉和膀胱上动脉后延续为阴部内动脉,其分出直肠中动脉(能够确认的频率非常低)和直肠下动脉,直肠中动脉和下动脉是直肠的供养血管。与动脉伴行的静脉:①直肠上静脉与乙状结肠静脉、左结肠静脉汇合成肠系膜下静脉,汇入脾静脉或者肠系膜上静脉后入门脉系统;②直肠中、下静脉汇入阴部内静脉后通过髂内静脉回流入体循环。

●直肠周围的筋膜解剖（Denonvilliers 筋膜和腹下神经前筋膜）（图 1）

为不损伤直肠固有筋膜，以期保留自主神经，剥离过程中不但需根据肿瘤的位置和进展程度，还要时刻意识到操作层面内的神经分布情况。将直肠固有筋膜和骨盆内自主神经丛隔开的筋膜，腹侧的称为 Denonvilliers 筋膜（女性也叫直肠阴道隔，统一称为 Denonvilliers 筋膜）。

图 1　直肠周围的神经和筋膜

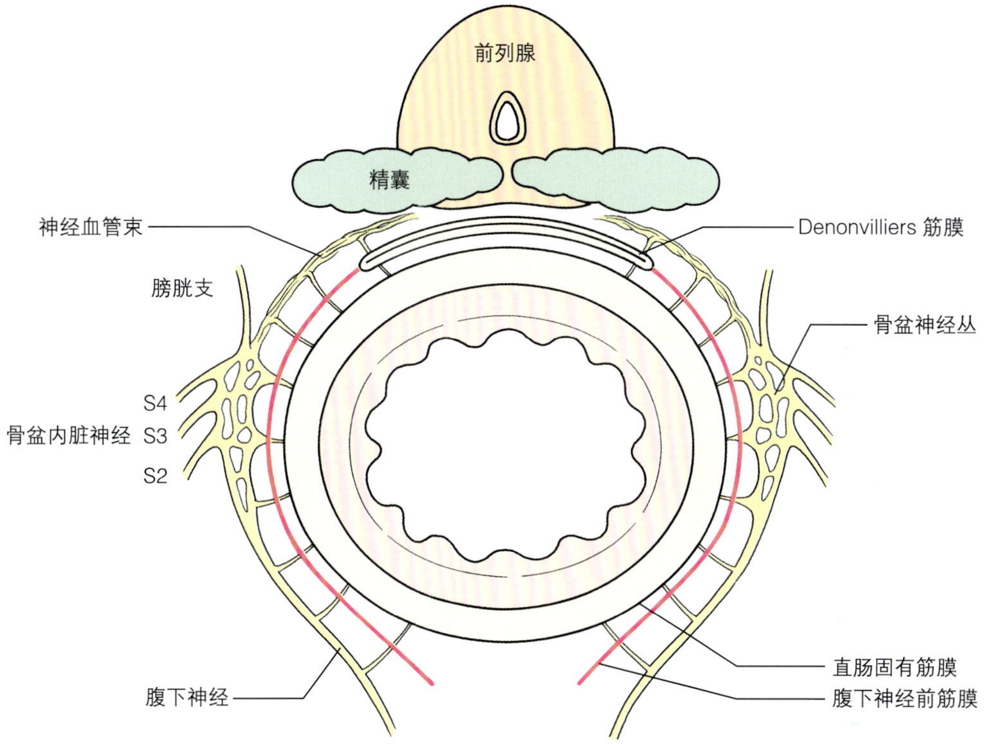

图 2　直肠周围的游离层面

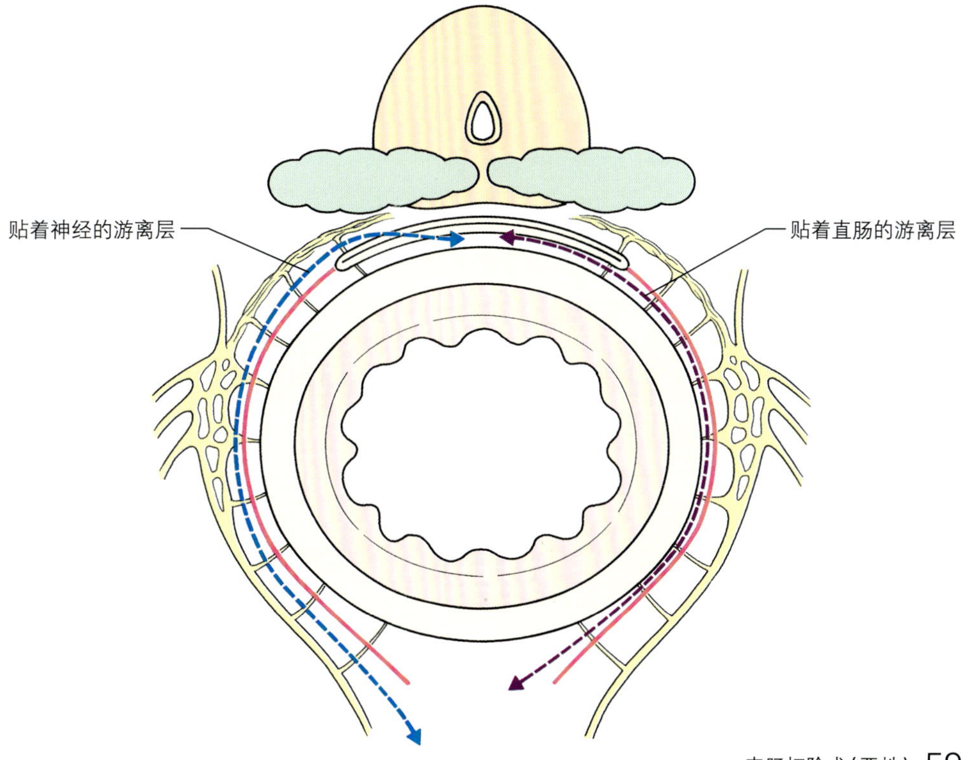

Denonvilliers 筋膜的背侧是腹下神经前筋膜，这两层筋膜相延续的。紧贴直肠进行游离，才有可能保留住被该筋膜所包绕的自主神经，但需注意不要误入直肠系膜内。另外将 Denonvilliers 筋膜和腹下神经前筋膜置于切除紧贴着神经进行游离，能够避免损伤直肠固有筋膜。如果不保持适当的组织紧张程度就不能保证仅仅侧切除自主神经的直肠支，会增加损伤自主神经的几率(**图 2**)。

Denonvilliers 筋膜与精囊间是可以剥离的，但是如与前列腺底部(阴道壁下端附近)有粘连，剥离就比较困难。尽管女性的 Denonvilliers 筋膜比较薄，但可在阴道后壁向肛侧剥离得更远(**图 3**)。

图 3　Denonvilliers 筋膜男女的差别

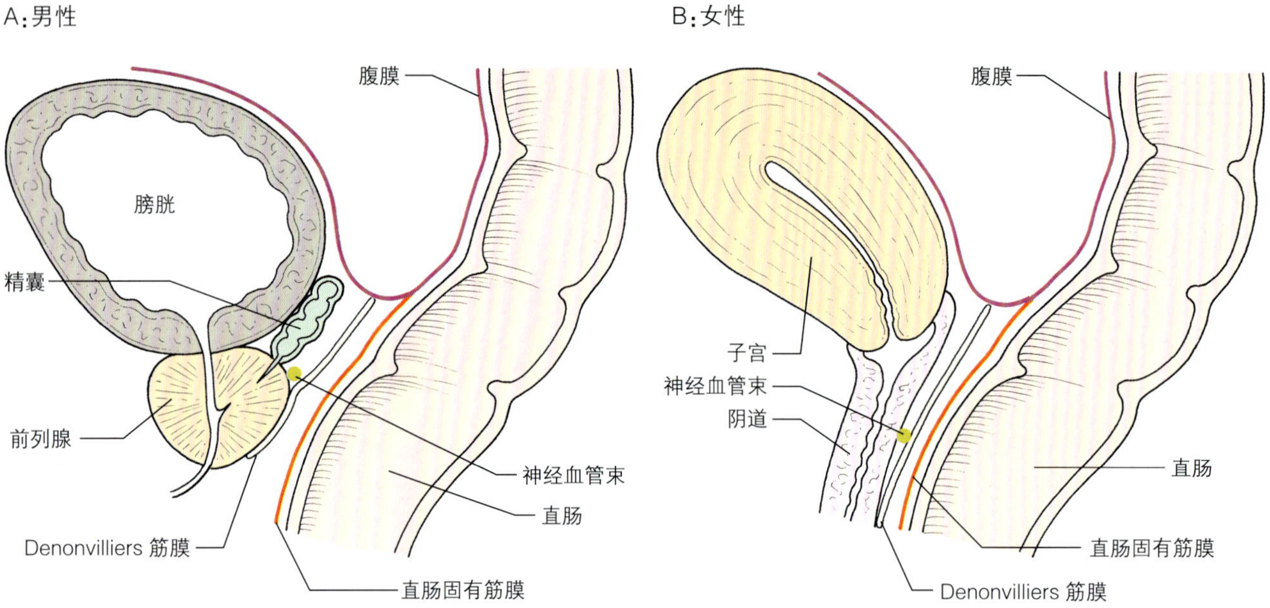

手术步骤

1. 体位
2. 开腹、展开术野
3. 拓展直肠周围间隙
4. 中枢侧的清扫，游离结肠系膜，切断头侧端结肠
5. 游离直肠后方
6. 游离直肠侧方
7. 游离直肠前方
8. 将结肠断端向腹壁外牵引
9. 关腹，造人工肛门
10. 骶会阴部操作：肛门侧切除，摘除标本

手术技巧

使用下肢支架将下肢水平展开行腹腔内操作。若肿瘤未侵及骶骨、前列腺(阴道壁)、肛提肌、联合纵肌,则尽可能从腹侧进行游离操作,以避免从会阴部操作易损伤尿道、阴道壁、神经血管束、尿道海绵体神经的危险性。

改变体位为Jack-knife位,在直视下保持良好的术野进行直肠前方(尿道、前列腺、阴道壁、神经血管束)的剥离操作(骶会阴操作)。

1 体位(图4)

在全麻下应用双下肢支架,保持髋关节轻度外展,膝关节轻度屈曲,双下肢水平展开位。为避免腓神经损伤。应用下肢按摩装置(气压泵)防止深静脉血栓形成。

图4 体位

应用双下肢举架保持双下肢水平展开位

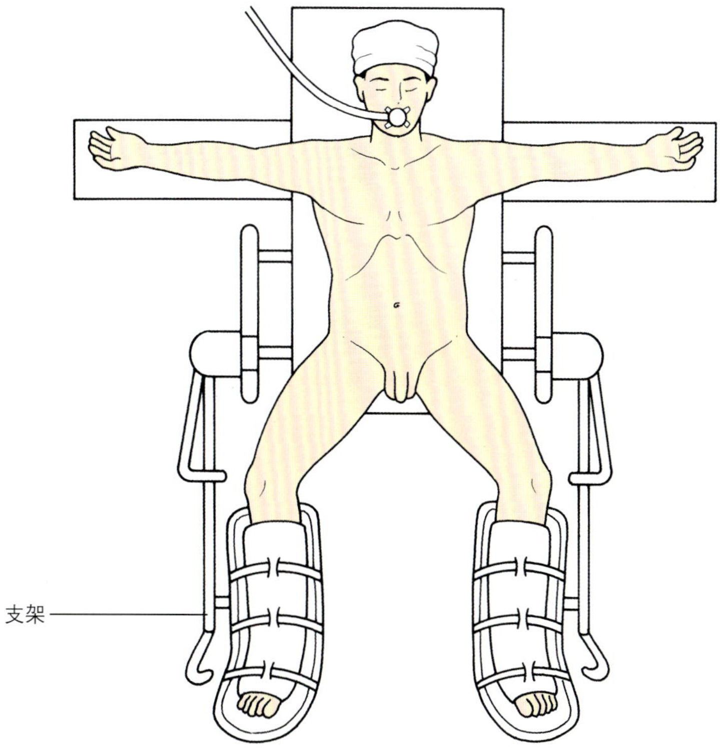

2 开腹、展开术野（图 5）

于脐上数厘米绕脐右侧至耻骨上正中切口开腹，膀胱腹膜与耻骨侧皮肤缝合后悬吊牵开固定。用创缘保护装置保护创缘，安置开腹器。首先探查有无肝转移、腹膜播散、腹水。

然后，将小肠用纱布卷包裹后向右上腹推开，用固定于开腹器上的拉钩将小肠隔挡于纱布卷推压后的位置，保持左侧腹部至盆腔处于空虚状态，确认肠系膜下动脉根部到十二指肠水平部之间的位置关系和解剖结构。充分展开术野，最后判定直肠癌的进展程度。

图 5　开腹展开术野

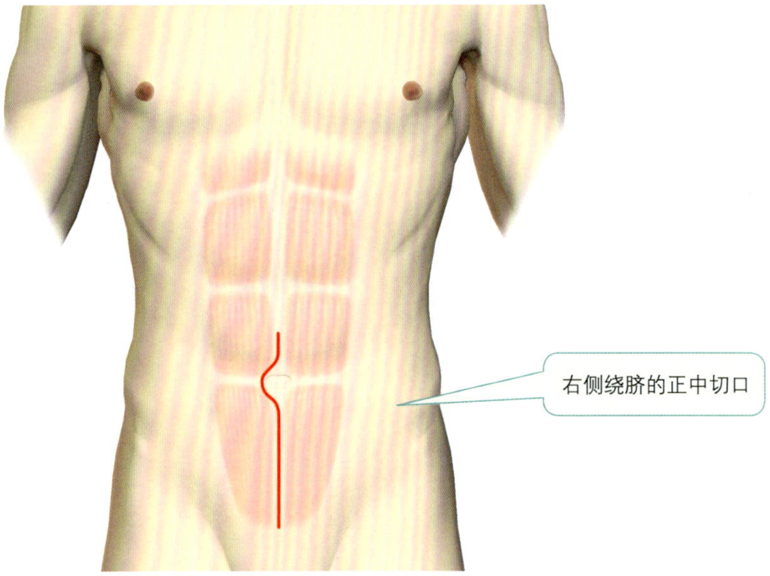

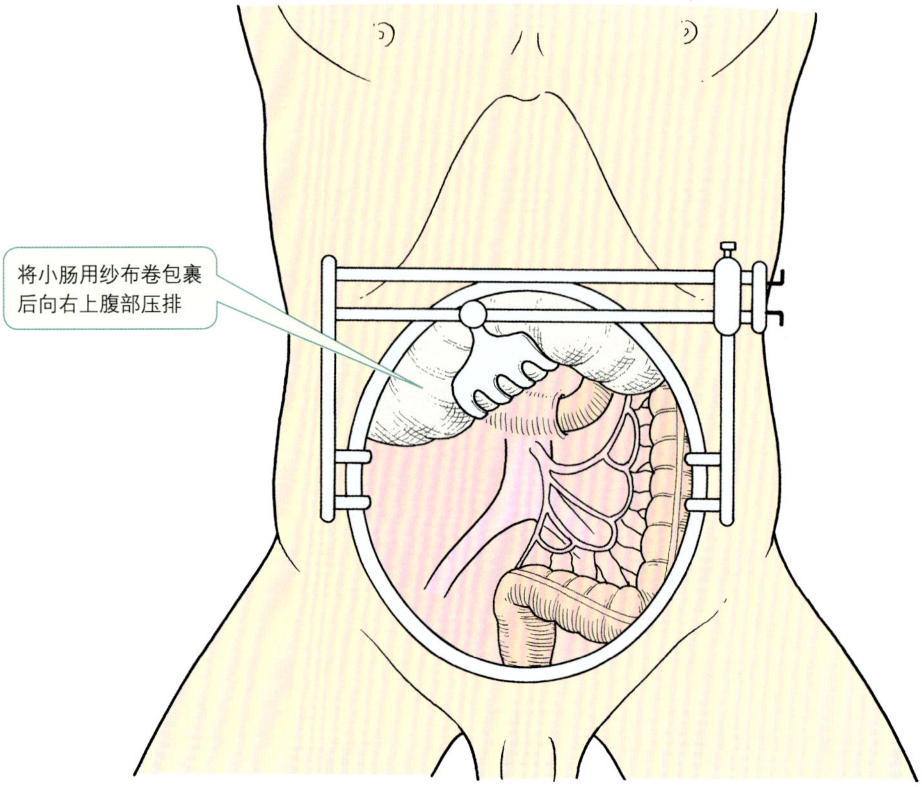

3 直肠周围的展开方法(图 6)

需下段直肠癌主要是在骨骼、肌肉围成的狭小的骨盆空间内进行操作，术者和助手相互协助，保持术野内组织适当的紧张度，为确保正确认知术野内的解剖结构关系，必须边确认欲游离的平面和离断的界线，边推进手术操作。

图 6　直肠周围的展开方法

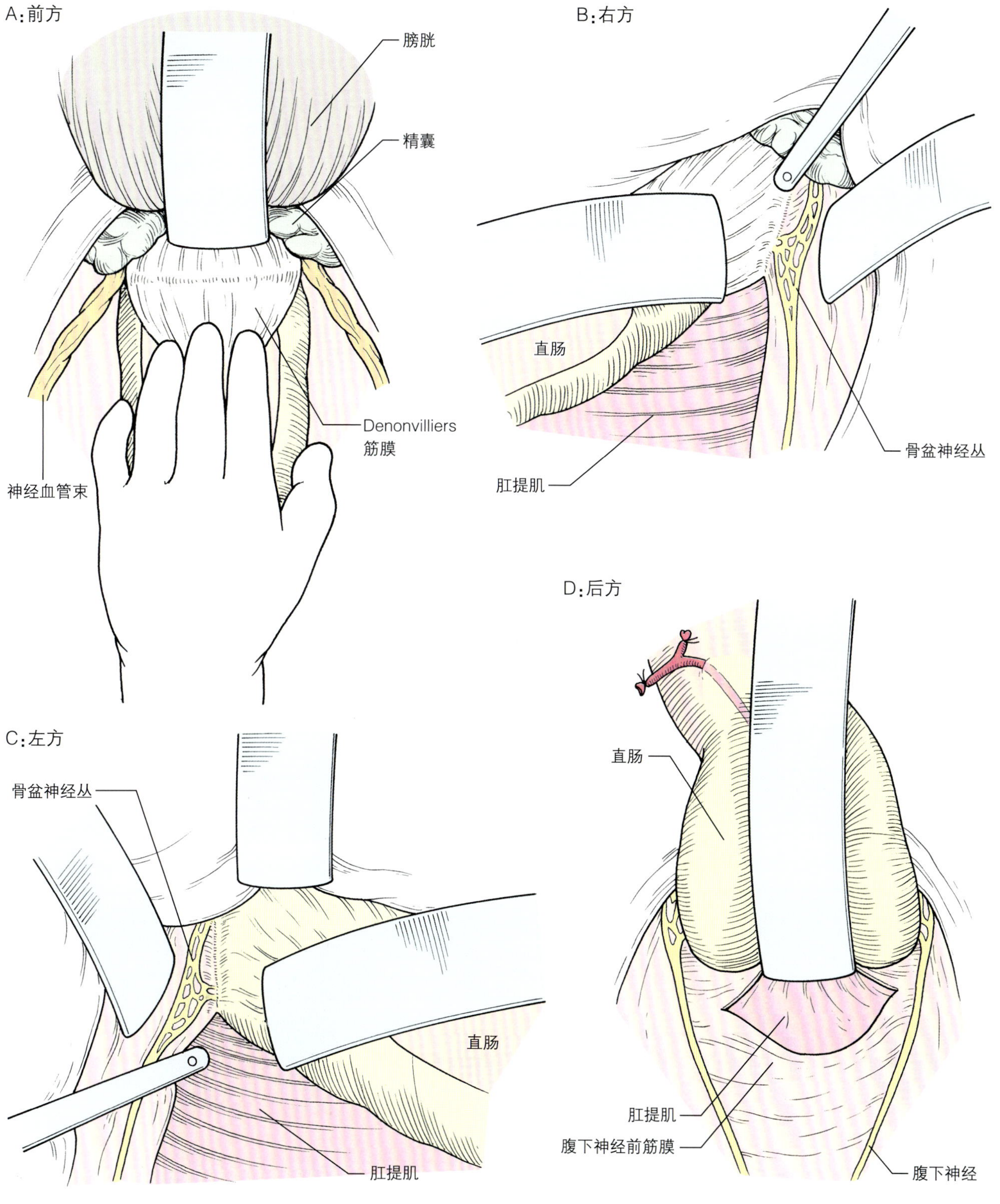

用直肠钩与板钩将切除侧（直肠、直肠系膜）和保留侧（骨盆壁、前列腺、阴道壁等）之间的间隙反向牵拉展开。用钩的主体将脏器牵开，使钩的尖端保持适当的组织紧张度，暴露出既定的游离线和游离面。

手术要点

当拉钩妨碍俯瞰局部术野时，可以将直肠钩和板钩从手术操作部位稍稍撤开，拉大整个术野，用长的组织剪刀或吸引器管行局部术野精细展开即可。

4 中枢侧清扫、松解结肠系膜、切断头侧结肠

助手用双手将乙状结肠系膜和直肠上段呈扇状向左侧腹部牵引展开，内侧入路从骶岬稍微靠尾侧水平切开直肠系膜右缘（图 7）。保持适当的组织紧张度，空气会注入直肠系膜和腹下神经前筋膜之间的疏松结缔组织内，这样会更容易确定此处的解剖层次。将腹膜切开线向腹膜返折部延长，将向直肠系膜走行的腹下神经分支切断，确认并保留右腹下神经。确认于主动脉分叉部远侧 2~3cm 处分支的左腹下神经后，于腹下神经分叉部略向肛门侧将腹下神经前筋膜切开，结缔组织越疏松越容易游离，于腹下神经前筋膜的背侧向肛侧进行直肠后间隙正中部游离操作。在意识到直肠系膜为圆形的同时电刀切断腹下神经的直肠支用，并将直肠后间隙的游离面向左右扩大（图 8）。

手术要点

若肿瘤症灶位于前壁，则可以较容易在腹下神经前筋膜和直肠固有筋膜之间进行游离，这就有可能在腹下神经前筋膜包裹状态下保留腹下神经、骨盆内脏神经及骨盆神经丛。当难以确定直肠固有筋膜时，则先行结肠系膜和肾筋膜之间的游离。

图 7　直肠系膜右缘腹膜的切开

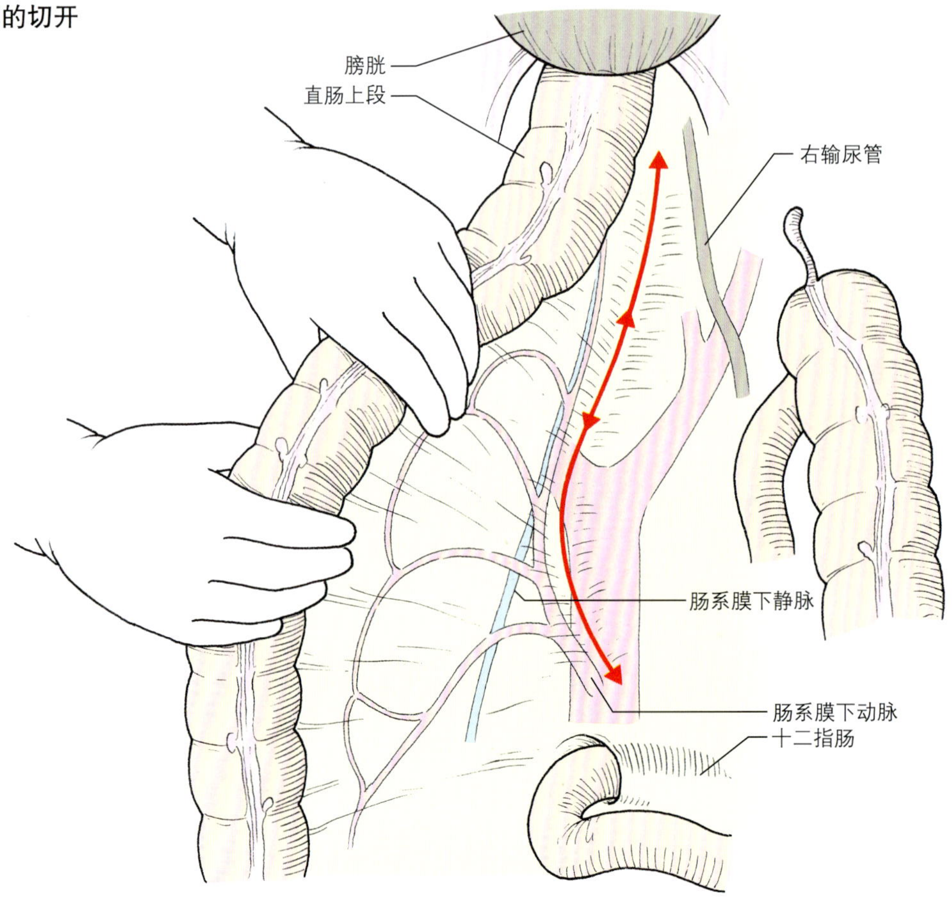

然后将直肠系膜右缘的腹膜切开线于肠系膜下动脉右侧大约 1cm 处向中枢侧(头侧)切开延长,助手将直肠上段后间隙的游离面向左侧腹部牵开,使直肠上动脉~肠系膜下动脉和结肠系膜保持张力。将向结肠系膜走行的神经支用电刀切断,确认并保留上腹下神经丛和腰内脏神经,将包含左输尿管、睾丸动静脉的肾筋膜保留于背侧,左输尿管的走行多可以透见(**图 9**)。

在肠系膜下动脉根部周围,助手将结肠系膜向背侧、肛侧牵拉。注意勿损伤十二指肠水平部,将腹膜向肠系膜下动脉根部左侧切开延长,边确认肠系膜下静

图 8　游离直肠上段后间隙

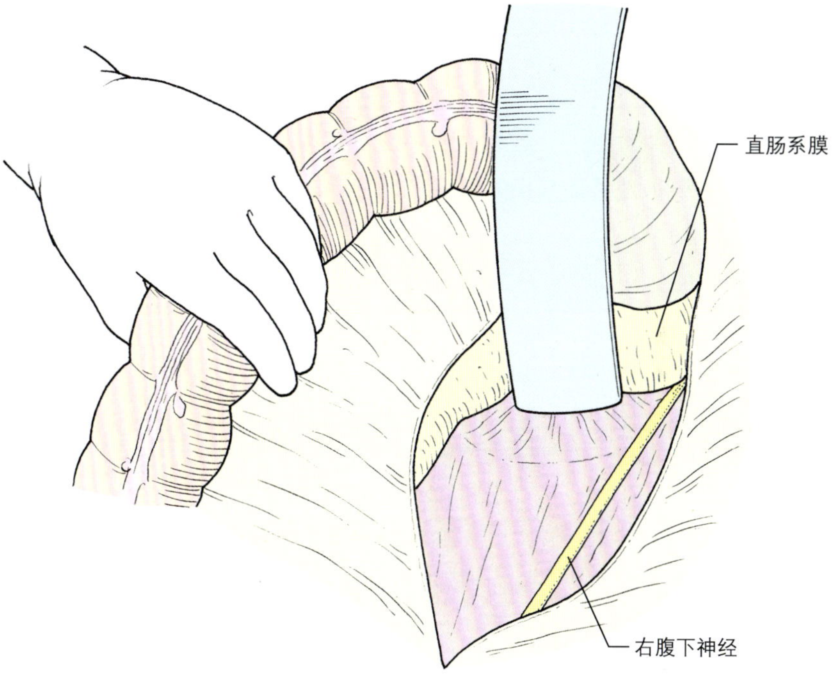

图 9　清扫中枢侧淋巴结

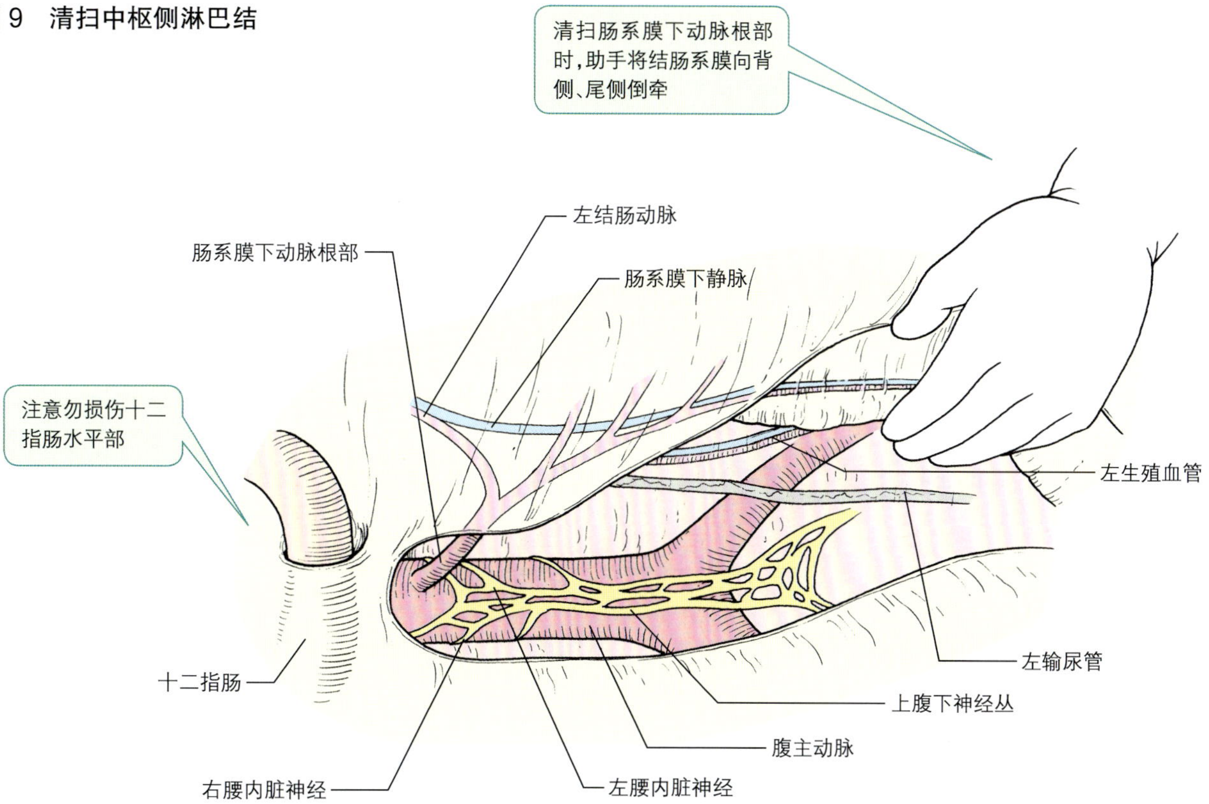

脉和左结肠动脉的走行，边显露肠系膜下动脉周围神经丛所在的解剖层次，进行No.253淋巴结的清扫。向肠系膜下动脉根部牵拉并确认左腰内脏神经，距肠系膜下动脉起始部向末梢侧约1cm处双重结扎并离断肠系膜下动脉。经内侧入路在结肠系膜和肾筋膜之间向外侧游离，确认左生殖血管的走行，电刀剥离切除肠系膜下动脉根部和左结肠动脉、肠系膜下静脉之间的神经纤维，分别结扎离断左结肠动脉和肠系膜下静脉。

手术要点

由于动脉硬化等因素，保留的肠管有存在缺血的可能，为此在清扫No.253淋巴结后于左结肠动脉的分叉处远端行肠系膜下动脉的处理可能会好些。

经外侧入路行降结肠、乙状结肠移行部的游离松解时，可以透过薄的壁层腹膜看见内侧入路游离后的空间(**图10**)。沿降结肠向头侧将Monk白线切开，注意向

图10　内外侧入路游离层次的差异

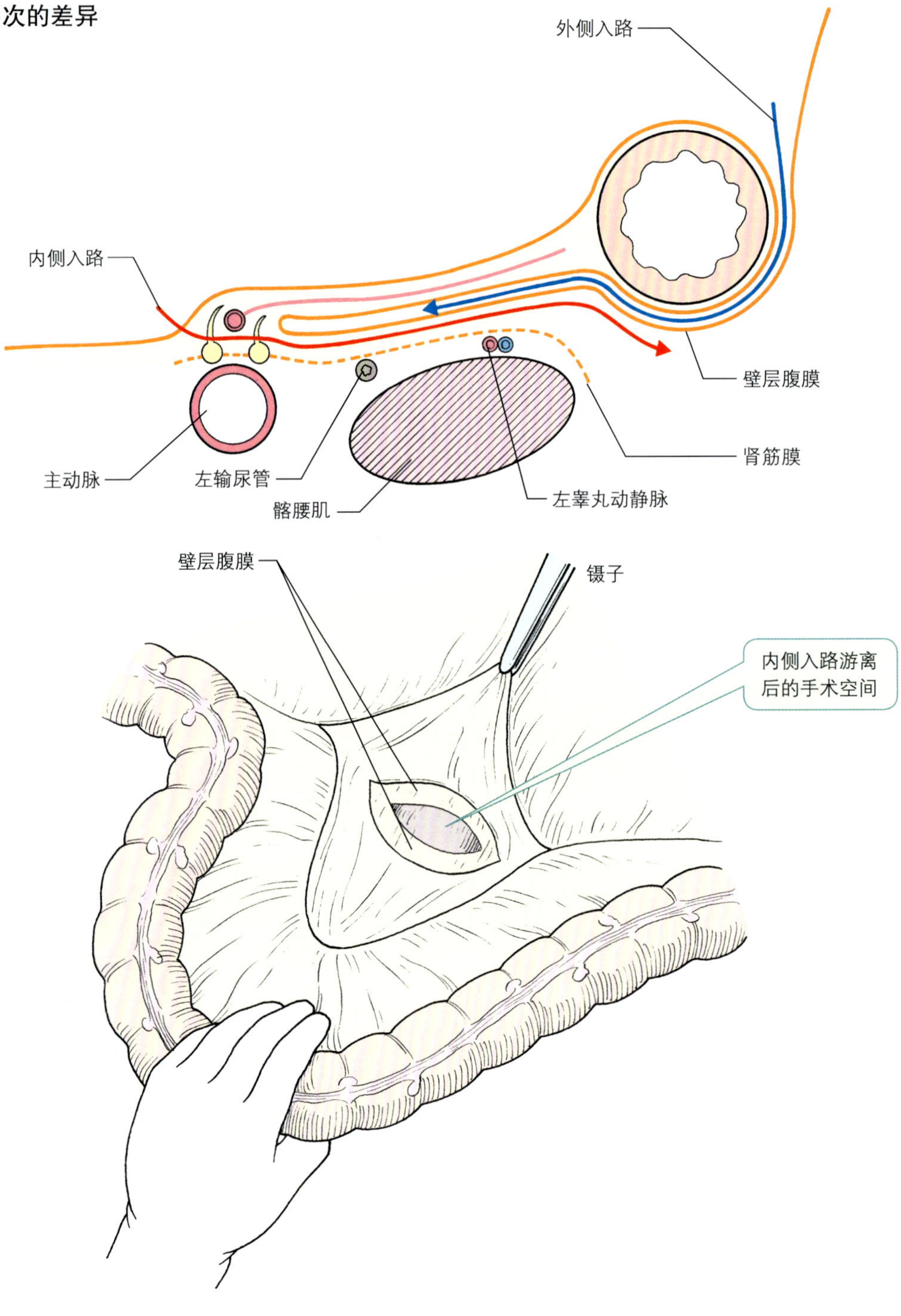

腹膜返折部切开时勿损伤直肠系膜左缘的左腹下神经和左输尿管(图 11)。

若经内侧入路确认左输尿管和生殖血管,则可通过外侧入路进行确认。确定拟保留的乙状结肠的长度后,将乙状结肠动脉在适当的部位进行游离、结扎、切断,乙状结肠的头侧断端用线性切割器切断。

图 11　直肠系膜左缘的腹膜切开

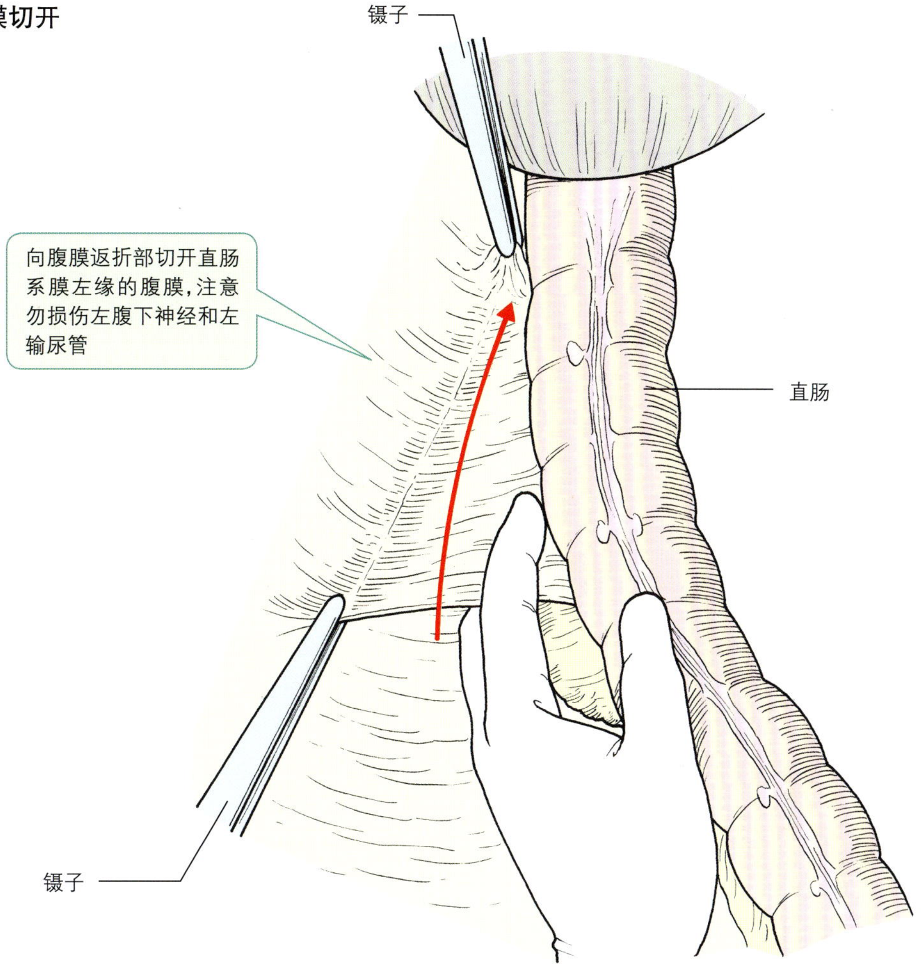

5 直肠后方的游离

将乙状结肠和直肠向头端腹侧牵直,在直肠系膜后用直肠钩向腹侧牵开直肠及系膜,使直肠后间隙的疏松结缔组织呈蜘蛛网样展开。通过直肠钩的钝性牵拉与电刀的锐性游离,将直肠后间隙正中部的游离向肛侧推进,当显露骶正中动静脉后即达肛提肌。用直肠钩稍用力牵拉肛提肌筋膜表面,更大范围地显露肛提肌(图 12)。

在认知直肠系膜的圆周性形状的同时于肛提肌表面向左右进行游离扩展,确认跨越壁层骨盆筋膜于骶骨前面向上走行的骨盆内脏神经后,保持直肠系膜和骨盆壁之间一定的张力,将骨盆内脏神经从直肠系膜上剥离。

手术要点

使骨盆内脏神经和腹下神经保持一定的张力,便可确认两者汇成的骨盆神经丛。若于肛提肌的表面骨盆神经丛的肛侧向左右剥离,扩展显露肛提肌上间隙,则在游离直肠侧方至前方时,便容易确认判断解剖结构,游离操作则变得安全简单(图 13)。

图 12　肛提肌上的剥离

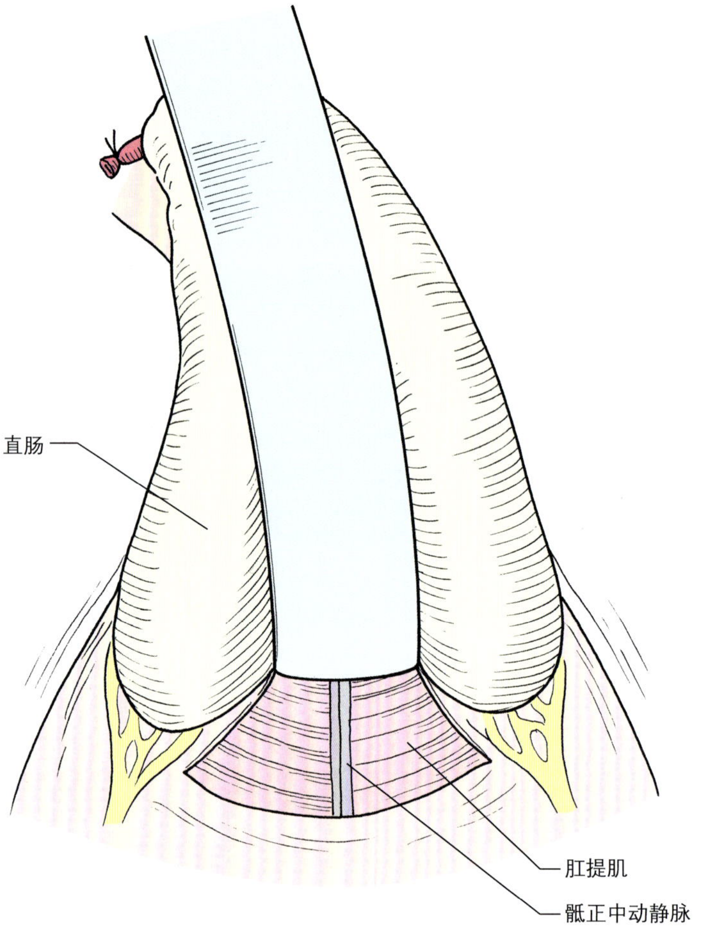

图 13　骨盆内脏神经，骨盆神经丛

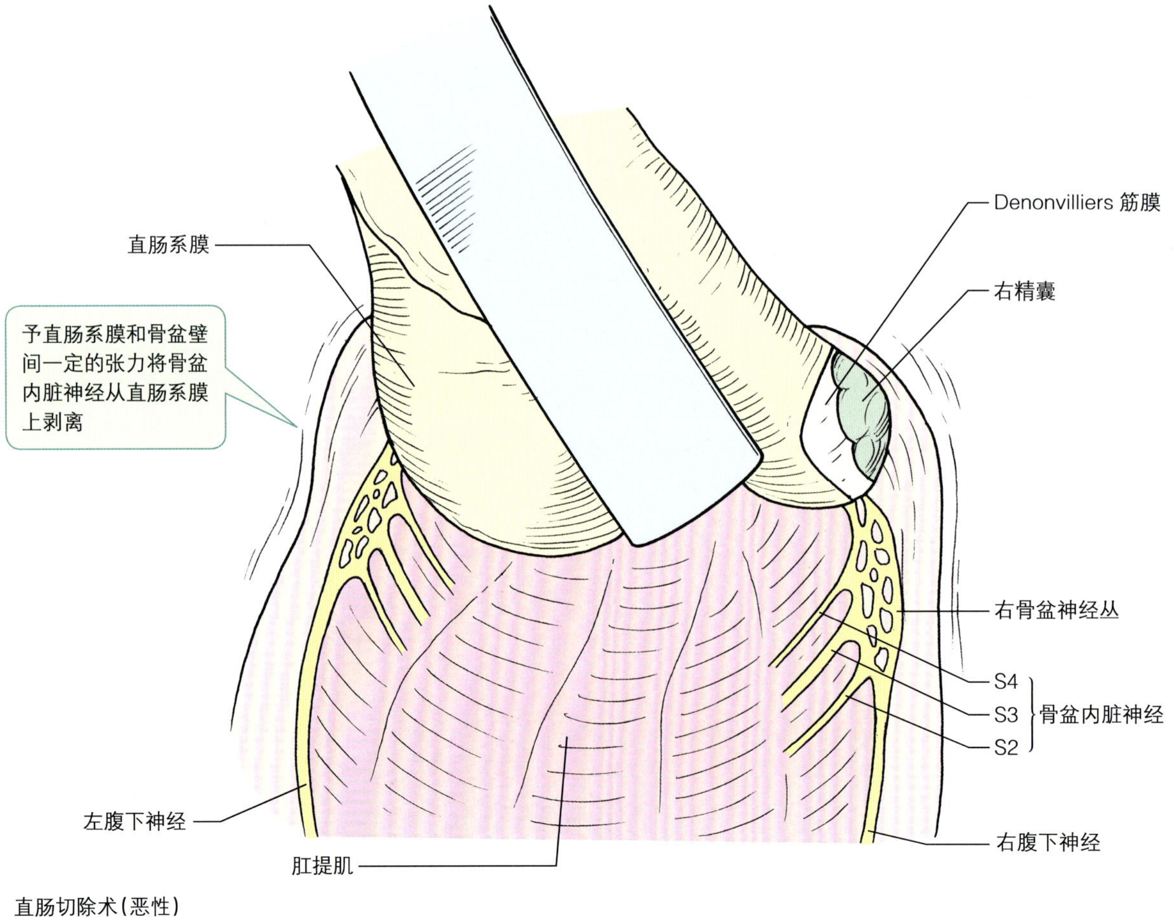

6 游离直肠侧方

重要

用手将直肠向操作侧的对侧腹侧牵引，再将直肠钩置于直肠系膜侧面亦向对侧腹侧牵拉，显露操作侧骨盆壁，使直肠系膜侧呈帐篷状展开，即可暴露骨盆神经丛。**于“帐篷的顶点”进行锐性分离可以将骨盆神经丛从直肠系膜上安全地游离下来。**有无“侧韧带”的意识在笔者看来并非绝对必要。很少有需特意予以结扎的较粗直肠中动脉。如有出血需考虑游离层面可能偏向了自主神经侧或者是直肠系膜侧。

手术要点

在将骨盆神经丛从直肠系膜侧游离时，若未进行“帐篷状”牵引，则不仅会损伤神经，而且极易出血(图 14)。如遇游离层次不清时，应再次确认直肠后侧方游离的间隙(肛提肌上间隙)和直肠系膜的圆周形状，明确游离线和游离面，再重新修正展开术野。

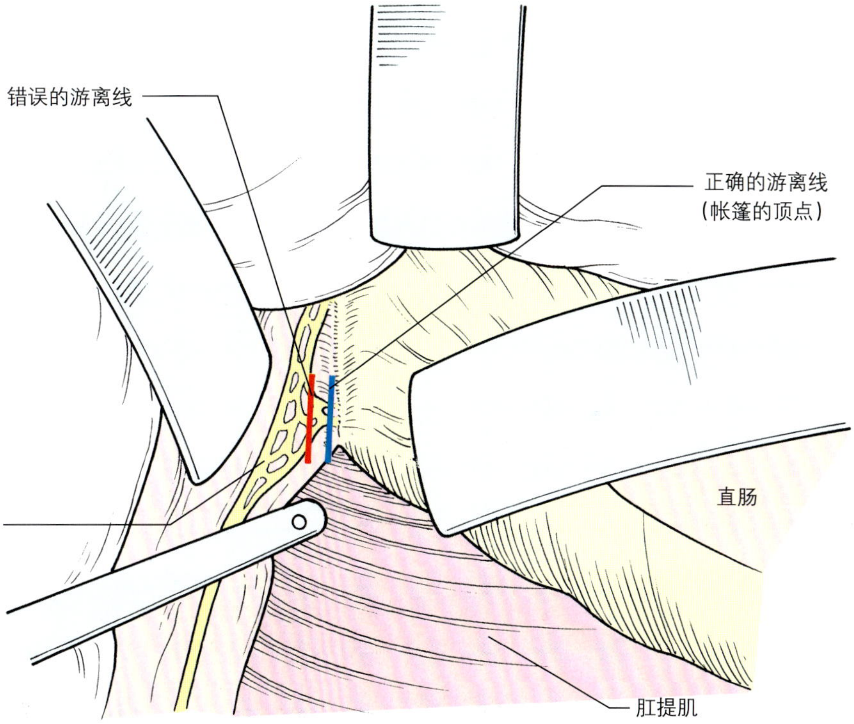

图 14　帐篷的顶点
直肠左方游离面

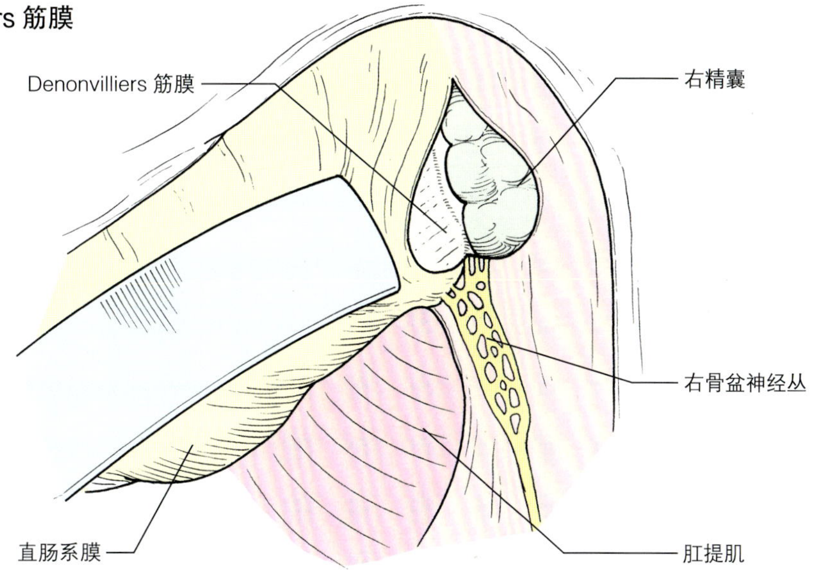

图 15　Denonvilliers 筋膜

切断发向直肠的神经分支，沿骨盆神经丛的内侧面游离，在直肠的前侧方即可达精囊(阴道壁)。在直肠系膜侧附着的，有白色光泽的膜即为 Denonvilliers 筋膜(图 15)。在直肠前侧方于精囊（阴道壁）和 Denonvilliers 筋膜之间用电刀和镊子行钝性的展开剥离，即可确认覆盖直肠固有筋膜的 Denonvilliers 筋膜的外侧缘。骨盆神经丛通过精囊（阴道壁）的外侧发出膀胱支后，于 Denonvilliers 筋膜和精囊（阴道壁）之间走行，与膀胱下动静脉分出的前列腺被膜动静脉伴行，于精囊、前列腺（阴道壁）背侧外缘走行形成神经血管束（图 16）

图 16　神经血管束

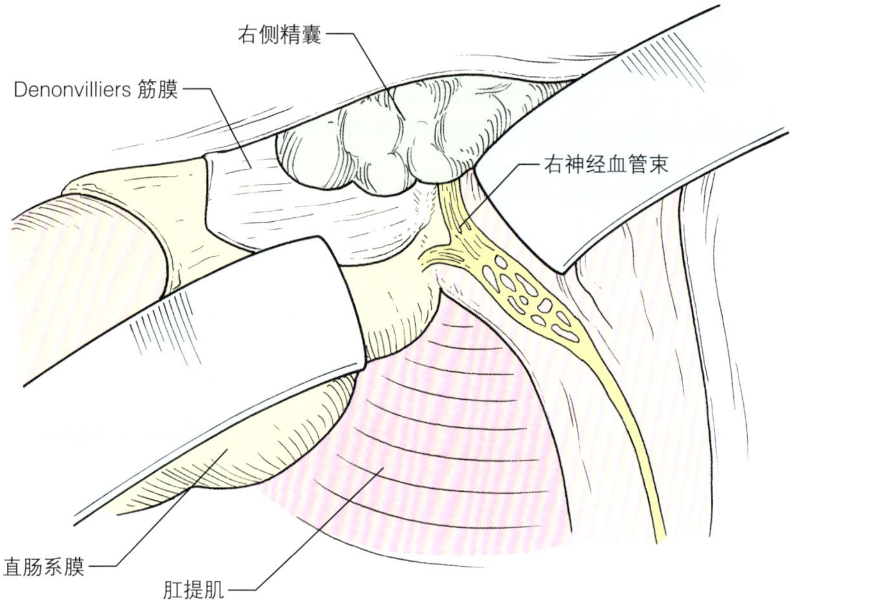

7 游离直肠前方

此此讲述 Denonvilliers 筋膜前的游离操作，即 Denonvilliers 筋膜和精囊（阴道壁）之间的游离操作（图 17 ①），而当直肠癌肿不位于前壁时，可以在 Denonvilliers 筋膜和直肠固有筋膜间进行直肠前方的游离操作。在直肠膀胱陷凹（直肠子宫陷凹）切开腹膜返折部腹膜，术者用镊子向头端背侧用力牵拉腹膜切开线，即可到达比“Denonvilliers 筋膜和精囊（阴道壁）间的结缔组织”更为疏松的“Denonvilliers 筋膜和直肠固有筋膜之间的间隙”。若行 Denonvilliers 筋膜后方的游离操作，与在前列腺底部（阴道近端）游离相比，更容易保留 Denonvilliers 筋膜包裹的神经血管束。而在确定 Denonvilliers 筋膜后面前，注意勿穿破直肠固有筋膜，误入直肠系膜内（图 17 ②）。当确认剥离层到达 Denonvilliers 筋膜和精囊（阴道壁）之间后，切开 Denonvilliers 筋膜，沿直肠固有筋膜侧推进剥离（图 17 ③）。

■ Denonvilliers 前面的游离操作（图 17 ①）

助手将膀胱（子宫）用直肠钩向肛侧腹侧牵引，术者将直肠向头端背侧牵拉，使稍偏向膀胱（子宫）的直肠膀胱陷凹（直肠子宫陷凹）的左右腹膜切开线汇合。肿瘤暴露于腹膜返折部时，应更偏向膀胱或子宫侧切开腹膜。

术者将切开的腹膜向头端背侧牵引，于直肠的前侧方确认精囊（阴道壁）和 Denonvilliers 筋膜之间的游离线后并将其左右连贯成一线，进一步由正中部向肛侧剥离时，可以明确地显现以精囊（阴道壁）侧为底边，呈等腰三角形的泛有白色光泽的 Denonvilliers 筋膜（参照图 18、图 6A）。

将前列腺(阴道壁)向前下方(肛端腹侧),直肠向上后方(头端背侧)展开时,即可将神经血管束向直肠系膜侧呈“帐篷状”牵引。锐性游离“帐篷顶点”,即可从直肠系膜无损伤地剥离神经血管束。进一步向肛端进行游离操作,Denonvilliers 筋膜在前列腺底部(阴道近端)与前列腺(阴道)粘连,外侧同神经血管束邻接,于此若不有有意识地切断 Denonvilliers 筋膜(**图 19**),沿神经血管束内侧缘的剥离面转向

图 17 Denonvilliers 筋膜和游离层面的关系

① 在 Denonvilliers 前进行剥离时,前列腺的底部便为游离层面

② Denonvilliers 筋膜后面的游离

③ 确认 Denonvilliers 筋膜的前面后,游离层面转向直肠固有筋膜侧

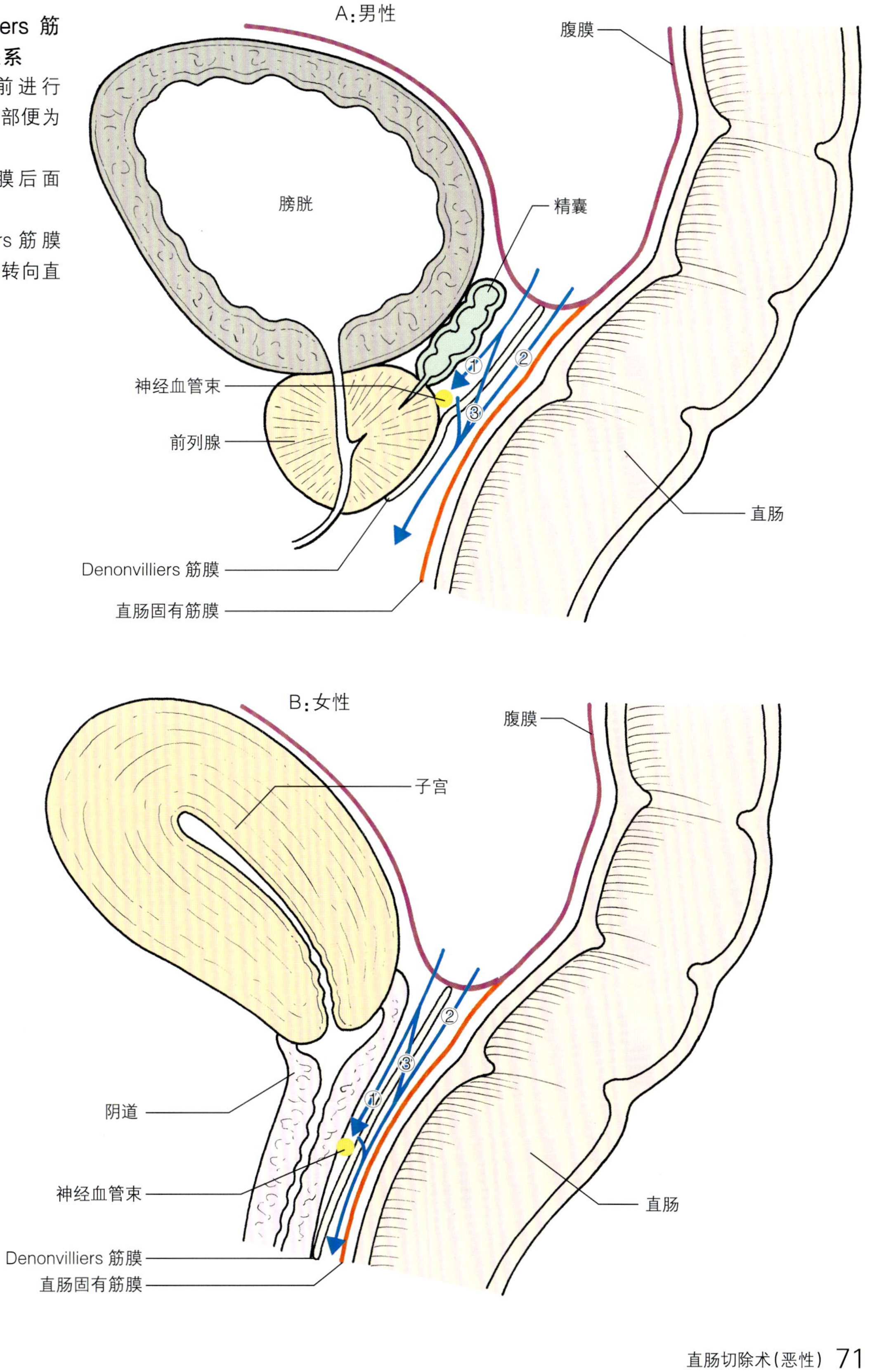

直肠固有筋膜侧，则会造成神经血管束的损伤(**图 20**)。

前列腺底部更靠肛侧的直肠前方剥离，则通过视野良好的骶会阴部操作完成。

图 18　于神经血管束的内侧缘进行 Denonvilliers 筋膜的切除离断

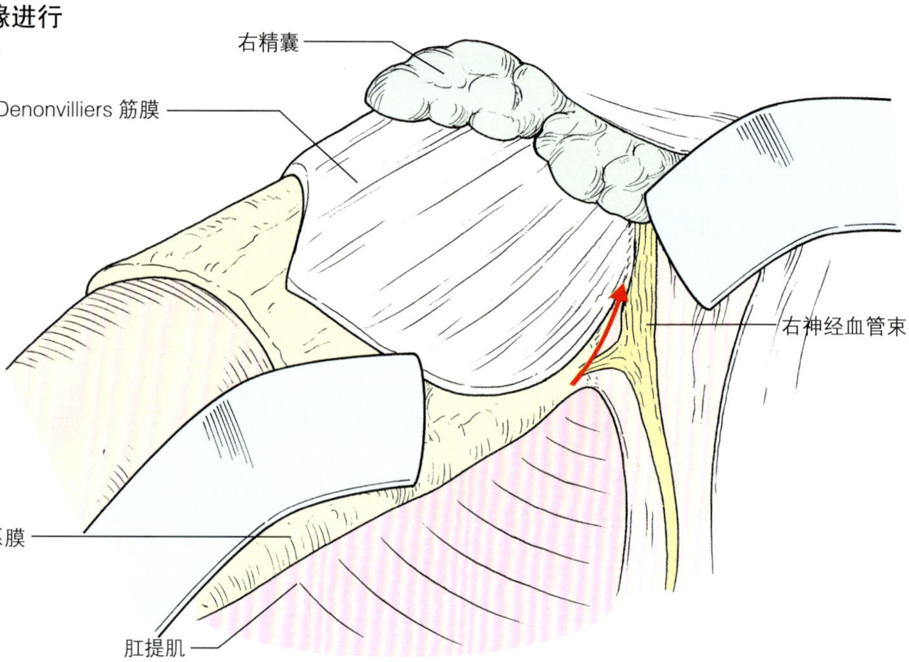

图 19　于神经血管束内侧缘将 Denonvilliers 筋膜切除离断后

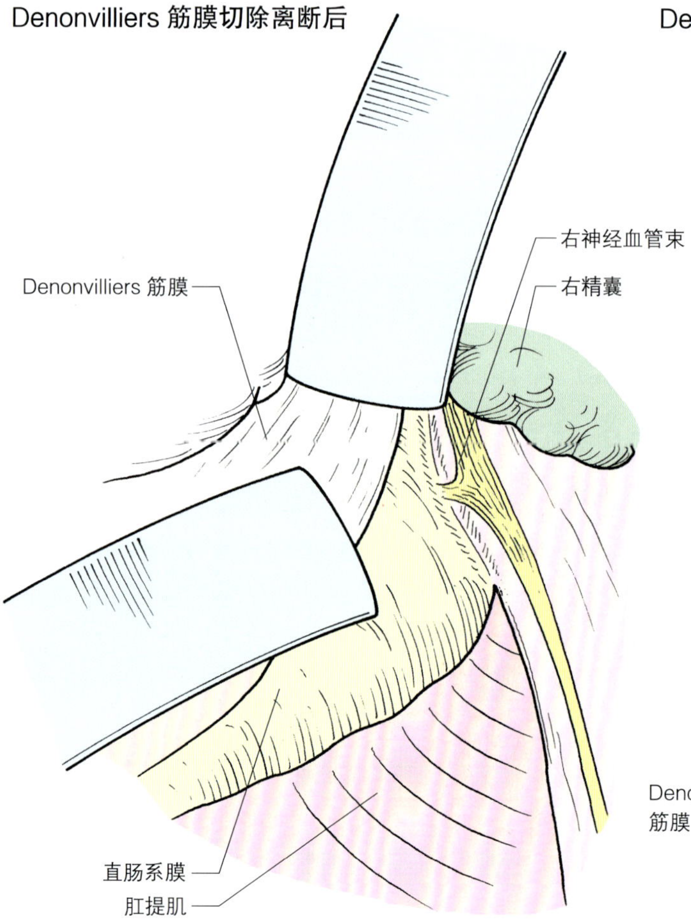

图 20　于前列腺底部进行 Denonvilliers 筋膜的切除离断

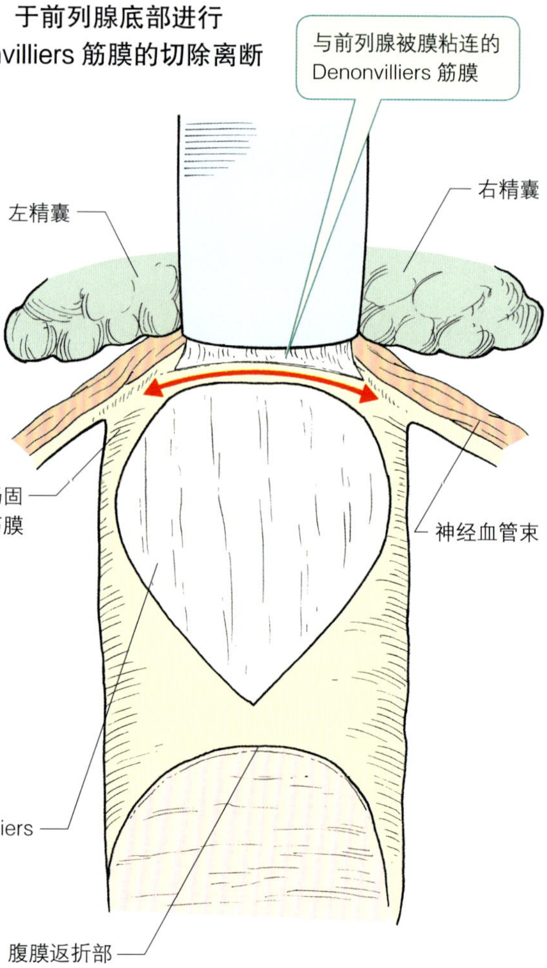

8 结肠断端向腹壁外牵出

于造口标记处切除约 2cm 直径的皮肤。勿需切除皮下脂肪，用电刀向头肛侧分别切开，将腹直肌前鞘十字形切开。钝性分开腹直肌后将腹直肌后鞘与腹膜十字切开达腹腔内，将乙状结肠断端牵引出腹壁外。结肠牵出路径分为腹膜外路径和腹腔内路径。我们与腹腔镜下直肠切除一样，开腹手术也是将乙状结肠断端经腹腔内路径向腹壁外牵出。

9 关腹，造人工肛门（图 21）

将腹腔内用生理盐水冲洗干净，确认无出血。与腹腔镜下手术一样，开腹手术也不行盆底腹膜修复，对疑有局部复发可能并考虑术后需放疗的病例，将大网膜充填于盆腔内以防止小肠坠入。经腹不留置引流管（由会阴侧留置于骶骨前腔），将腹膜连续缝合，将腹直肌鞘结节缝合，皮肤用皮肤钉合器缝合。皮下脂肪较厚时，行皮下结节缝合。

为保护创缘，于距皮肤 2~3cm 处处理乙状结肠的边缘动静脉，切除多余的结肠，开放断端，用 4-0 PDS 行埋入式缝合，造翻转式单孔人工肛门。为避免将皮肤与黏膜上皮缝合后，会因皮肤穿线处粘膜上皮着床生长而引起出血与疼痛，应按真皮→结肠断端粘膜下浆肌层→距断端 2~3cm 的浆肌层的顺序进行缝合。安装人工造口袋。

图 21 关腹，造人工肛门

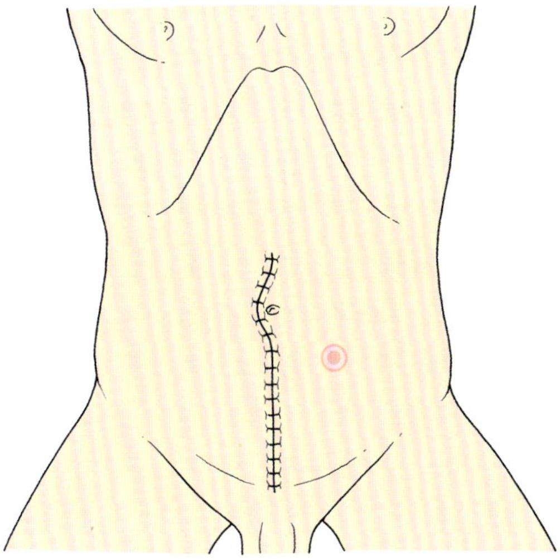

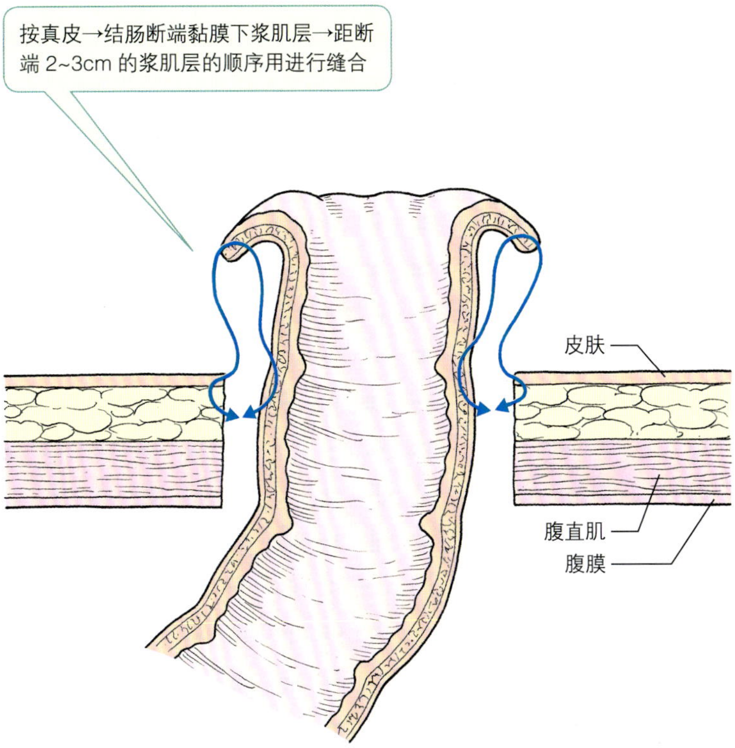

10 骶会阴操作：肛门侧切除，摘除标本

骶会阴操作的优点是可以在良好的术野下行直肠前方的（尿道、前列腺、阴道壁、神经血管束）剥离。关腹、造人工肛门后，在麻醉师的协助下变换为俯卧位，胸部、下腹部垫枕，髋关节屈曲外展，膝关节轻度屈曲成 Jack-knife 位（图 22）。于两侧臀部纵行方向粘贴宽胶带，再在此胶带之上向外侧粘贴相同胶带分别向两侧牵引臀部并固定于手术台上。将肛门缝合闭锁，用生理盐水冲洗干净彻底消毒。

于尾骨左缘绕尾骨尖内侧，经两侧坐骨结节内侧、肛门、球海绵体肌（阴道后壁）反 6 字形，纵纺锤状切开皮肤、皮下脂肪（图 23）。为确保良好的术野，将尾骨于骶尾关节处切除，用电刀将骶正中动静脉凝固止血。将创缘与臀部皮肤用丝线缝合展开术野（图 24）。

图 22　Jack-knife 位

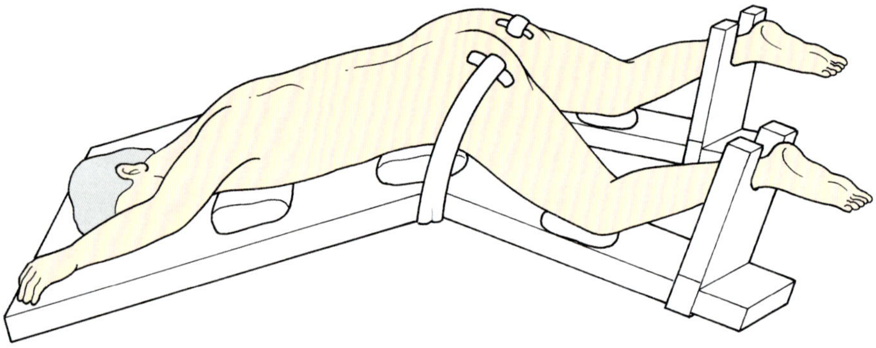

图 23　皮肤切开

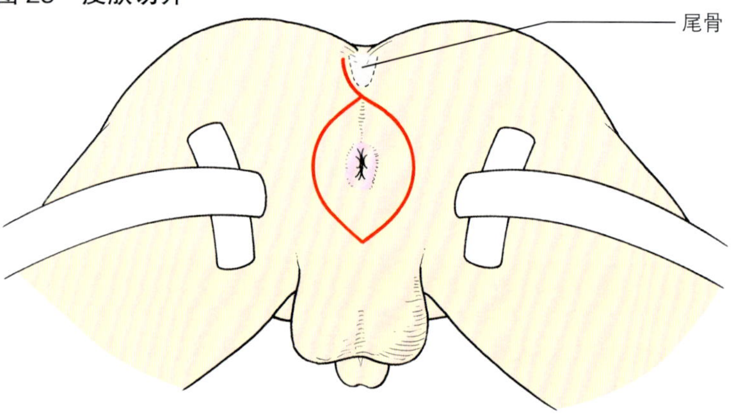

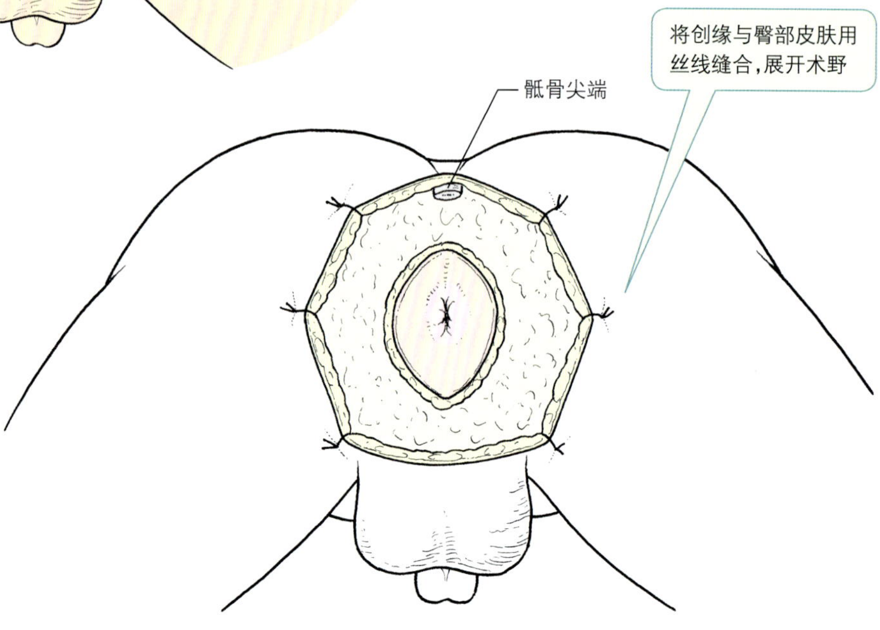

图 24　术野展开

从尾骨断端向左右两侧展开确定臀大肌后，显露臀大肌前缘并予切开，显露坐骨直肠窝内脂肪。边将坐骨直肠窝内脂肪向肛门侧牵拉，边向腹正中方向游离，即可显露肛提肌。在此过程中切断直肠下动脉。针对在腹侧正中由直肠尿道肌、肛门外括约肌、肛提肌交错形成的坚韧组织，**在男性用导尿管，女性用手指探入阴道，一边注意防止尿道或阴道壁的损伤，一边于肛门外括约肌的外侧由肛侧向头侧进行切断游离。**

注意

在背侧正中切开肛尾韧带和肛提肌，与完成腹腔内游离操作后的直肠后间隙相延续交通（**图 25**），由切开的间隙将示指向内插入边触诊边将肛提肌进行弧状切断，向左右拓展直肠后间隙的通路直至将直肠从会阴创口牵出。边向创口外牵拉直肠边向腹侧切断肛提肌，使得精囊、前列腺（阴道后壁）、神经血管束可在直视下操作。

术者用左手把持并牵引直肠，使直肠前壁与前列腺、尿道（阴道壁）之间保持良好的张力，也便于直肠前方的触诊（**图 26**）。通过视诊、触诊确定肿瘤的范围，**并且注意前列腺和其两侧外缘的“倒八字形”走行的神经血管束，男性应用导尿管，女性用手指置入阴道，由头侧向肛侧方向进行锐性剥离。**以上即完成切除部分的操作。

注意

手术要点

直肠尿道肌和直肠外纵行肌的界限不明了时，如前所述先行由肛侧向头侧在肛门外括约肌的外侧进行剥离，为与此操作相汇合，先前进行的由头侧向肛侧的剥离操作十分重要。

前列腺后壁轻度浸润时需行后壁部分切除。若有阴道后壁浸润，则行后壁部分切除，后壁缺损部分行结节缝合闭锁。尿道及尿道括约肌浸润，是全盆腔脏器切除术的指征。

通过会阴创口向盆腔内注入生理盐水进行彻底冲洗，确切止血。由会阴创缘旁向骶前间隙内留置引流管。将筋膜结节缝合闭锁，皮肤、皮下组织结节缝合，手术完毕（**图 27**）。

图 25　肛提肌的切断

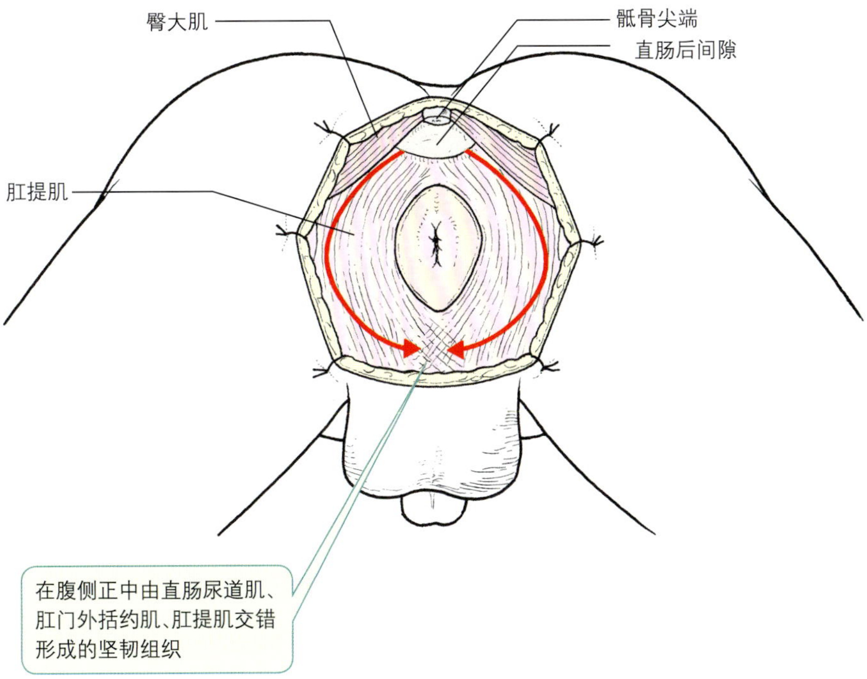

图 26　直肠、肛管前方的游离

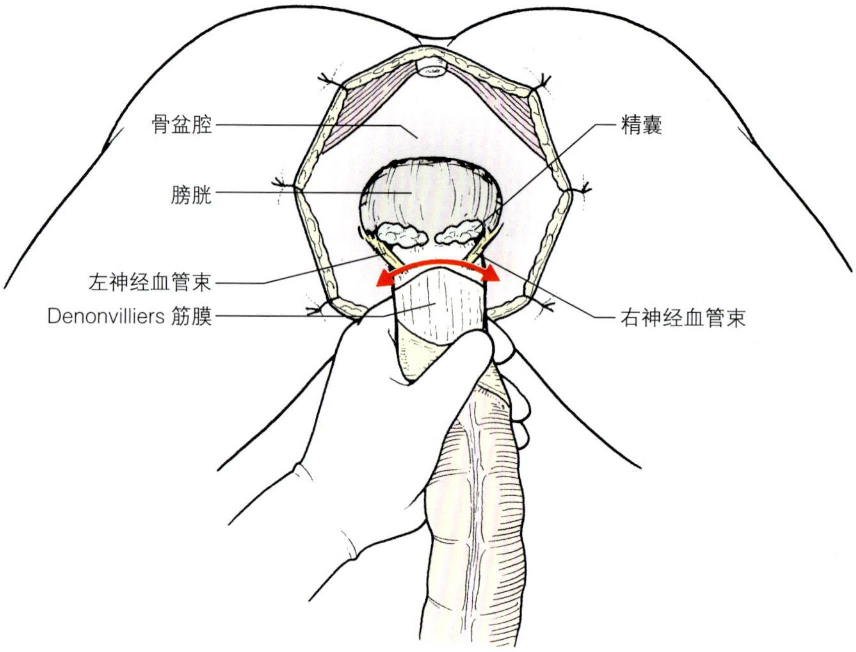

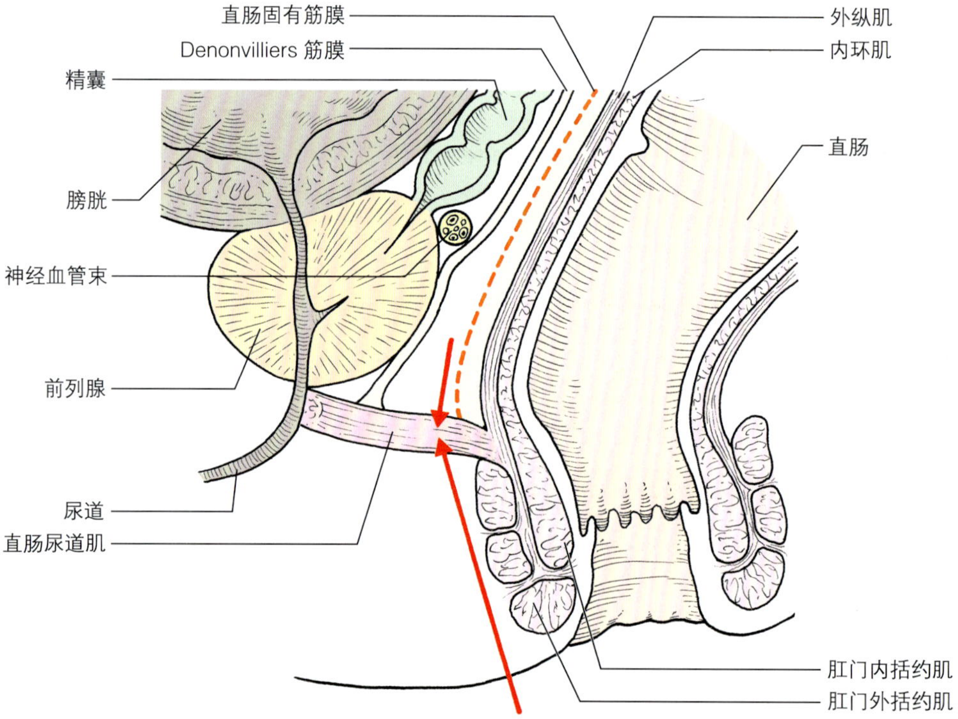

图 27　留置引流缝合

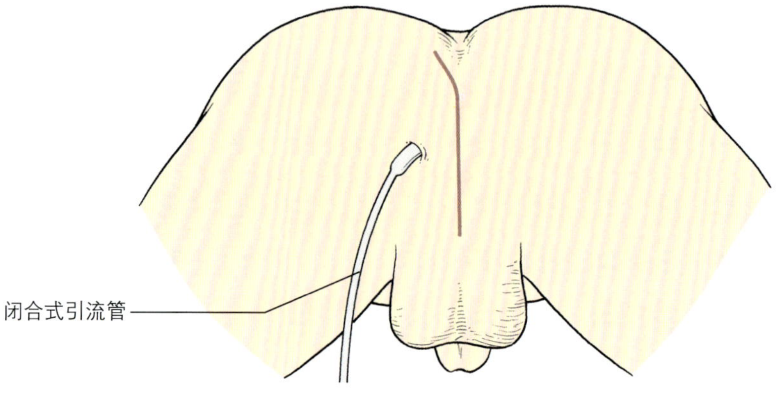

术后管理

为预防肺栓塞，要求患者于术后第一日离床活动。术后第一日饮水，肠管蠕动恢复后，即可进食。骶前留置的闭式引流，当引流量小于100ml/d即可拔除。会阴部伤口周围红肿时，应考虑切口感染或盆腔内残腔炎症，一旦明确诊断，应避开切口部进行引流。

参考文献

1) 野村明成，川村純一郎，長山　聡，長谷川傑，坂井義治：腹腔鏡下手術の適応と方法．消化器外科，30：1363–1375, 2007.
2) 野村明成，坂井義治：下部直腸癌に対する腹腔鏡下自律神経温存全直腸間膜切除術．消化器外科，31：1–4, 2008.
3) Hasegawa S, Nagayama S, Nomura A, Kawamura J, Sakai Y : Autonomic nerve-preserving total mesorectal excision in the laparoscopic era. Dis Colon Rectum, 51 : 1279–1282, 2008.
4) Kusunoki M, Shoji Y, Yanagi H, Fujita S, Hatada T, Sakanoue Y, Yamamura T, Utsunomiya J : Modified anoabdominal rectal resection and colonic J-pouch anal anastomosis for lower rectal carcinoma ; preliminary report. Surgery, 112 : 876–883, 1992.
5) Saito N, Moriya Y, Shirouzu K, Maeda K, Mochizuki H, Koda K, Hirai T, Sugito M, Ito M, Kobayashi A : Intersphincteric resection in patients with very low rectal cancer : A review of the Japanese experience. Dis Colon Rectum, 49 : S13–S22, 2006.
6) Pollett WG, Nicholls RJ : The relationship between the extent of distal clearance and survival and local recurrence rates "after curative anterior resection for carcinoma of the rectum. Ann Surg, 198 : 159–163, 1983.
7) Wolmark N, Fisher B : An analysis of survival and treatment failure following abdominoperineal and sphincter-saving resection in Dukes' B and C rectal carcinoma. A report of the NSABP clinical trials. National Surgical Adjuvant Breast and Bowel Project. Ann Surg, 204 : 480–489, 1986.
8) Shirouzu K, Isomoto H, Kakegawa T : Distal spread of rectal cancer and optimal distal margin of resection for sphincter-preserving surgery. Cancer, 76 : 388–392, 1995.
9) Nelson H, Petrelli N, Carlin A, Couture J, Fleshman J, Guillem J, Miedema B, Ota D, Sargent D : National Cancer Institute Expert Panel. : Guidelines 2000 for colon and rectal cancersurgery. J Nat Cancer Inst, 93 : 583–596, 2001.
10) 大腸癌研究会（編）：大腸癌治療ガイドライン　医師用2005年版．金原出版，2005.
11) Erwin-Toth P, Barrett P : Stoma site marking : a primer. Ostomy Wound Manage, 43 : 18–25, 1997.
12) Walsh PC, Schlegel PN : Radical pelvic surgery with preservation of sexual function. Ann Surg, 208 : 391–400, 1988.
13) Kinugasa Y, Murakami G, Suzuki D, Sugihara K : Histological identification of fascial structures posterolateral to the rectum. Br J Surg, 94 : 620–626, 2007.
14) 絹笠祐介，齊藤修治，石井正之：直腸癌手術に必要な外科解剖の要点．消化器外科，30：1303–1310, 2007.
15) Lindsey I, Warren BF, Mortensen NJ : Denonvilliers' fascia lies anterior to the fascia propria and rectal dissection plane in total mesorectal excision. Dis Colon Rectum, 48 : 37–42, 2005.
16) Kinugasa Y, Murakami G, Uchimoto K, Takenaka A, Yajima T, Sugihara K : Operating behind Denonvilliers' fascia for reliable preservation of urogenital autonomic nerves in total mesorectal excision : A histologic study using cadaveric specimens, including a surgical experiment using fresh cadaveric models. Dis Colon Rectum, 49 : 1024–1032, 2006.
17) Heald RJ, Moran BJ, Brown G, Daniels IR : Optimal total mesorectal excision for rectal cancer is by dissection in front of Denonvilliers' fascia. Br J Surg, 91 : 121–123, 2004.
18) Moriya Y, Sugihara K, Akasu T, Fujita S : Importance of extended lymphadenectomy with lateral node dissection for advanced lower rectal cancer. World J Surg, 21 : 728–732, 1997.
19) Jones OM, Smeulders N, Wiseman O, Miller R : Lateral ligaments of the rectum : an anatomical study. Br J Surg, 86 : 487–489, 1999.
20) Kusunoki M, Inoue Y, Yanagi H : Simplification of total mesorectal excision with colonic J-pouch anal anastomosis for middle and lower rectal cancer : one surgeon's experience. Surg Today, 38 : 691–699, 2008.
21) Clausen N, Wolloscheck T, Konerding MA : How to optimize autonomic nerve preservation in total mesorectal excision : clinical topography and morphology of pelvic nerves and fasciae. World J Surg, 32 : 1768–1775, 2008.
22) Uchimoto K, Murakami G, Kinugasa Y, Arakawa T, Matsubara A, Nakajima Y : Rectourethralis muscle and pitfalls of anterior perineal dissection in abdominoperineal resection and intersphincteric resection for rectal cancer. Anat Sci Int, 82 : 8–15, 2007.

Hartmann 手术

端山　軍，石原聡一郎，渡邉聡明　帝京大学外科

Hartmann 手术于 1923 年由 Hartmann 等报告，因其不进行肠管吻合和重建所以被认为安全性非常高，尤其是术前风险极大或急诊手术时常常选择的术式。其适应证为大肠癌及复发的病例、腹膜播散、结直肠穿孔及炎症性肠疾患等，根据患者的年龄、营养状态、全身状态以及手术的紧迫性等决定是否行 Hartmann 手术。本章节，将就 Hartmann 手术的适应证、临床意义以及术式操作进行讲解。

Hartmann 手术的适应证及临床意义

Hartmann 手术一般是针对需要切除乙状结肠及部分直肠的疾病，而又不宜同时进行肠吻合的患者。手术适应证为：①存在吻合口漏的极高风险状态(营养不良、合并有严重的全身疾病、腹膜炎、败血症、休克等)；②一旦发生吻合口漏即致命的状态；③早期吻合口肿瘤复发可能性极高的情况；④肛门功能或 ADL 极其不良不能行吻合，而造人工肛门 QOL 反而较高者(**表 1**)。尤其是高龄患者一旦发生术后并发症，将长期卧床不起甚至危及生命，此时应积极选择 Hartmann 术。大肠切除吻合后可能会发生吻合口漏，造成腹膜炎、败血症，而 Hartmann 手术基本不用担心术后吻合不全，并可以达到救治生命的理想效果。

行 Hartmann 手术的代表性疾患是大肠癌，尤其是因大肠癌、憩室造成大肠穿孔的情况。作为特殊情况，重症溃疡性结肠炎病例，通常情况下行结肠全(次全)切除。乙状结肠粘液瘘造口术，在合并大量出血的情况下，残存直肠保留越短越好。

安全性是 Hartmann 术的优点，但行人造肛门是其缺点，人造肛门术后有一定并发症而且必须带造口袋，特别是丧失自然排便功能会使有些人感觉肉体与精神上受到巨大冲击甚至崩溃。

表 1　Hartmann 手术的适应证

① 缝合不全的极高风险状态(营养不良、长期使用激素类药物、合并有严重的全身疾病、腹膜炎、败血症、休克等)
② 一旦发生吻合口漏即致命的状况
③ 吻合部位肿瘤早期复发可能性极高的情况
④ 肛门功能或 ADL 极其不良，不能行吻合

体位、皮肤切开

应用下肢举架取截石位进行手术。拟在左侧造设人工肛门时，皮肤切开绕脐右侧比较好(图 1)。

图 1　皮肤切开

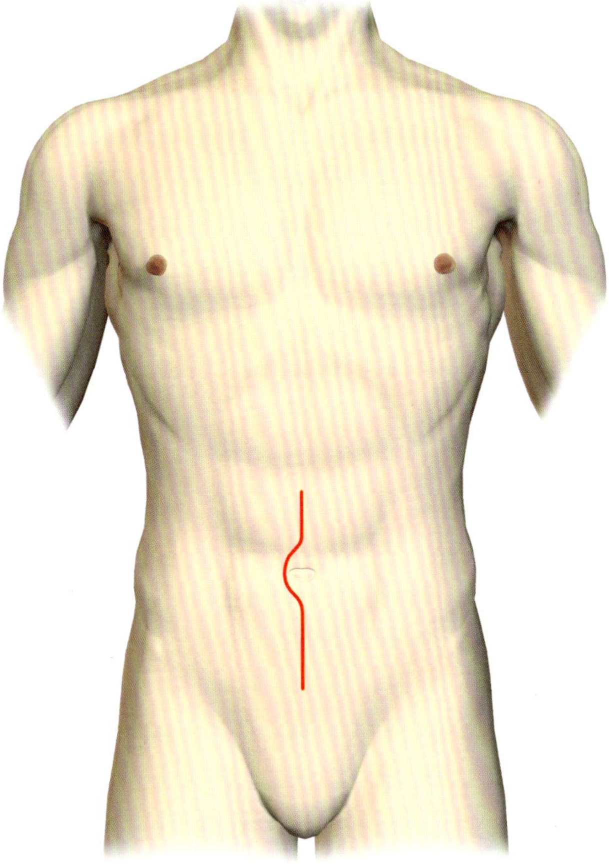

手术步骤

1. 游离松解乙状结肠

2. 游离直肠周围、切断肠管

3. 肛门侧断端的处理

4. 造设人工肛门

① 确定造口部位和路径

② 切开造口部位皮肤

③ 将直肠向腹壁外牵拉和关腹

④ 断端肠管开放

⑤ 人工肛门的固定

5. 关于二期人工肛门闭锁

① 人工肛门闭锁和开腹

② 用吻合器重建直肠

手 术 操 作

1 游离松解乙状结肠

尽管本术式中肠管的切除范围因病变及腹腔内情况而有所不同，但是在肛门侧多在乙状结肠至直肠处离断的情况比较多。肠管切除的手术方法与 HAR、LAR 以及直肠前切除术等相同。

首先，切开乙状结肠系膜与左侧壁腹膜的粘连（Monk 白线），沿 Told 融合筋膜游离乙状结肠（必要时至降结肠），将其从后腹膜松解。沿后腹膜下筋膜和乙状结肠系膜之间的层次进行游离几乎不出血。进而在 Told 融合筋膜层向腹主动脉方向进行游离便可确认睾丸（卵巢）动静脉。于髂总动脉水平可确认输尿管走行（图 2）。

图 2　游离乙状结肠后所见的解剖

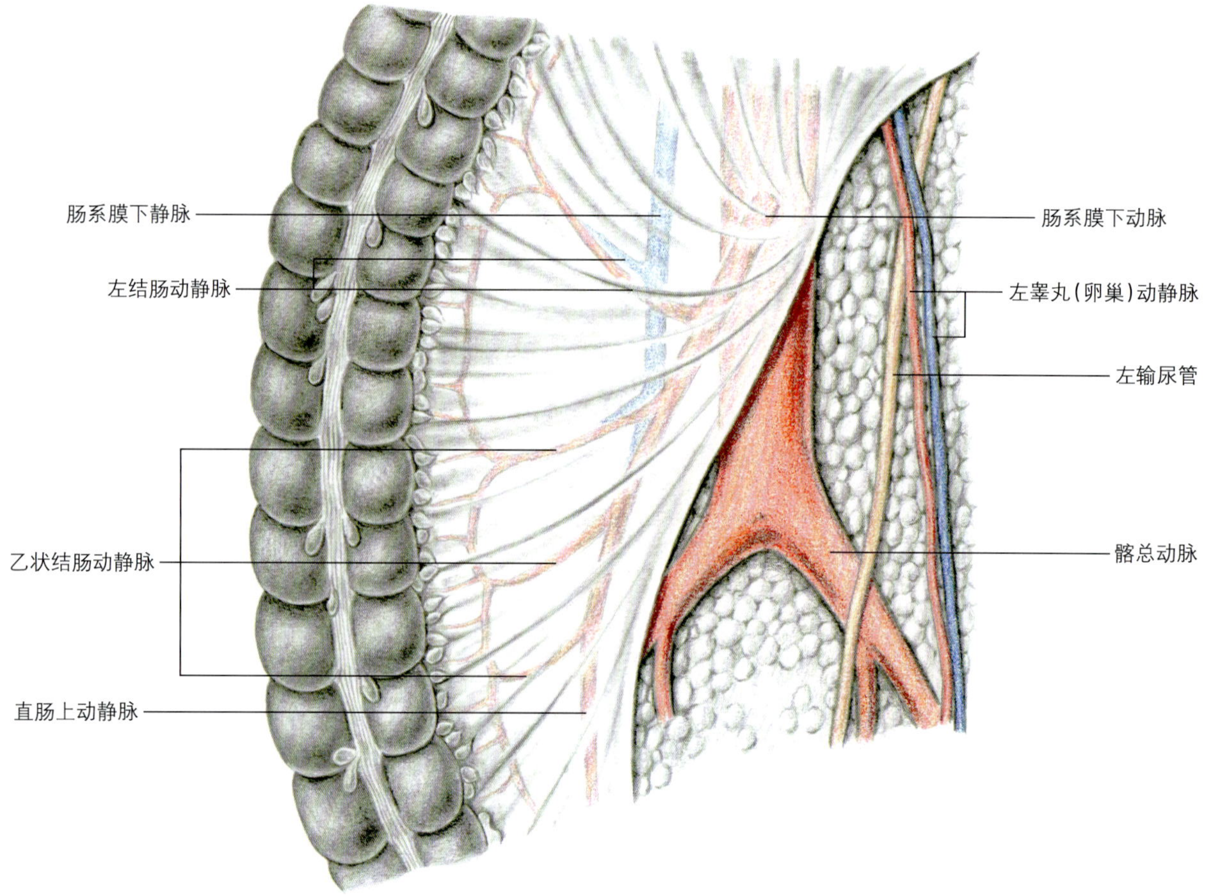

2 游离直肠周围、切除肠管

行 Hartmann 手术时，因病变（穿孔部位、肿瘤位置、炎性肠病等）不同，自乙状结肠至肛管正上方切断直肠的位置也是不同。在需要行直肠周围游离时，确认与直肠固有筋膜相邻的左右腹下神经，切断其向直肠的分支，剥离直肠后间隙。直肠后间隙的游离应在骶正中静脉前面的直肠固有间隙层内进行。

手术要点

此部位为疏松结缔组织，用电刀或尖端稍微张开的组织剪刀进行剥离操作，可在几乎不出血的情况下较为容易地到达骶骨下端。

当剥离到尾骨旁边时，进一步将剥离面向左右两侧展开。

然后，切开直肠膀胱（子宫）陷凹处的腹膜，再切除 Denonvilliers 筋膜层，露出精囊、前列腺的后面。在正确的切除面进行剥离几乎不会出血，也比较容易（图 3）。转行侧方的游离切断便直肠前、后方的游离接续。侧方操作是从左、右前方开始进入直肠膀胱间隙后与后方相连续，将侧韧带钳夹处理。完全游离后将直肠切断。乙状结肠或直肠的切断通常应用切割闭合器。

注意 **此时为预防头侧结肠断端污染常用纱布或避孕套包裹断端（图 4）。**肛侧断端，如果肠管较短将其送入小骨盆腔，用腹膜覆盖。

手术要点

如果肛侧肠管较长可将其缝吊于术区以外的前腹壁上。这样做会在人工肛门闭锁还瘘手术时较容易将其找到。

图 3　Denonvilliers 筋膜的切除

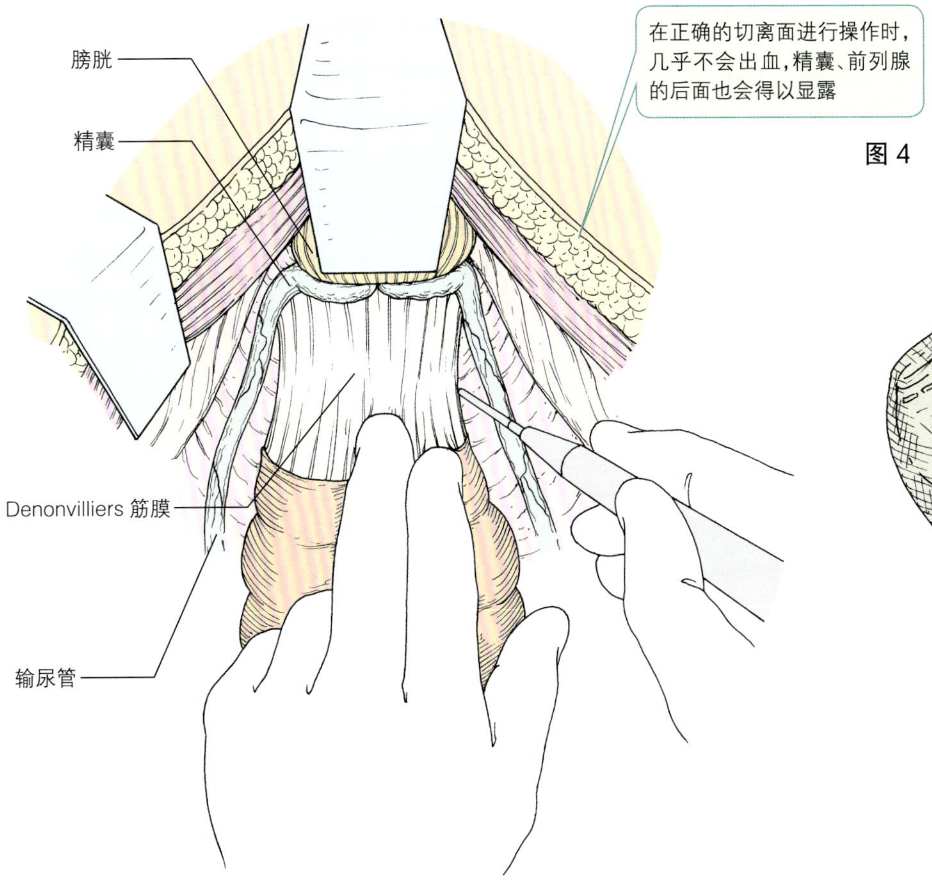

图 4　预防头侧断端的污染

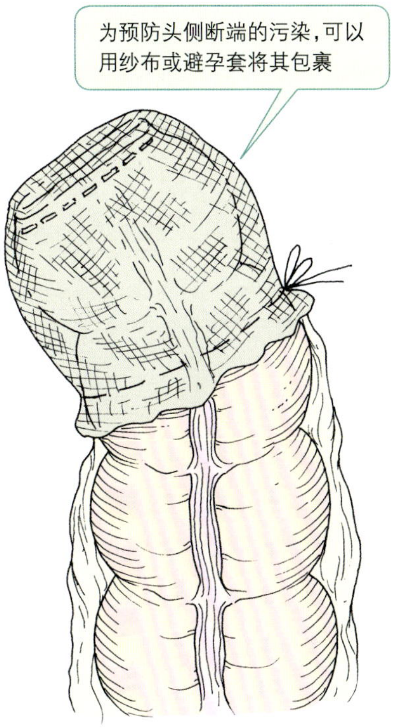

3 肛门侧断端的处理

Hartmann 术后肛门断端缝合不全，不仅会延长住院时间，还会加重肠管炎症粘连，行人工肛门闭合时难以处理。为预防此状况双层闭锁断端效果较好。我们用切割闭合器将断端切断后追加浆肌层缝合(图 5)。下段直肠癌行双层闭锁比较困难，可以经肛门留置多孔引流管对残留的直肠进行减压。若担心断端缝合不全，可以将引流管插入盆底，然后连续缝合后腹膜(图 6)。

图 5 肛门侧断端的缝合

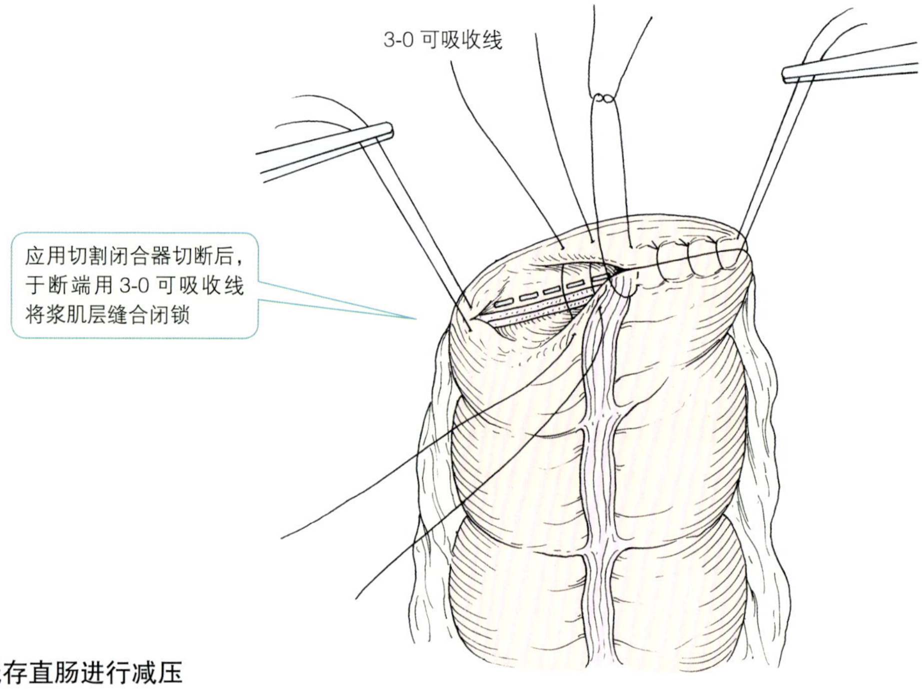

图 6 应用多孔引流管对残存直肠进行减压

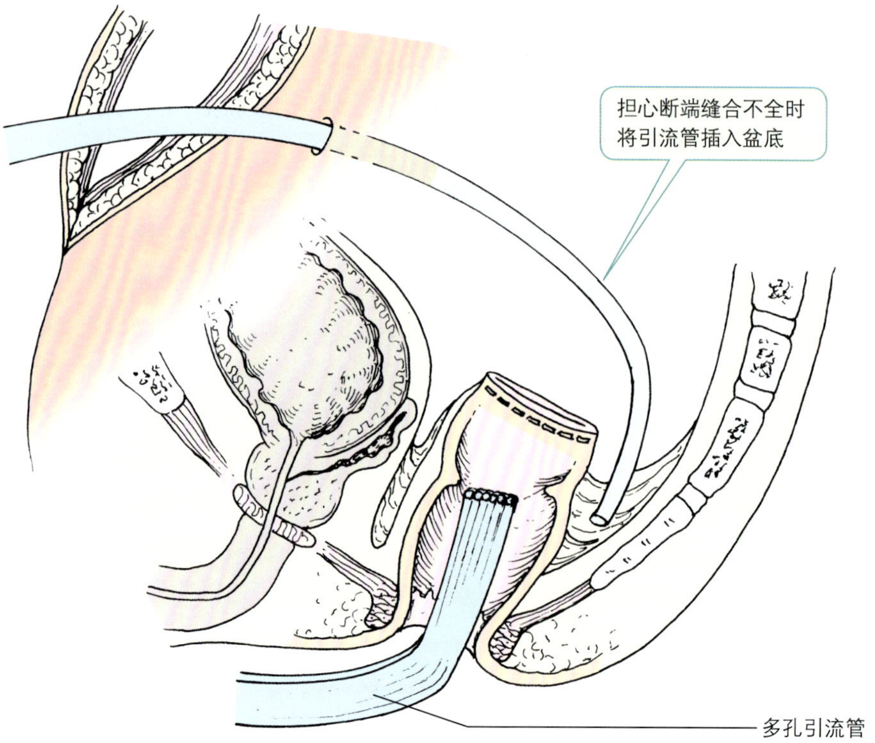

① 确定造口部位和路径

设计人工肛门。关腹前确定人工肛门的部位和引出腹腔外的路径。

■确定人工肛门部位

在急诊手术等比较危急的情况下，术前要尽可能确定人工肛门的位置，标记造口部位。

确定造口部位应遵循 Cleveland 标准

① 于坐位时，患者可以确认人工肛门位置
② 卧位或前屈位时人工肛门不能隐于皱褶中
③ 充分远离髂骨、肋弓、手术创伤、切口瘢痕等
④ 位于腹直肌内
⑤ 确认腰带的位置
⑥ 要低于脐的原则，横结肠造口要高于脐

急诊手术术前不能标记造口位置时，尽管这种情况较少，仍需注意要避开以下部位：①髂骨、肋弓、耻骨、腹股沟处；②腹直肌外侧。

■确定引向腹腔外的路径

包括腹膜外法和腹膜内法（直达法）。行腹膜外法乙状结肠应有足够的长度，向腹膜外拉出的部分应超过 5cm 以上，造口旁疝和肠管脱出的风险较大时常选择此法。直达法一般用于乙状结肠比较短以及腹壁比较肥厚的患者，将来有可能行人工肛门闭锁、还瘘时常选择此法。笔者所在医院常选择腹膜内法，由于肠管通过腹直肌，没有疝或者肠脱出等相关问题。

② 造口处皮肤切开

将标记的欲行肠造口处切除 2~3cm 的圆形皮肤（**图 7**）。切开皮下组织展开腹直肌前鞘。将筋膜纵向切开 3~4cm，横向左右各切开 5mm 呈十字形（**图 8**）。将腹直肌束由中央向外侧钝性拨开。到达腹膜后，若采用腹膜内法（直达法）将腹膜切开至能容纳两指的程度（**图 9**）。

图 7　皮肤的切除

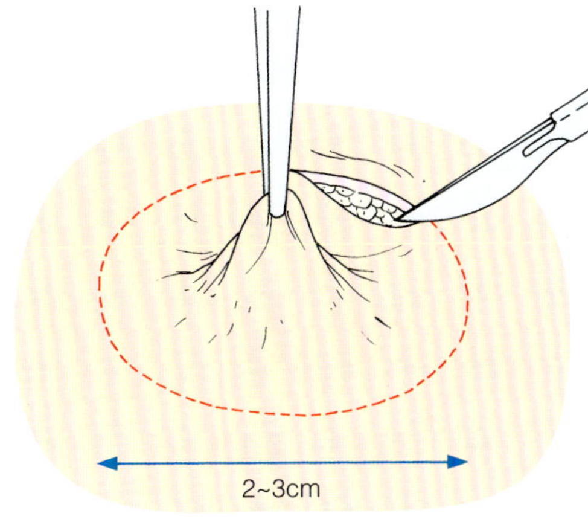

图 8　十字切开筋膜

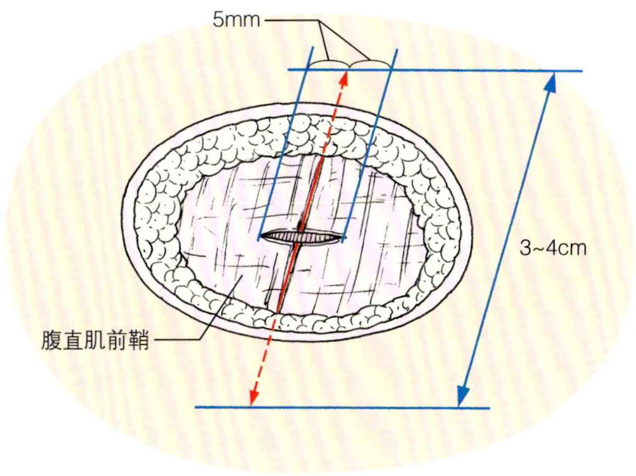

③ 向腹腔外牵拉肠管、关腹

将避孕套包裹的肠管(注意勿扭转肠管方向),经腹膜向腹壁外牵拉。向腹壁外牵拉出肠管的高度应保持 5cm(图 10)。

手术要点

尽管不是必须将其与后腹膜、筋膜缝合固定,但是在笔者所在医院为预防住院期间造口旁疝的发生,一般将其与腹直肌固定。

在消化道穿孔时

用 10L 以上的生理盐水将腹腔内冲洗干净。而必要时要于膈下、Douglas 腔、游离面等处留置引流保护。

在肠管断端开放前关腹。关腹后为防止造设人工肛门时引起的污染,应用贴膜将关腹切口覆盖。

④ 开放肠管断端

注意

关腹后,将近侧肠管闭锁端的线性切割闭锁线切断敞开肠管(图 11A)。**如有必要处理周围的脂肪组织,注意保持人工肛门断端血运良好,处理长度距离人工肛门断端约 1cm 内**(图 11B)。开放肠管时,为预防粪便流出造成污染,应积极吸出粪便并准备干棉球擦拭。肠梗阻的患者应预想到造设人工肛门的困难,此时应预先准备肠梗阻袋将肠内容物排空减压。

图 9　腹膜的切开

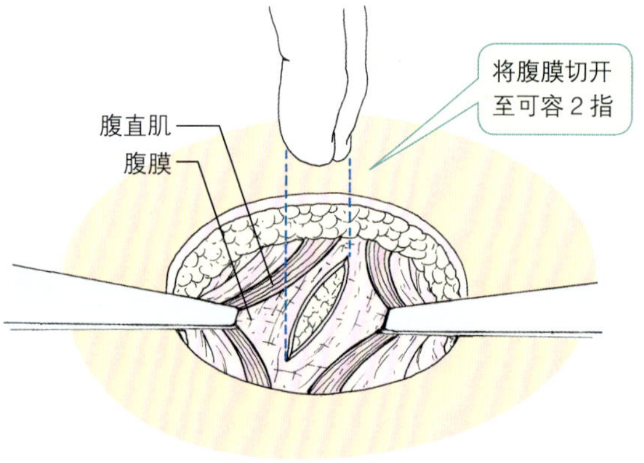

图 10　将肠管向腹壁外牵出

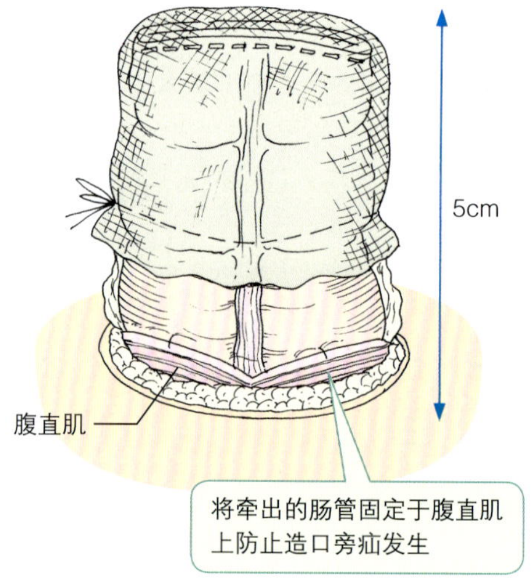

图 11　肠管断端的开放

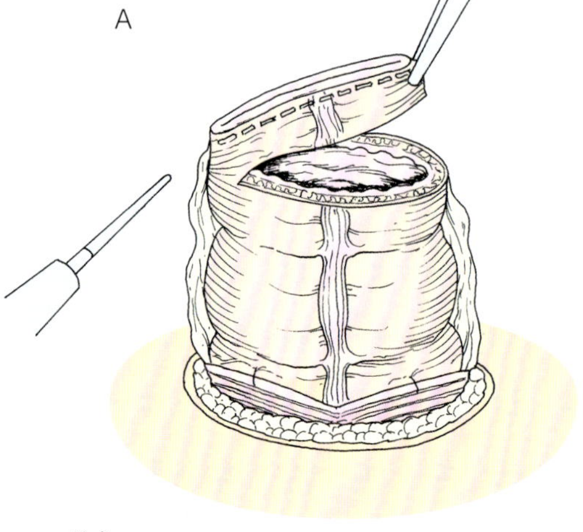

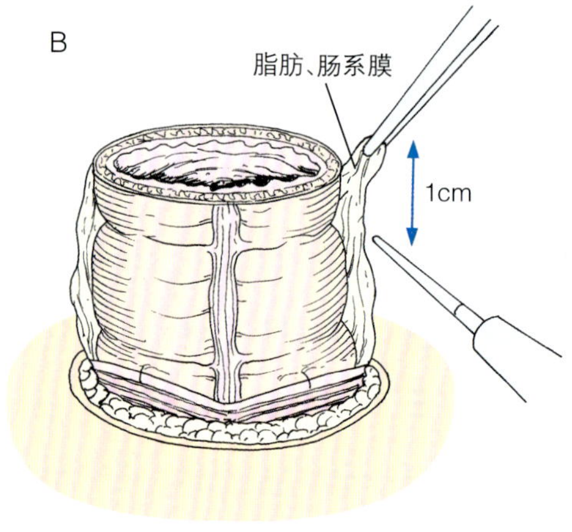

⑤ 人工肛门的固定

将人工肛门与皮肤固定，保持人工肛门大约 2cm 高。为防止黏膜皮肤移植尽可能按照真皮→皮肤水平的肠管浆肌层→人工肛门断端全层的顺序进行固定（**图 12**）。首先将 3 点位、6 点位、9 点位、12 点位的四处固定。在每相邻的两个固定之间选 2 处直接将真皮与人工肛门断端全层进行缝合固定。在固定的间隔之间可适当地追加固定。通过以上操作保持大约 2cm 高的人工肛门，操作即告完成。缝合使用 4-0 的可吸收线（PDS，biosyn etc）或 3-0 的可吸收线（vicryl etc）。

图 12　人工肛门与皮肤的固定

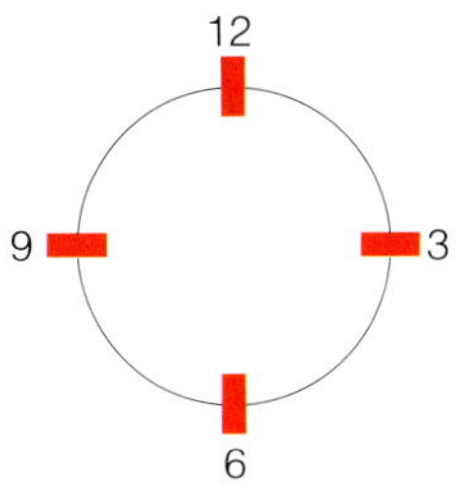

① 真皮→皮肤水平的肠管的浆膜、肌层→人工肛门断端全层

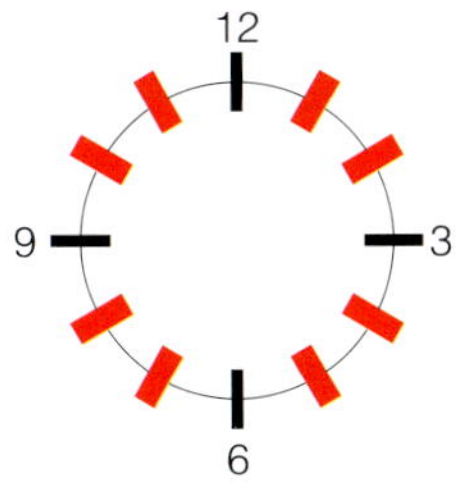

② 真皮→人工肛门断端全层

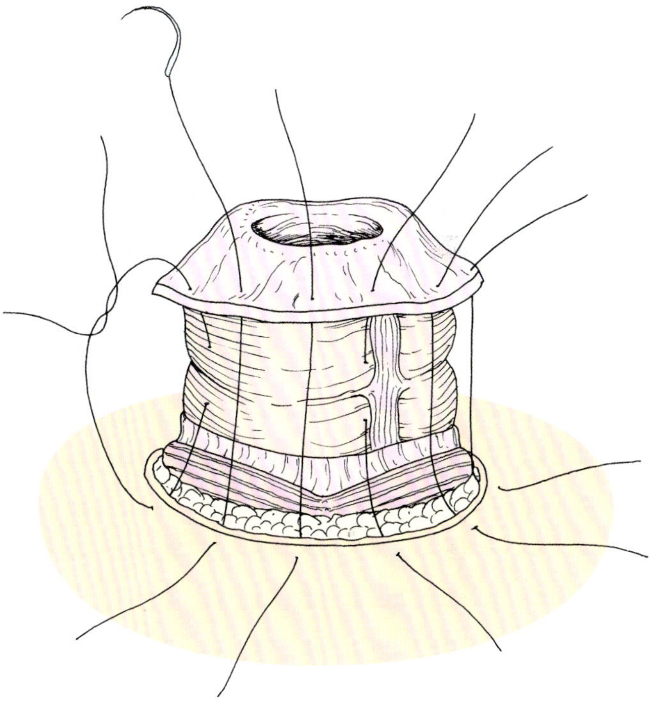

5 关于二期闭锁人工肛门

二期闭锁人工肛门术适于造设人工肛门的病因已经解决，肛侧肠管、肛门通畅无障碍，排便功能无异常，患者本人又有闭锁人工肛门的愿望。评测患者的全身状态是否有所改善的评估，肛门功能，肿瘤有无复发的确认等对于二期闭锁人工肛门是非常必要的。

① 人工肛门闭锁、开腹

为预防由人工肛门中流出粪便，用 1-0 丝线将人工肛门闭锁。将距人工肛门约 5mm 处的皮肤环周切开。从皮下组织到腹直肌水平在保证肠管不损伤的情况下进行全周性剥离（**图 13**）。

取腹正中切口开腹。探查腹腔内后，将腹腔内向腹壁牵出的肠管从肌肉筋膜上完全游离。

确认肛侧保留的肠管后，为便于与近侧肠管进行吻合，有必要将肛侧残留肠管从周围组织中游离出来 3~4cm 长。

图 13　人工肛门闭锁和直肠的牵拉

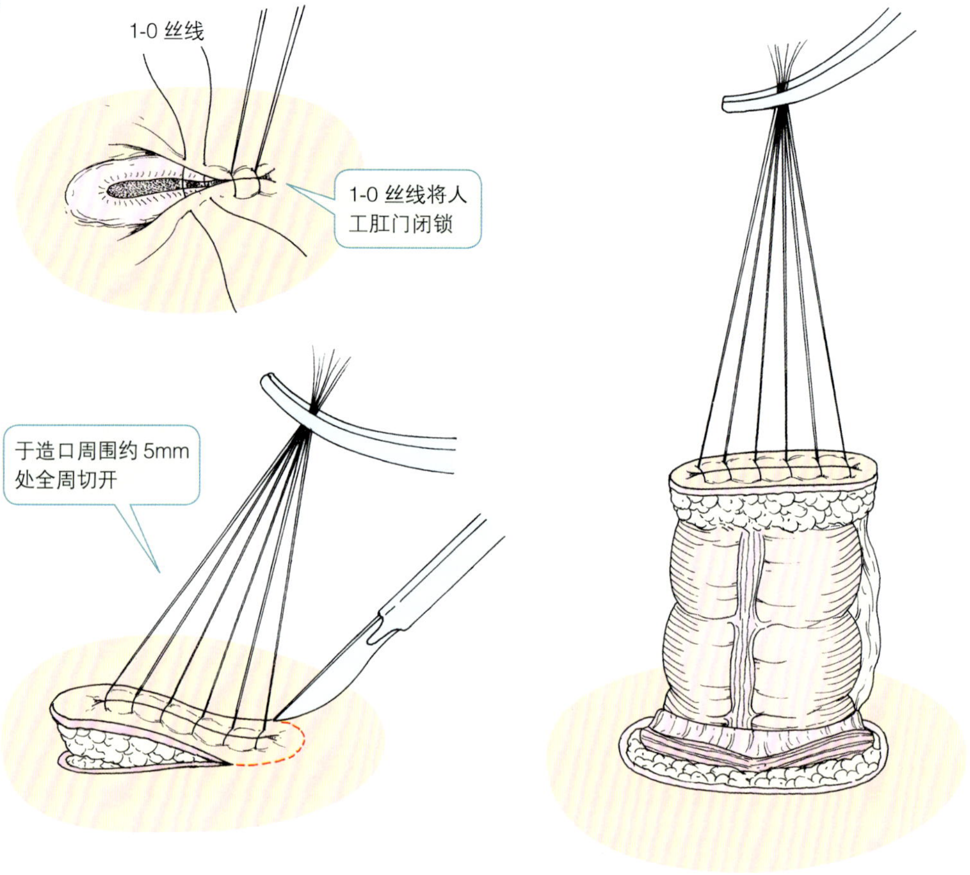

② 应用吻合器行直肠重建

处理头侧肠管距断端 1cm 范围内的肠脂垂、肠系膜，切除瘢痕部分。向断端内插入吻合器头，荷包缝合收紧并固定。肛门内插入环形吻合器并向断端肠管导入。向肛侧肠管断端导入后，在钉合线的中央处前壁或后壁穿通（图 14）。

确认头侧肠管无扭转后将吻合器连接在一起。注意勿使周围组织卷入吻合器头与钉仓之间，击发吻合器。确认两端肠管完全连接在一起，行漏气试验后，确认无漏气。我们在吻合后于术中行内镜检查确认无出血，同时行漏气试验。

图 14　直肠重建

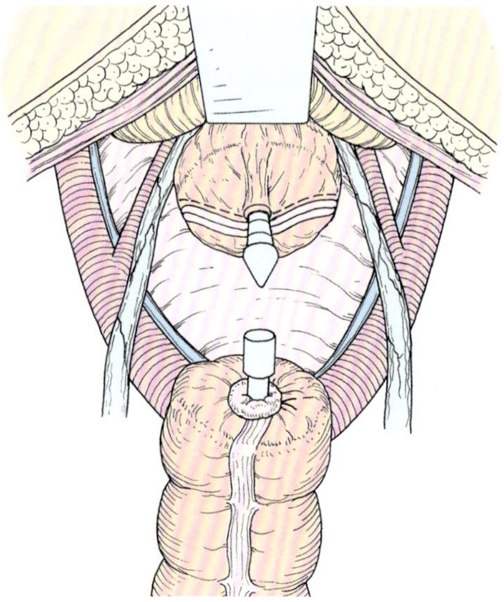

术后并发症

直肠断端闭合不全

乙状结肠或直肠的切断通常应用切割闭合器，离断后的肛侧肠管通常空置于腹腔内。有时会发生空置的肠管断端闭合不全，此时观察断端附近留置的引流管内引流情况，多数采用保守治疗，如继续发展为腹膜炎、败血症，应考虑是否需手术治疗。

人工肛门的并发症

① 皮肤黏膜分离

人工肛门断端的感染以及缝合过紧会使肠管断端和皮肤之间的缝合分离。一旦发生皮肤炎，使得造口袋的贴附困难，应将与造口肠管断端分离的皮肤进行缝合闭锁。

② 肠管坏死

人工肛门部肠管缺血会导致肠管坏死。可能原因为手术操作致边缘动脉血运阻断，术后肠管水肿压迫肠系膜等。如坏死持续进展，人工肛门回缩，应行人工肛门再造。

③ 造口旁疝

肠管或大网膜经腹直肌腱膜裂孔部脱出至皮肤与腱膜之间即为造口旁疝。卧位腹压减轻时，腹腔内脱出的肠管可还纳。肠管脱出较重，膨隆比较明显时，会有较强的压迫感等不适症状。究其原因可能为手术时将人工肛门周围筋膜切开过多，患者比较肥胖，经腹斜肌路径，腹直肌萎缩等。疝内容物坏死或肠穿孔的患者应急诊手术，由疝引起的疼痛或肠梗阻则是相对手术适应证。

④ 狭窄

从人工肛门开口部至贯穿腹壁的肠管部因肠管狭窄，可能会出现便秘、排便困难，肠梗阻的症状。导致狭窄的原因很多，可能因人工肛门缺血坏死导致人工肛门回缩，人工肛门的炎症等。如小指能够插入人工肛门开口部，一般不会有太大的临床问题，如小指尖端不能插入人工肛门内，就要考虑再造人工肛门。

⑤ 人工肛门脱出

人工肛门的头侧段肠管由人工肛门口向腹腔外脱出导致肠套叠的状态即为人工肛门脱出。腹压升高，腹壁腱膜切开过大，肠管与腱膜之间固定不确切均为可能的原因。肠管脱出 5cm 以内可观察治疗。如超过 5cm 以上的脱出，手法还纳困难要考虑手术。

⑥ 人工肛门回缩

肠管与皮肤、筋膜之间的固定松脱，肠管的断端向腹腔内回缩，即为人工肛门回缩。肠管坏死、人工肛门周围感染导致肠管与皮肤、腱膜之间的固定不确切，肠管、肠系膜相对变短，张力变大，均可能为人工肛门回缩的原因。

⑦ 人工肛门感染

人工肛门周围发红、肿胀、疼痛、排脓等症状提示人工肛门感染。

大肠癌，腹膜播散，结直肠穿孔，炎性肠病等多种疾患均需实施 Hartmann 手术。尽管 Hartmann 手术不需行肠管吻合，是比较安全的术式，但是离断的肛侧肠管闭合不全、人工肛门出现并发症等均为需要注意的问题。

参考文献

1）Hartmann H : Congr. fr. Chir, 30 ; 411, 1932.
2）進藤勝久：Hartmann手術．大腸・肛門外科，武藤徹一郎　編，朝倉書店，東京，1999，p 301–303.
3）渡邉聡明，名川弘一：腹会陰式直腸切断術．手術，58（6）; 927–932, 2004.
4）山本康久：ハルトマン術式の肛門側縫合閉鎖．臨外，53（11）, 281–283, 1998.
5）平井　孝，加藤智行：Ⅷ－１ストーマ手術が原因となる合併症．実践ストーマ・ケア　臨床看護セレクション10，穴澤貞男　編，へるす出版，東京，2000，p 128–132.
6）河野　透，富田一郎，海老澤良昭，千里直之，和久勝昭，葛西真一：人工肛門造設術・閉鎖術．手術，58（6）; 939–948, 2004.

ISR（括约肌间切除）经肛吻合术

齋藤典男，伊藤雅昭，杉藤正典　国立がんセンター東病院大腸骨盤外科

ISR 主要针对距肛门极近的侵及外科肛管的下段直肠癌，或是针对外科肛管癌的基本术式之一。尽管我们并不否定肛管部位癌的标准手术方法为行永久人工肛门的 Miles 术，但 ISR 确可使部分病人免于施行该手术。ISR 作为保留肛门的术式之一，尚未成为确切的标准术式，也缺乏对其长期的肿瘤学以及功能预后的研究与探讨。手术中是否部分保留肛门括约肌，肛门功能能否完全保全，短期和长期的功能预后和肿瘤学预后尚缺少充分的研究与认识。本手术操作相对较为复杂。实施本手术必须充分掌握肛门肛管的临床解剖，极其慎重把握适应证，充分的术前告知和手术技巧的积累掌握也是必不可少的。本文中，将就前述所涉及的问题及注意要点于手术方法中加以说明。

术前检查

① 判断肿瘤的部位和浸润程度：行直肠指诊、内镜、灌肠造影、胸腹盆腔 CT 以及骨盆 MRI 检查，尽最大可能对肿瘤的位置、浸润程度、有无淋巴结和其他脏器转移进行诊断。对于本部位的肿瘤，直肠指诊和 MRI 检查会获得比较多的临床信息。

从肛门缘（AV）和齿状线（DL），测量距肿瘤下缘的距离（**图 1**）。据此决定肛门侧的切除线。

判断肿瘤的浸润深度，T1、T2 或 T3 以远，决定肿瘤最深处的切除线[ISR 或 ISR+PESR（肛门外括约肌部分切除术）]。

切除线如**图 2** 所示。

另附本手术的适应证如**表 1** 所示。

表 1　保留部分肛门括约肌的手术适应证

位置：
距肛缘 5cm 以内的肿瘤，下缘距肛缘 1cm 以上
肿瘤分期：
安全的适应证为 T1 至部分 T3，侵犯外科肛管的 T2 期以下癌。（高危 T1、T2 及部分 T3，超过 T3 者，应到专科部门手术）
分型：
1 型、2 型、3 型，注意 4 型除外
其他：
P/D，黏液癌多数需除外。 年龄 - 原则上要小于 75 岁 排便状态正常 得到患者家属的知情同意

② 本手术方法现在仍为非标准术式，而且术后肛门(排便)功能不良的情况并不少见，远期的肿瘤学和肛门功能状况尚无详实的记载，这些应向患者及家属充分说明取得同意。

图 1　肛管的解剖和肿瘤部位的判断

A

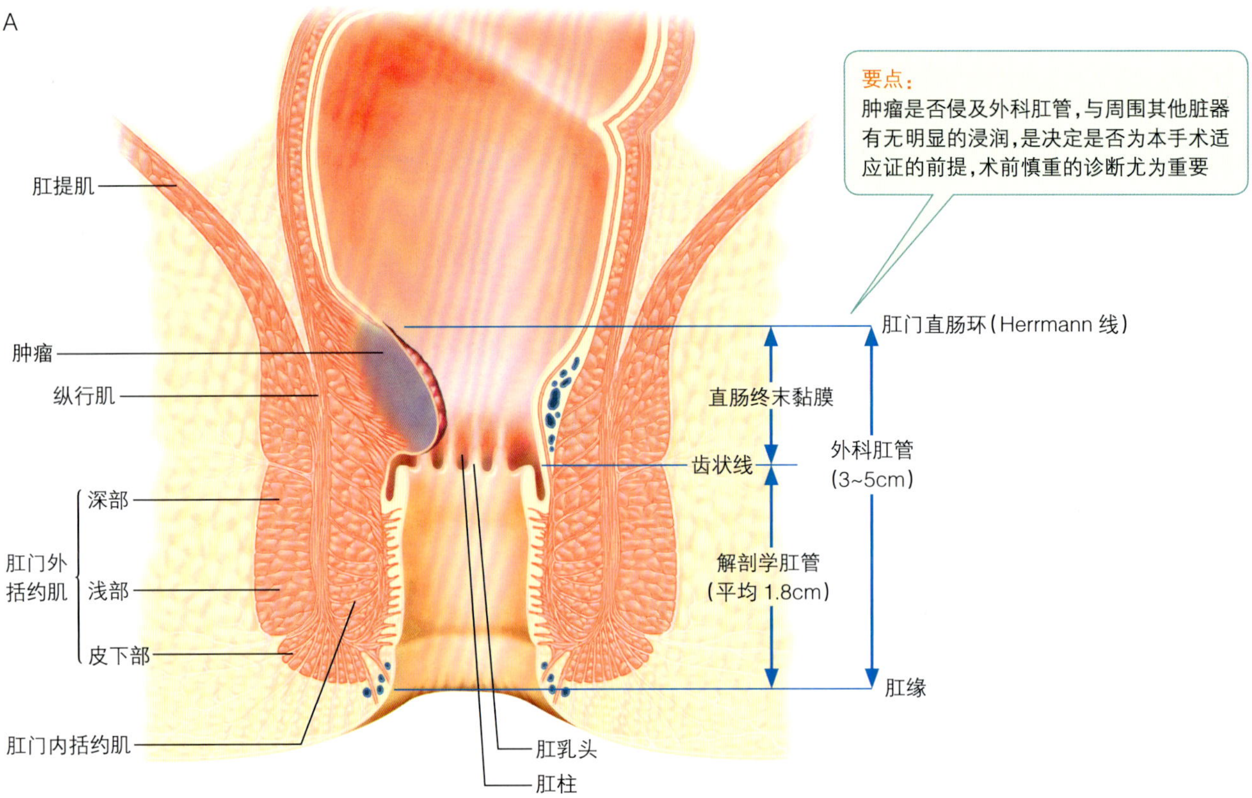

B

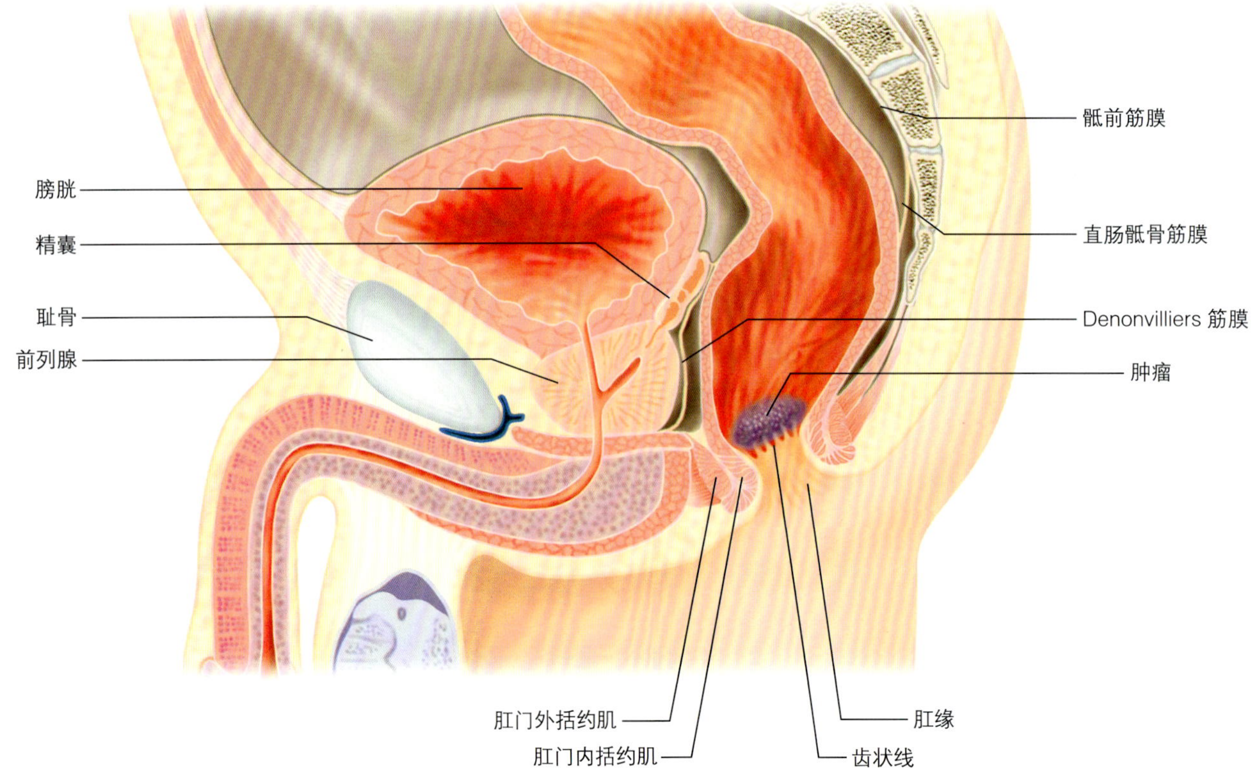

图 2　切除线和术式分类

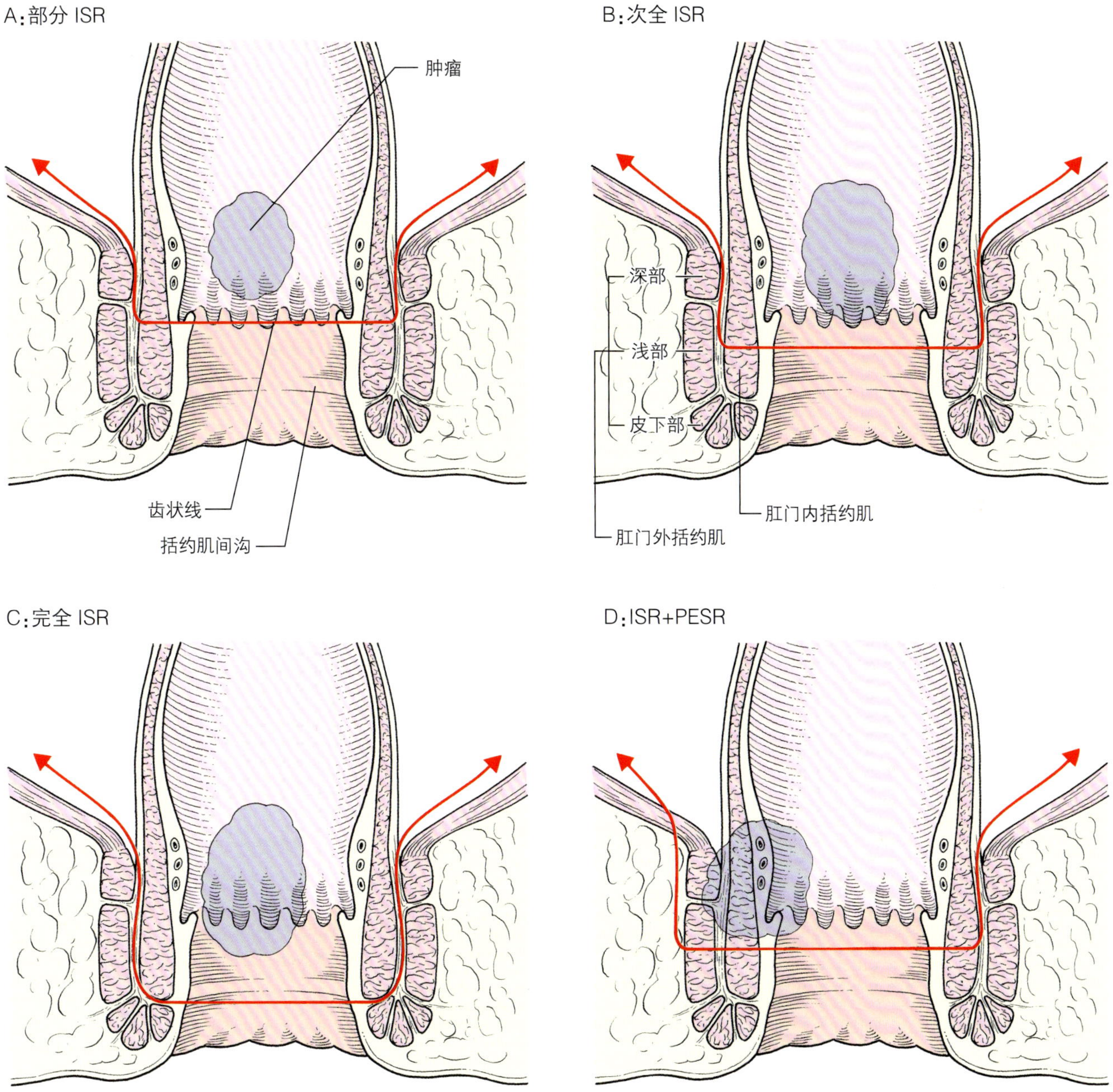

要点：
切除线(术式)是由肿瘤下缘的位置和浸润深度决定。在确保安全切缘的情况下尽可能减少括约肌的切除量。这会影响术后排便功能

手术步骤

手术的全部流程，由腹腔内、盆腔内的操作和肛门侧操作两个方向的路径构成（图 3）。腹腔内和盆腔内操作与超低位前切除大致相同，在此基础之上再加上肛管的充分剥离。

●腹腔和骨盆内操作

1. 乙状结肠、降结肠、脾曲的松解
2. 肠系膜下动静脉的切断
   清扫上行的淋巴结，保留左结肠动脉后结扎切断
3. 切断近侧结肠
4. 直肠的游离和 TME
5. 剥离肛管
   注意肿瘤的最深处
   注意勿损伤保留的肛门外括约肌
6. 侧方清扫（保留自主神经）

●肛门侧操作

7. 肛门、肛管和直肠内的冲洗
8. 肛门肛管的牵开
9. 决定肛侧切除线
10. 闭锁肛侧切除断端
11. 经肛肛管的剥离和直肠肛管切除
12. 盆腔～肛门的冲洗
13. 近侧结肠牵出，造贮袋（可能的情况下）
14. 结肠肛门吻合

●腹腔侧操作

15. 造临时人工肛门（回肠或右半横结肠）
16. 插入引流管，关腹

图 3　手术步骤

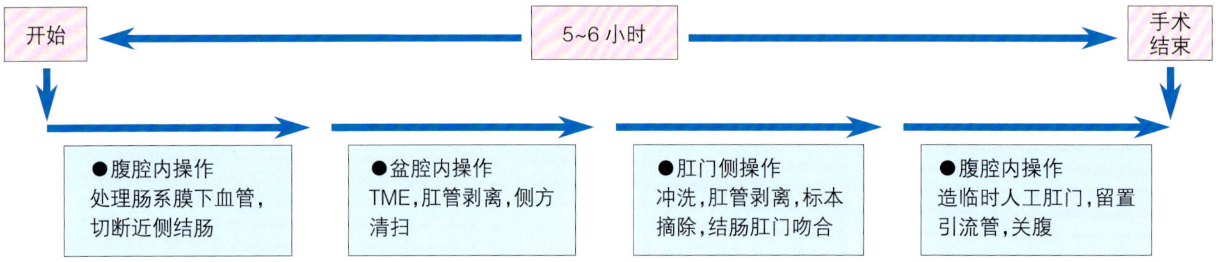

手 术 技 巧

1 松解左侧结肠，处理肠系膜下血管，切断近侧结肠

通常需按超低位前切除术进行操作，充分松解左侧结肠。切开脾曲附近 Monk 白线，不同患者，一般均需松解脾曲。确认与肾前筋膜间的间隙，向内侧进行剥离，于左右髂总动脉分叉处附近确认上腹下神经丛。注意勿损伤以上解剖结构，同时向上方进行游离达肠系膜下动脉根部。然后清扫肠系膜下动脉根部下方淋巴结，保留腰交感神经。确认肠系膜下静脉，将至左结肠动脉分叉处范围内淋巴结清扫。尽量保留左结肠动脉以确保肛门吻合时乙状结肠有良好的血运。随后于左结肠动脉分叉远侧进行肠系膜下动静脉的处理。尽量保留乙状结肠，切断近侧结肠（**图 4**）。

图 4　腹腔内操作

手术要点

尽量保留左结肠动脉。
尽可能保留足够长的乙状结肠。

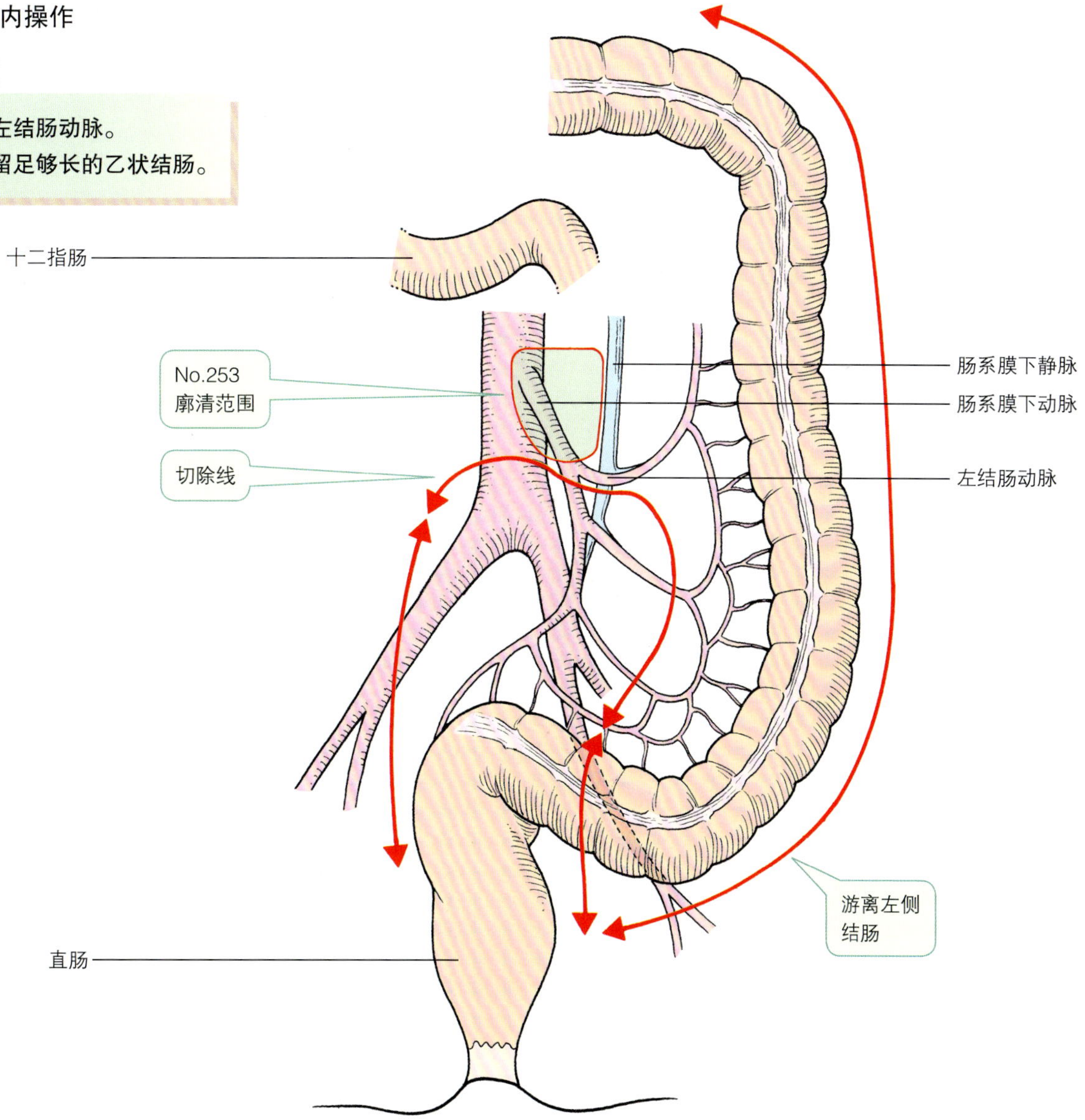

危险要点　注意勿损伤腰交感神经、上腹下神经

TME 操作

通常与超低位直肠前切除术操作相同，故在此仅作简要说明。进入盆腔后，在上腹下神经丛前面进行剥离，确认左右腹下神经分叉处。进入骶骨前面的所谓Waldyer筋膜层，向肛侧将直肠全周游离。尽可能将左右的腹下神经和骨盆神经丛保留，充分游离骨盆神经丛内侧至盆底肛提肌筋膜之间的范围，将其全周游离。在进行前壁、左右两侧的操作时，尤其是游离精囊、前列腺时需特别注意勿损伤直肠前侧面、骨盆神经丛的末梢脏侧支，应将 Denonvilliers 筋膜一并切除（**图 5**）。

图 5　TME 操作和保留神经

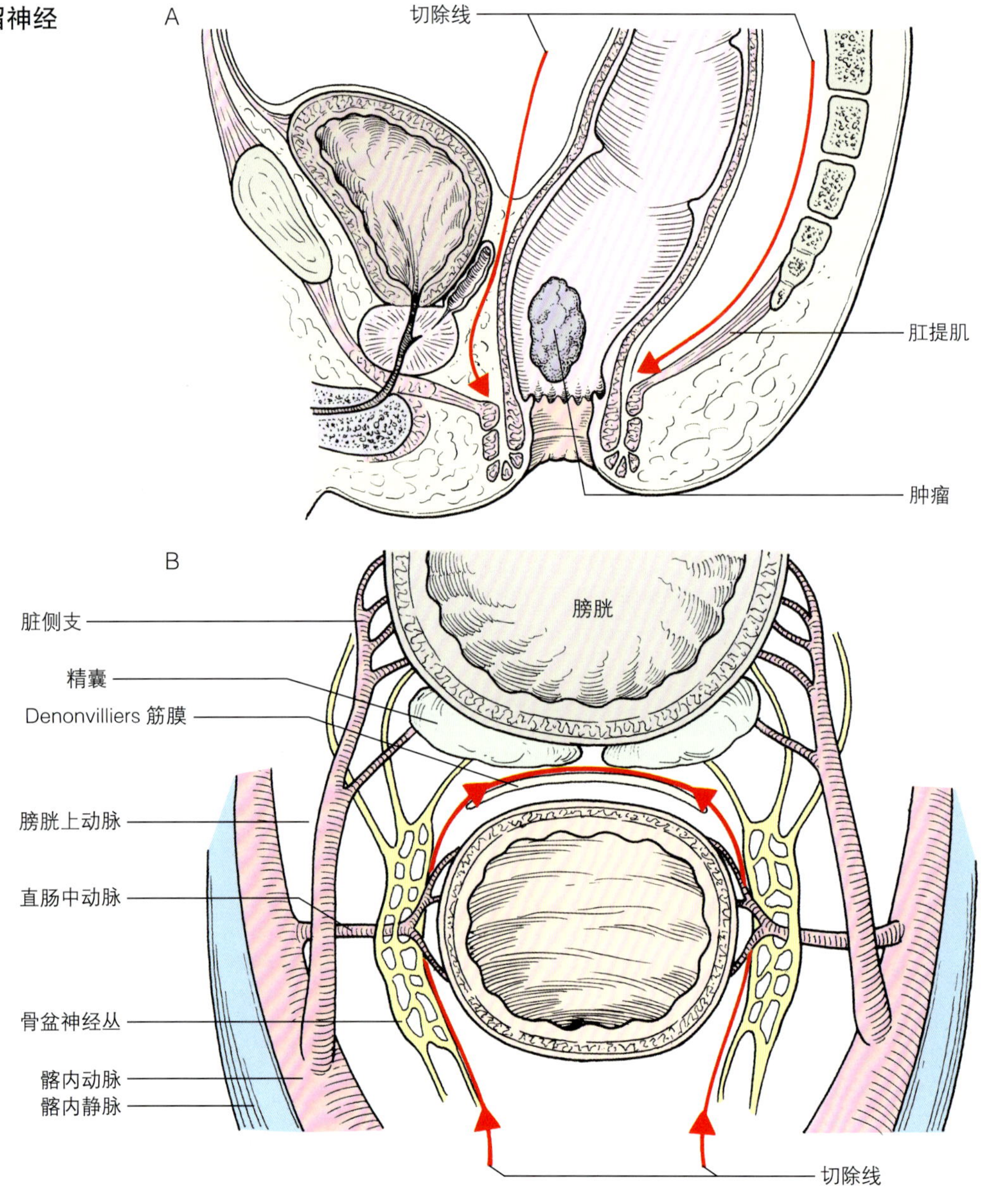

手术要点

① 注意左右腹下神经、骨盆神经丛的损伤。
② 游离直肠前壁侧面时，注意末梢脏侧支的损伤。
③ 保留足够的系膜边缘，将 Denonvilliers 筋膜切除。

●游离肛管

本手术非常重要的一个操作步骤即所谓外科肛管的游离。

在超低位前切除术时，也要实施本步操作，以便使超低位吻合能够较为容易完成，这就需要充分掌握盆底的临床解剖（**图 6**）。下段直肠向外科肛管移行部，肛提肌群中的耻骨直肠肌绕附其周，后壁有 hiatal 韧带附着。切断 hiatal 韧带，将直肠同盆底松解。然后于耻骨直肠肌内侧的联合纵行肌层内，将肛管向肛门侧尽可能地进行全周剥离。在进行盆腔深部剥离时，很多情况下不能直视操作，因此使用腹腔镜，通过监视器确认视野，更为安全方法。癌肿浸润不超过外科肛管内括约肌，剥离相对较容易，但肛管内癌肿浸润范围超过内括约肌时，应合并切除部分实行外括约肌（PESR）。

图 6　盆底的临床解剖

A

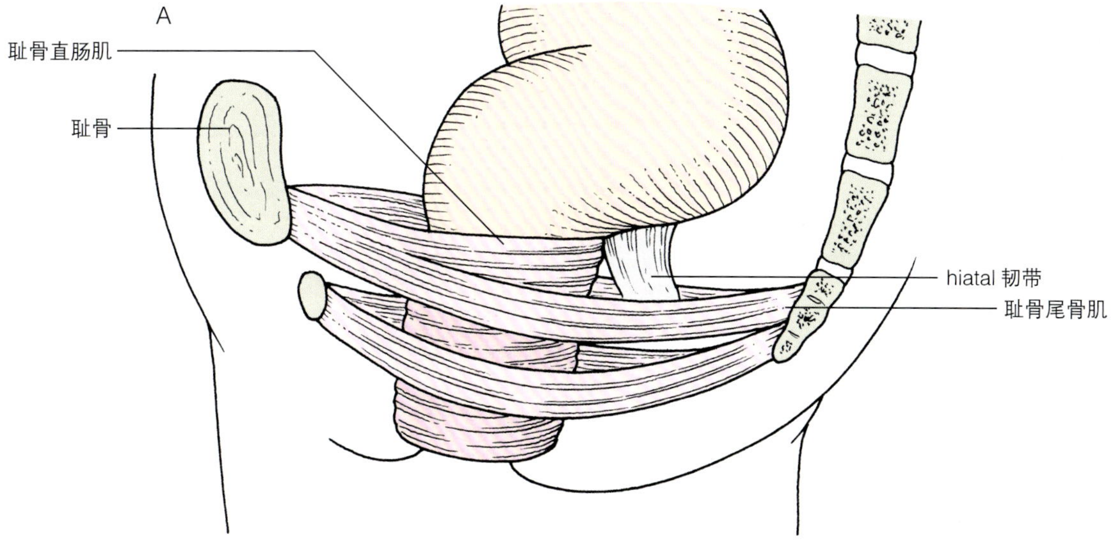

B

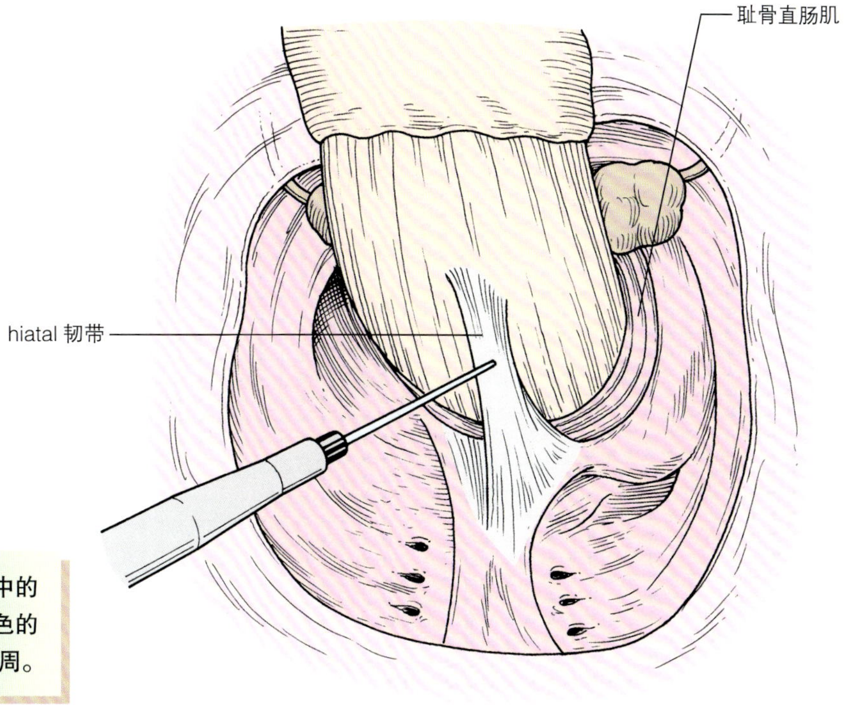

手术要点

位于外科肛管部的直肠被肛提肌中的耻骨直肠肌环绕附着。后壁有白色的 Hiatal 韧带，将其切断可见肛管全周。

这种情况下，必须设定自肛提肌至联合纵行肌外侧的肛门外括约肌内或其外侧的坐骨直肠窝内脂肪组织的切除线（**图 7**）。如确定切除线比较困难，最好变换为 Miles 术。

图 7　盆腔内肛管的游离

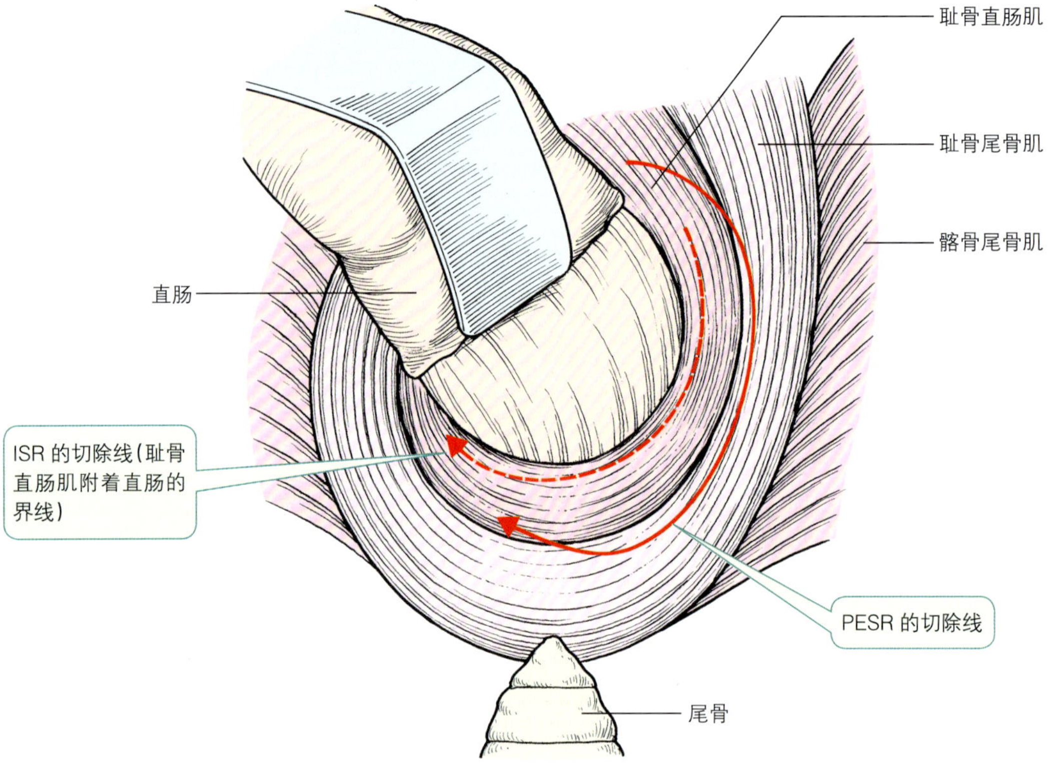

手术要点

在肿瘤浸润肛门外括约肌深部或肛提肌的一部分时，ISR 的切除界线要适当扩大（T_3、T_4 的病例），设定对应的切除线。

● 侧方清扫

盆腔内操作完成后，清扫侧方淋巴结（保留自主神经）。髂内血管分出阴部内血管的分叉处周边（直肠中动脉根部周围）和闭孔间隙至膀胱侧间隙的淋巴结清扫十分重要。因其与通常的下段直肠进展癌的清扫操作相同，本文将其省略。侵及外科肛管的直肠癌，与下段直肠癌相比侧方淋巴结转移的频率较高。即使术前检查无侧方淋巴结转移，行两侧的淋巴结清扫也是无可非议的。

肛门、肛管、直肠内的冲洗

在开始转行肛门侧操作时，先经肛门将肛管和直肠内冲洗干净。这可最大程度减少肠管内的游离癌细胞，防止术中操作时肠管内癌细胞的扩散。使用大约 3L 生理盐水或者加碘伏的生理盐水进行冲洗（图 8）。

图 8　肛门、肛管、直肠的冲洗

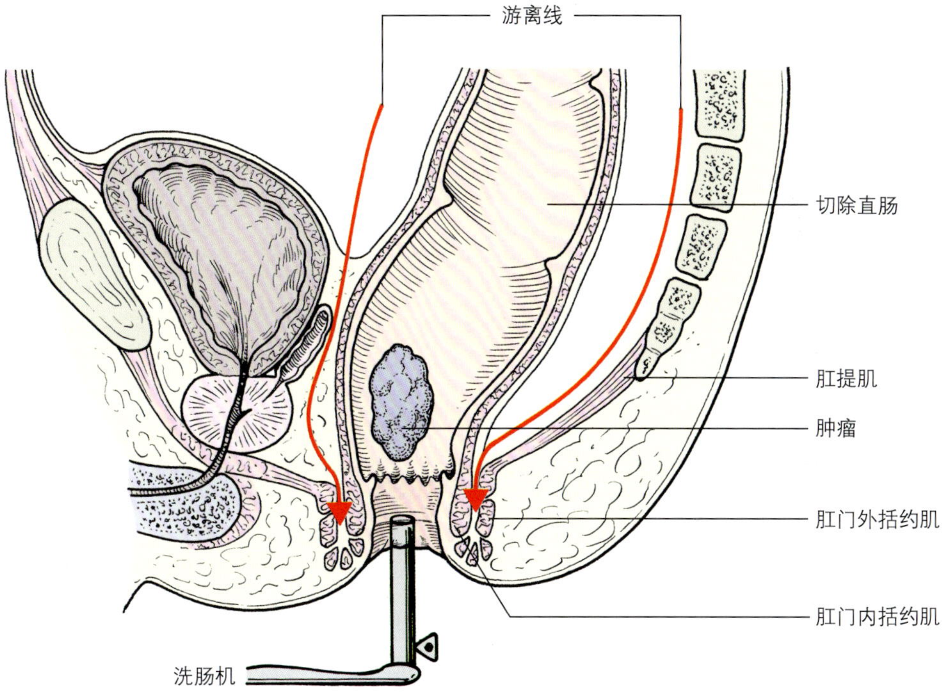

肛门、肛管的展开和肿瘤下缘的测量

将双手示指插入肛门内，充分将肛门、肛管全周性扩开。然后用扩肛器将肛门、肛管展开。笔者用肛门开张器将肛管扩开，再配合肛门钩展开良好术野。这样便可于直视下确认齿状线和肿瘤下缘的位置关系。同时用手指触知肛缘和其稍内侧全周陷凹的括约肌间沟。此处是肛门内括约肌的终末部，外侧是肛门外括约肌的皮下部。测量肿瘤下缘和齿状线、肛缘的距离，考虑远侧切缘，确定肛侧切除线（图 9）。行全 ISR 时，将括约肌间沟作为肛侧切除线。

肛侧切除和肛管游离

用电刀将肛侧切除线全周标记后，依次进入黏膜、黏膜下层、肛门内括约肌层。切离肛门内括约肌，将切除侧向头端牵引。肛门内外括约肌间存在联合纵行肌，直视下可见到纤维较粗、有光泽的外括约肌层。全周性切离后，将切除侧断端直接用针线缝合闭锁，防止术中游离的癌细胞扩散。断端的缝合线留做支持线。边确认肛门外括约肌层边向头侧剥离，直至使其与盆腔内游离相连续。将手指或压肠板

图 9　确定肛门侧切除线

①部分 ISR
②次全 ISR
③全 ISR
④ PESR

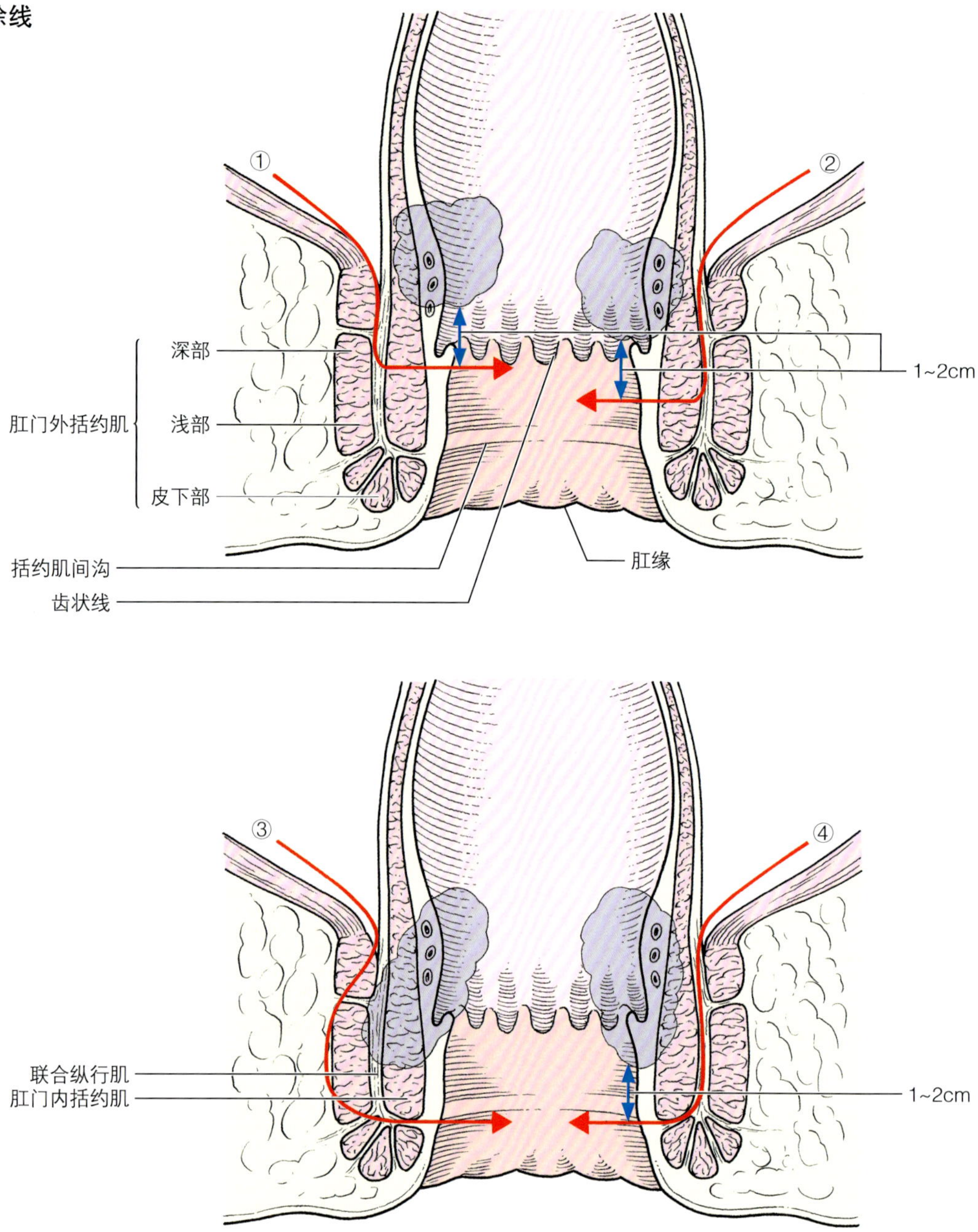

手术要点

> **必须确保远侧安全缘 1cm 以上。**
> **尽可能多保留肛门内括约肌。**

插入内外括约肌的剥离层之间，压向骨盆侧，引导剥离会使操作变得容易。多数情况下前壁的剥离很难在直视下进行，所以一般首先游离后壁和侧壁，然后再剥离前壁，将标本取出。剥离前壁比较困难时，将直肠肛管从后壁向肛门外引出，在直视下仔细剥离前壁（图 10）。**注意** **肛门侧操作的注意要点是：①根据肿瘤的浸润程度进行游离确保切除线位于安全缘内；②在操作中避免不必要的外括约肌损伤；③在男性要避免尿道括约肌、前列腺的损伤，女性要注意阴道的损伤；④如不能确定切除线是否安全，术中应行快速病理等检查。如剥离面组织学上癌细胞阳性又不能行追加切除，应改行 Miles 术。**

图 10　由肛门侧进行肛管游离操作

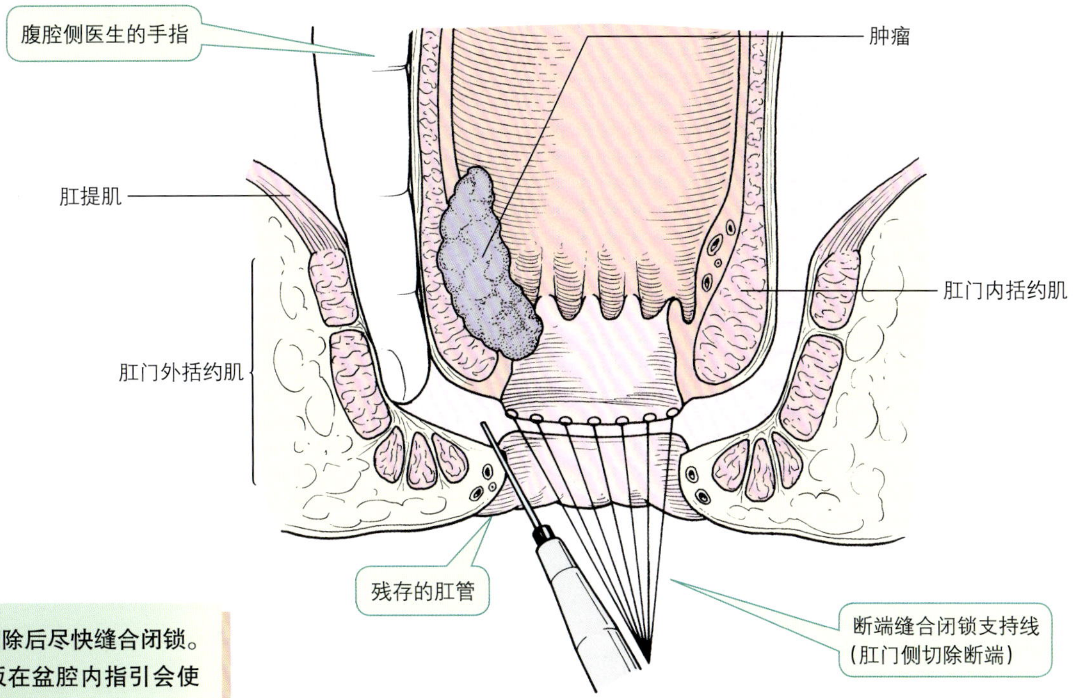

手术要点

① 肛门侧断端切除后尽快缝合闭锁。
② 手指或压肠板在盆腔内指引会使手术操作变得容易。

图 11　向肛门外将近侧结肠牵出

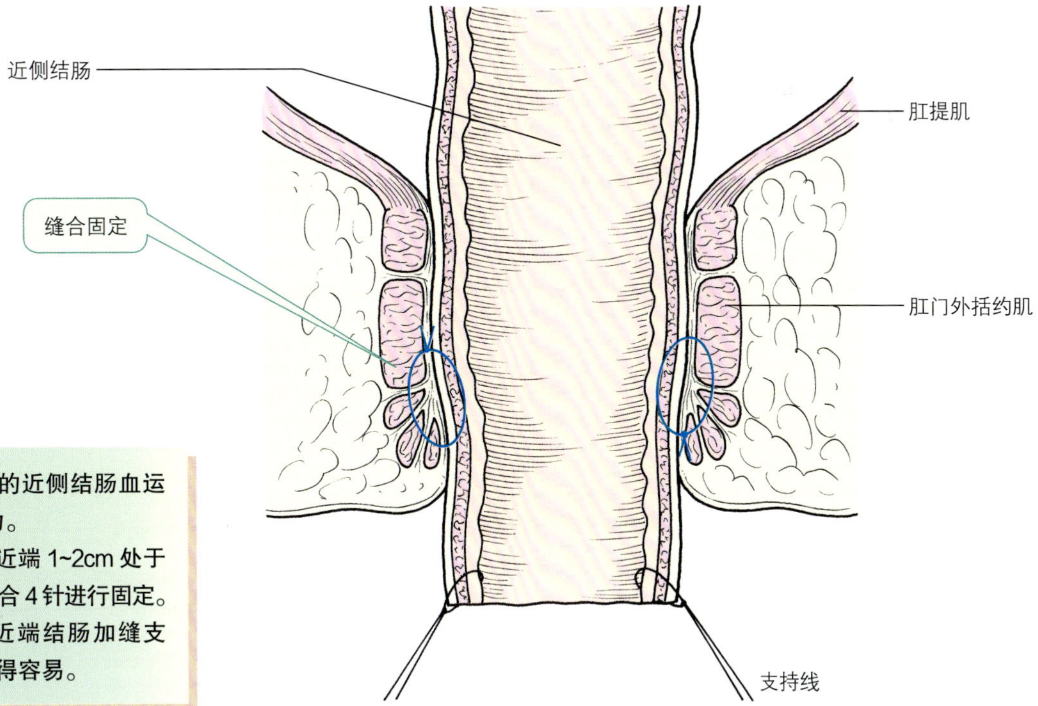

手术要点

① 确认由肛门引出的近侧结肠血运良好，肠管无张力。
② 在预定吻合处的近端 1~2cm 处于左、右、前、后壁缝合 4 针进行固定。
③ 向肛侧引出时，近端结肠加缝支持线会使操作变得容易。

● 盆腔冲洗和结肠肛门吻合

由盆腔向肛门侧冲洗干净后，充分止血。将近侧结肠经肛引出，确认近侧结肠的血运以及松紧程度，此时可以选择 J 型贮袋，或者行结肠成形术等方法重建。此后行结肠肛门吻合。首先将近端结肠前后壁、两侧壁与外括约肌固定缝合(3-0 可吸收线，共计 4 针)(**图 11**)。然后，结肠肛门吻合，用 3-0 可吸收线

图 12　结肠肛门吻合

A：吻合法

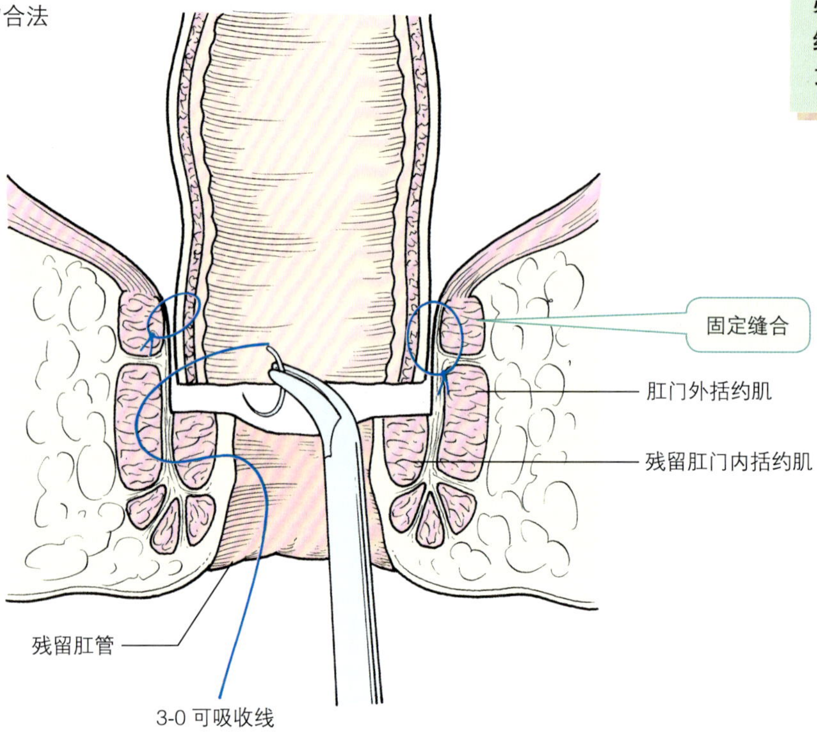

B：吻合中

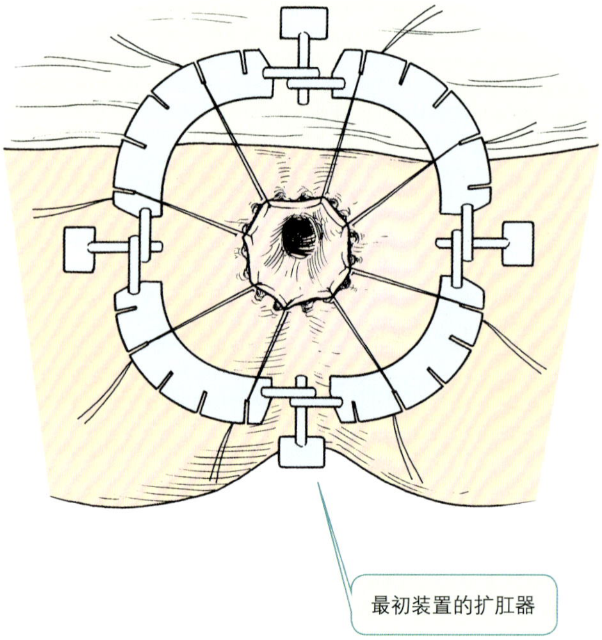

C：完成时

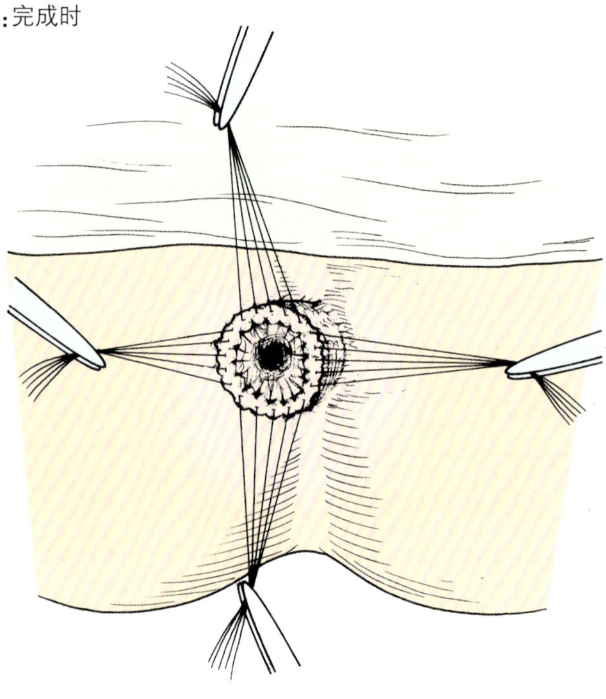

手术要点

必须熟练的掌握经肛吻合技术。在经肛局部切除或痔的手术时可以学习掌握这种技术。

将肛门皮肤黏膜和肛门外括约肌与结肠全层行全周缝合。完成结肠肛门吻合，大约需 20 针（**图 12**）。吻合过密会致吻合口狭窄。吻合完成时再次确认吻合口血运。

●临时性造口

结肠肛门吻合后，再回腹腔侧操作，行临时肠造口。

造口的位置可以位于回肠或右侧横结肠，根据术者的习惯进行选择。行袢式造口(**图 13**)。为将来还闭造口方便，在造口肠管的腹腔内周围，留置防粘连膜。还闭造口的时间则在术后3个月较好。我们的体会是回肠造口的还闭以相对容易。

图 13　临时肠造口

A：造口部位

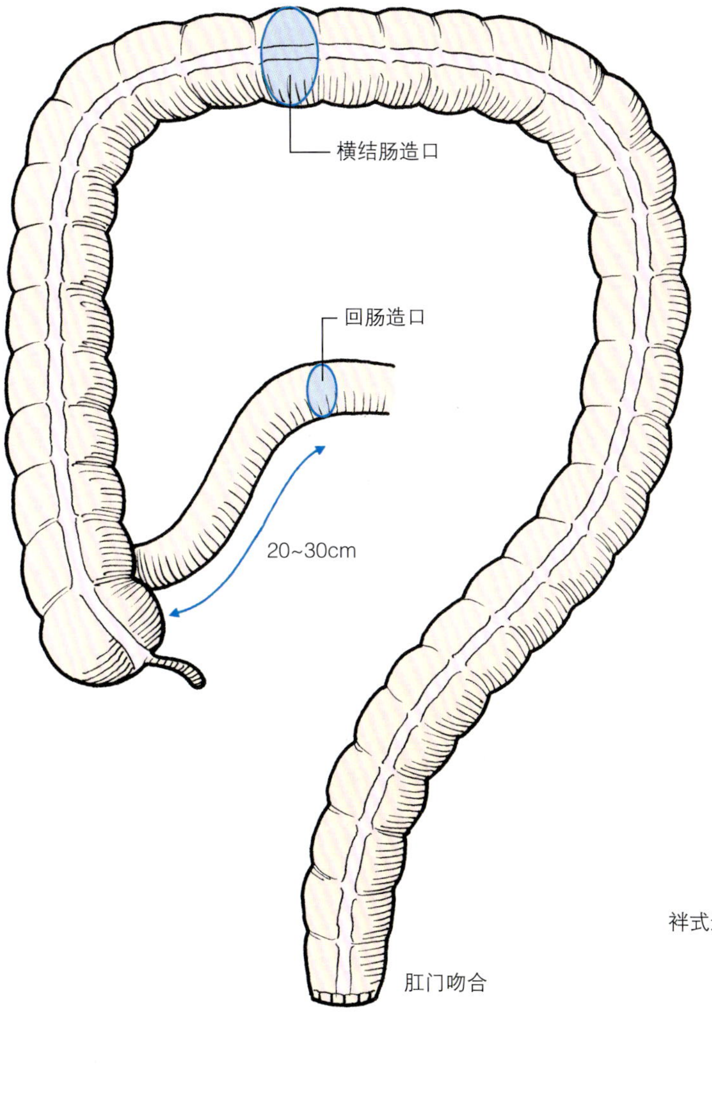

手术要点

为便于将来还闭造口行袢式造口。
手术方法省略。

B：造口后

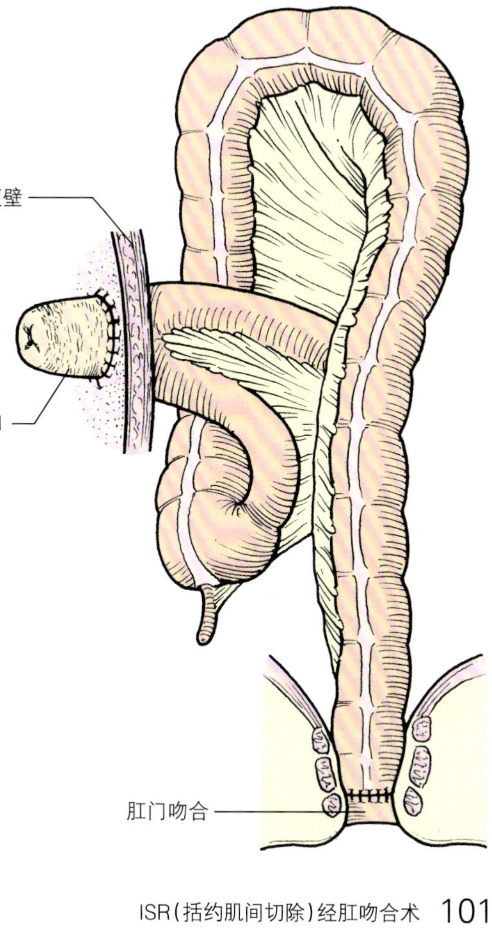

● 留置引流和关腹

原则上经后腹膜路径留置二枚引流管，一枚置于再建的外科肛管起始部附近，另一枚置于盆腔内最低处。这是笔者根据后腹膜修复的原则决定的。留置引流管后，尽量修复后腹膜关腹（**图 14**）。并且，笔者常于新形成的 Douglas 腔留置一枚引流管，术后 2~3 天拔除。

图 14　留置引流

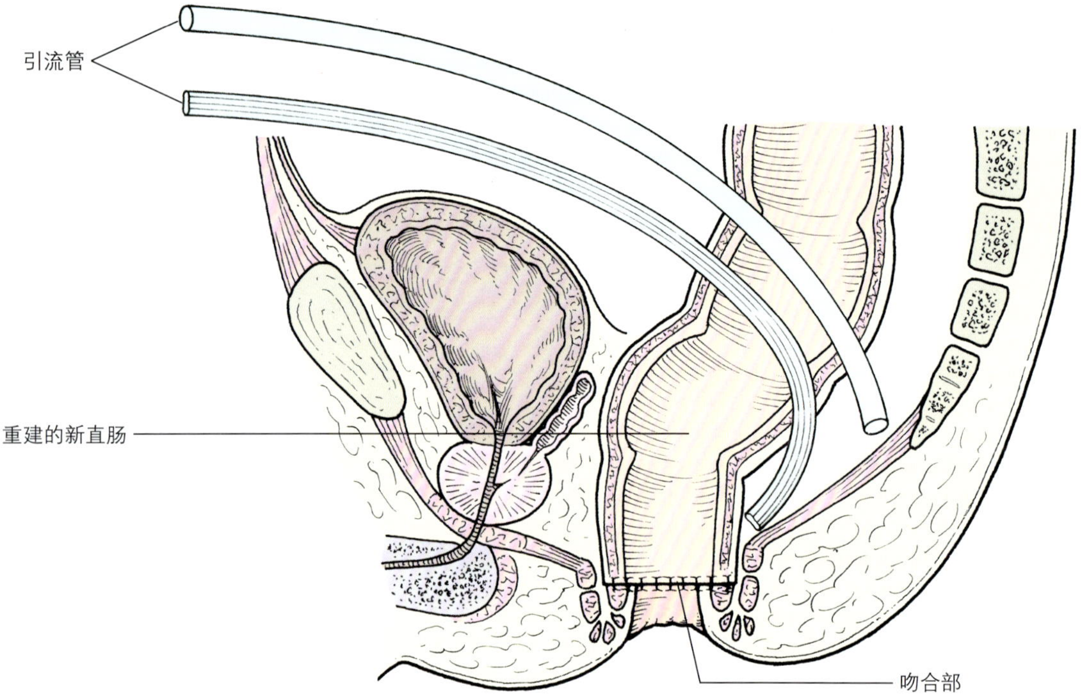

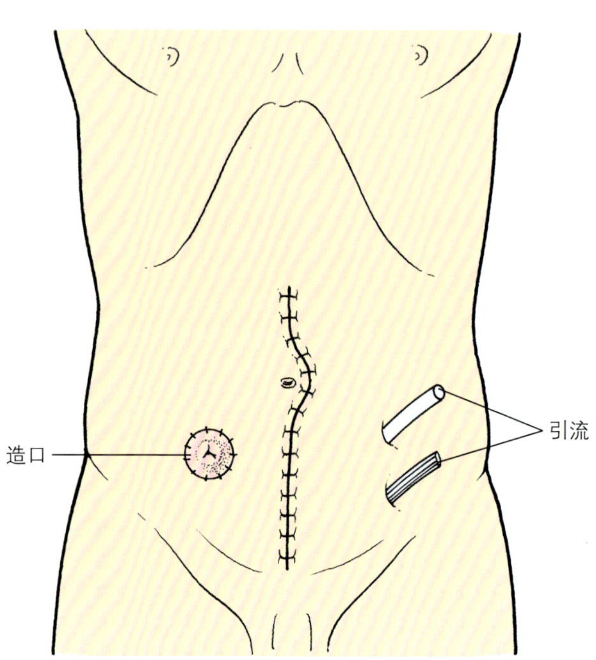

手术要点

原则上于再建肛管起始部留置一枚（笔者喜欢用 40mm Penrose 引流管），另一枚置于盆腔内最低处。

术后检查

术后早期

① 全身状况。

② 肛门吻合部的颜色。

③ 引流的性状。

④ 造口的颜色和排泄物的性状

水样便时，早期给予调整肠道制剂。

⑤ 定期指诊，观察吻合口有无狭窄。

出院后

⑥ 造口还闭前行吻合处造影检查，肛门内压力检查，可能的情况下行排便造影检查。

⑦ 淋巴结转移的患者行预防性（辅助）化疗。

⑧ 定期行胸部、盆腔 CT 检查，以及早发现再发病灶。肺转移较多见。

⑨ 造口还闭后定期行排便功能检查。

随访问卷调查，肛门内压检查（必要时），生物反馈疗法，盆底肌群锻炼指导。

参考文献

1）齋藤典男，杉藤正典，伊藤雅昭，小林昭広，西澤雄介：超低位直腸癌における肛門括約筋部分温存手術の適応と方法．消化器外科，30（9）: 1335–1343, 2007.

2）齋藤典男，小野正人，杉藤正典，伊藤雅昭，鈴木孝憲，小林昭広：超低位直腸進行癌における肛門機能温存の試み．大腸癌・炎症性腸疾患—専門医から学ぶ最新治療，東京，メジカルビュー社，2004，p94–107.

3）伊藤雅昭，小野正人，杉藤正典，川島清隆，齋藤典男：下部直腸進行癌に対する内肛門括約筋合併切除を伴う根治術；Miles手術に代わる標準術式の可能性．消化器外科，25 : 1–11, 2002.

4）白水和雄，緒方　裕，赤木由人：下部直腸・肛門管癌に対する肛門救済手術．外科治療，94 : 949–956, 2006.

5）齋藤典男，小野正人，杉藤正典，川島清隆，伊藤雅昭：超低位直腸進行癌における究極の肛門機能温存術．手術，57 : 737–742, 2003.

6）Parks AG : Transanal technique in low rectal anastomosis. Proc R Soc Med, 65（11）: 975–976, 1972.

7）Schiessel R, Karner-Hanusch J, Herbst F, Teleky B, Wunderlich M : Intersphincteric resection for low rectal tumours. Br J Surg, 81（9）: 1376–1378, 1994.

8）Rullier E, Laurent C, Bretagnol F, Rullier A, Vendrely V, Zerbib F : Sphincter-saving resection for all rectal carcinomas : the end of the 2-cm distal rule. Ann Surg, 241（3）: 465–469, 2005.

9）Saito N, Moriya Y, Shirouzu K, Maeda K, Mochizuki H, Koda K, Hirai T, Sugito M, Ito M, Kobayashi A : Intersphincteric resection in patients with very low rectal cancer : a review of the Japanese experience. Dis Colon Rectum, 49 : S13–22, 2006.

10）Yamada K, Ogata S, Saiki Y, Fukunaga M, Tsuji Y, Takano M : Functional results of intersphincteric resection for low rectal cancer. Br J Surg, 94（10）: 1272–1277, 2007.

经肛直肠肿物切除术

宮島伸宜，須田直史，民上真也，片桐秀元，大坪毅人* 聖マリアンナ医科大学
東横病院消化器病センター，*聖マリアンナ医科大学消化器・一般外科

直肠肿物局部切除术最大的优点是，能完全保留排便、排尿、性功能。良性肿物的局部切除术，只要局部确实切除即可，而恶性肿物选择局部切除治疗，一旦适应证选择错误，肿瘤的复发会损害上述功能可能丧失。

近年来，内镜下黏膜切除术（EMR：endoscopic mucosal resection）和内镜下黏膜下层剥离术（ESD：endoscopic submucosal dissection）的器械和技术不断发展，使得适于经肛局部切除术的病例逐渐减少。但是外科手术切除有下述优点：①确实保证全部切除；②下段直肠的病变实施全层切除；③缺损部分能行确切缝合。

本文中，就实施局部切除术的适应证和手术技巧进行讲述。

适应证和术前检查

直肠肿物局部切除术的适应证为良性疾病或者术前检查判断淋巴结无转移的早期直肠癌。术前检查中，应用放大内镜判断肿瘤分型或内镜下进行活检，判断肿瘤的分化度；利用灌肠造影检查与超声内镜检查判断肿瘤侵袭直肠壁的深度也非常必要。

通过术前检查明确肿瘤为分化型，浸润未超过黏膜下层深处，则可行局部切除。若术前检查肿瘤浸润肠壁深度不明，则应向患者充分说明，征得知情同意后行局部切除活检，再决定是否追加切除。

经肛局部切除术的分类

本手术分为：①经典的经肛局部切除术；②微创经肛局部切除术（minimally invasive transanal surgery：MITAS）；③经肛内镜下微创手术（transanal endoscopic microsurgery：TEM）3 类。

手术适应证基本上与手术方法一样分为 3 类，各有的特点，应在充分理解的基础上进行术式选择。

以下讲述各术式的手术方法。

手术步骤

3 种手术方法的步骤基本一样。

1. 确认肿瘤部位
2. 确定手术体位
3. 插入手术器械(扩肛器或直肠镜)
4. 标记预定切除的部位
5. 用支持线牵引(经典的经肛局部切除术和 MITAS)
6. 肿瘤切除
7. 冲洗和止血
8. 创面缝合(经典的经肛局部切除术和 TEM)

经典的经肛局部切除术

1 麻醉、体位

实施腰麻。前壁病变取 Jack-knife 位，病变位于其他部位时取截石位。近齿状线的病变用扩肛器展开术野(**图 1**)，深部的病变要使用 E 式扩肛器。

图 1 插入肛门镜

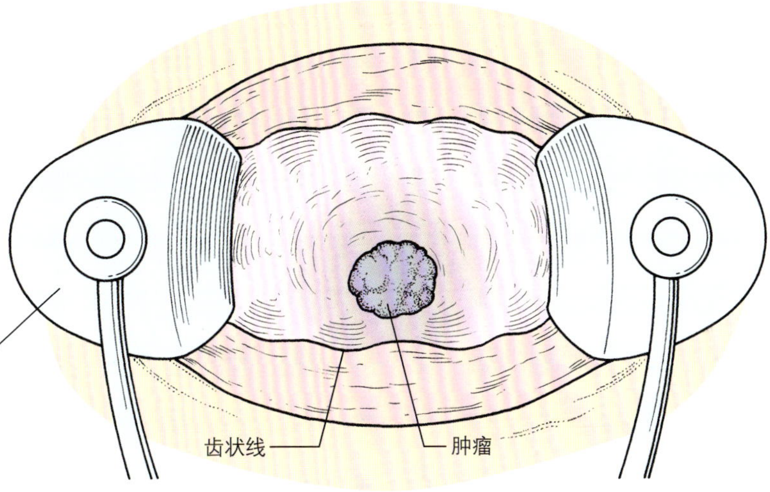

手术要点

①术前确定肿瘤位置，取肿瘤位于 6 点钟方位的手术体位。
②必要时应用扩特制肛器(Lone star Retractor)。

2 手术操作

切除前用电刀标记预定切开线(**图 2**)。而且，为预防术中损伤直肠肌层于肿物周边缝支持线(**图 3**)。黏膜切开从肿瘤肛侧开始向左右外侧推进。切开肛侧后

图 2 用电刀标记

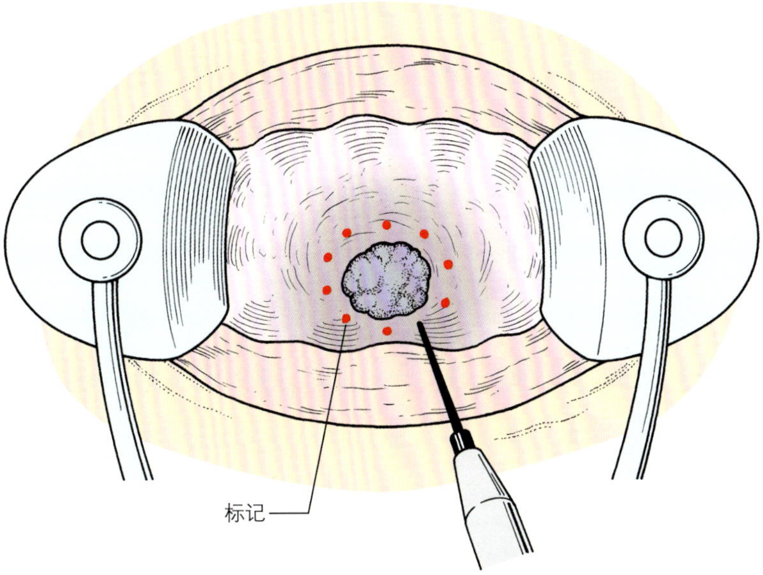

手术要点

距肿瘤 5~10mm 位置将肿瘤全周标记。

则易于将切除部位向肛侧牵引。切除中注意仔细止血，切除后创面用生理盐水充分冲洗。创面用 3-0 可吸收线结节缝合闭锁(**图 4**)。缝合后再度止血，确认无出血后，手术结束。

图 3　支持线

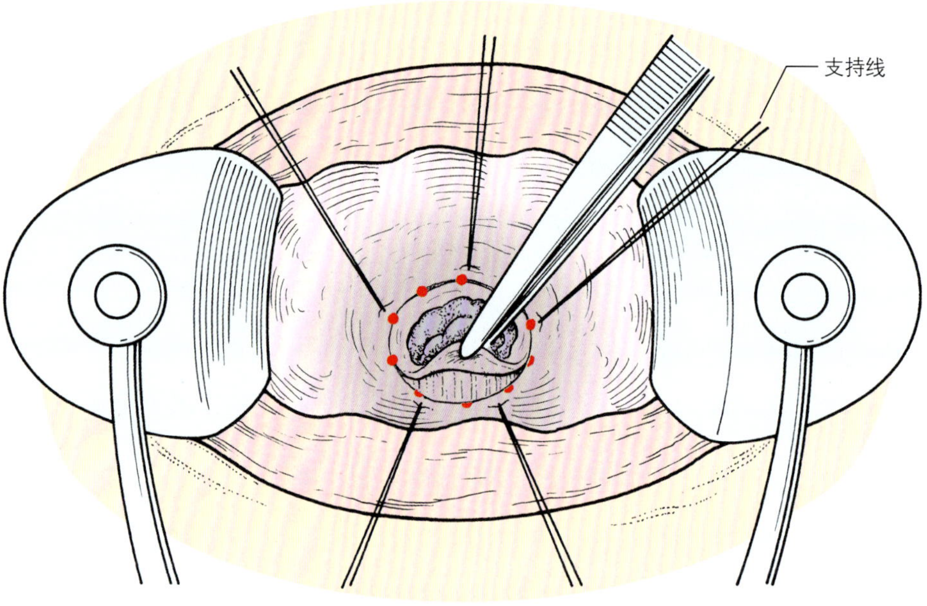

手术要点

牵引支持线保持固有肌层勿脱离。

图 4　切除后

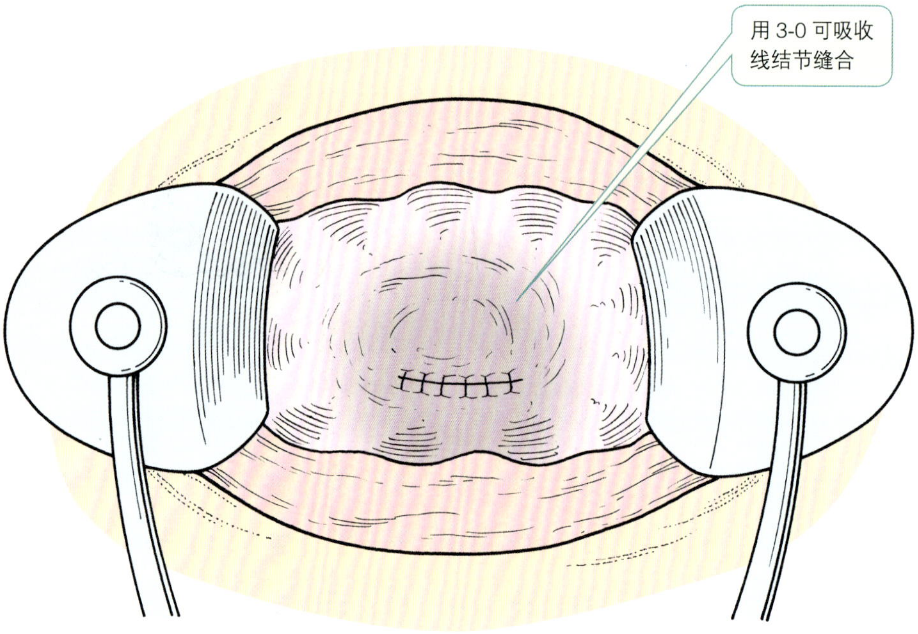

手术要点

应用 3-0 可吸收线进行结节缝合。采用与肠管纵轴垂直的横向缝合。

微创经肛（局部）切除术（MITAS）

MITAS 是由前田等报告的方法，使用内镜直线切割闭合器（endolinear stapler）同时进行直肠局部切除和缝合。

1 麻醉、体位

与经典的经肛切除术一样使用腰麻。低位肿瘤位于前壁取 Jack-knife 位，其他取截石位。

2 手术操作

用 E 式扩肛器展开术野（**图 5**）。肿瘤位于齿状线附近用 4cm 长扩肛器，肿瘤位于深部用 7cm 扩肛器。

肿瘤位于深部时

将扩肛器插入直肠内使直肠短缩，使肿瘤位于相对较低位为手术的要点。

将扩肛器插入后使肿瘤位于视野中心，打开扩肛器固定手柄。

图 5　确保视野

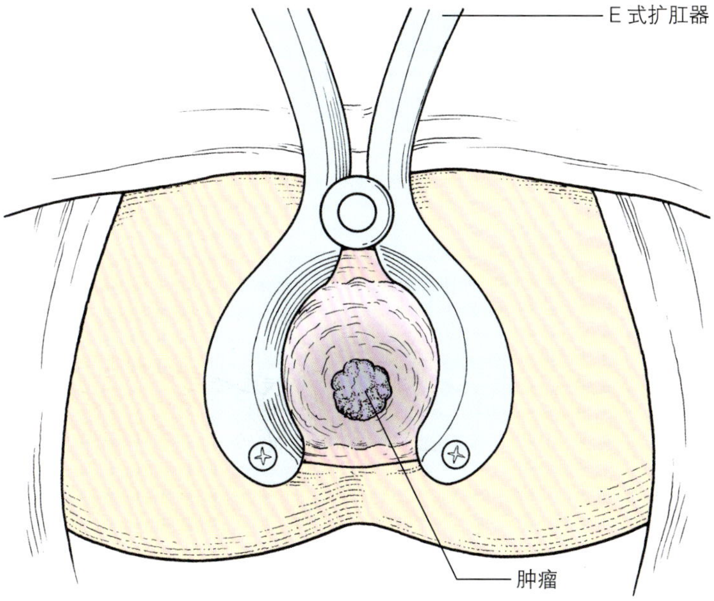

手术要点

① 扩肛器插入时取体位使肿瘤位于 6 点钟方向。
② 使肿瘤位于术者眼前便于操作是扩肛器插入的技巧所在。

距肿瘤 0.5~1cm 处缝支持线。术中需用力牵引支持线，使用 0 号或 1 号的粗线，用粗针贯穿肌层缝合（**图 6**）。牵引支持线，再度确认要切除的部位，用 endolinear stapler 将包含支持线在内的直肠一并切除缝合（**图 7**）。3-0 的可吸收线缝合钉合线处的出血（**图 8**）。

图 6　支持线

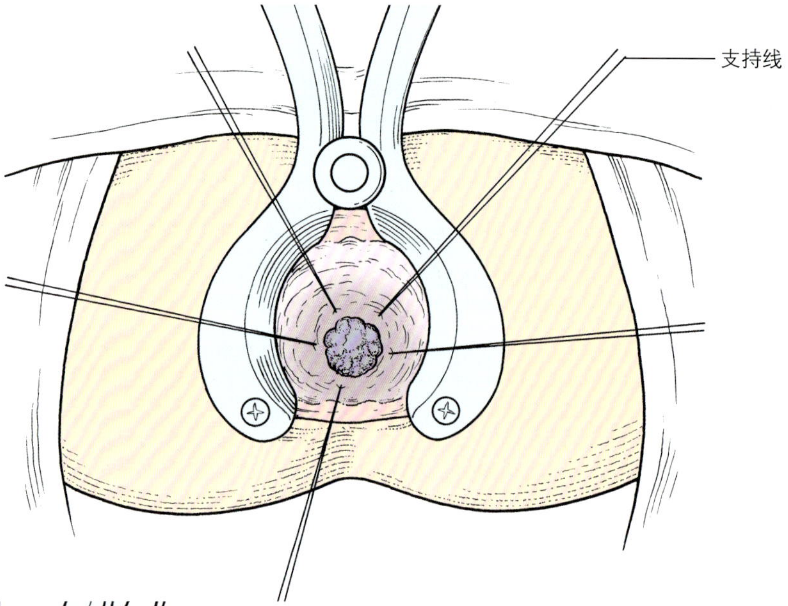

手术要点

① 贯穿肌层缝合支持线。
② 应用粗线作为支持线用力牵引进行切除。

图 7　肿瘤的切除和缝合

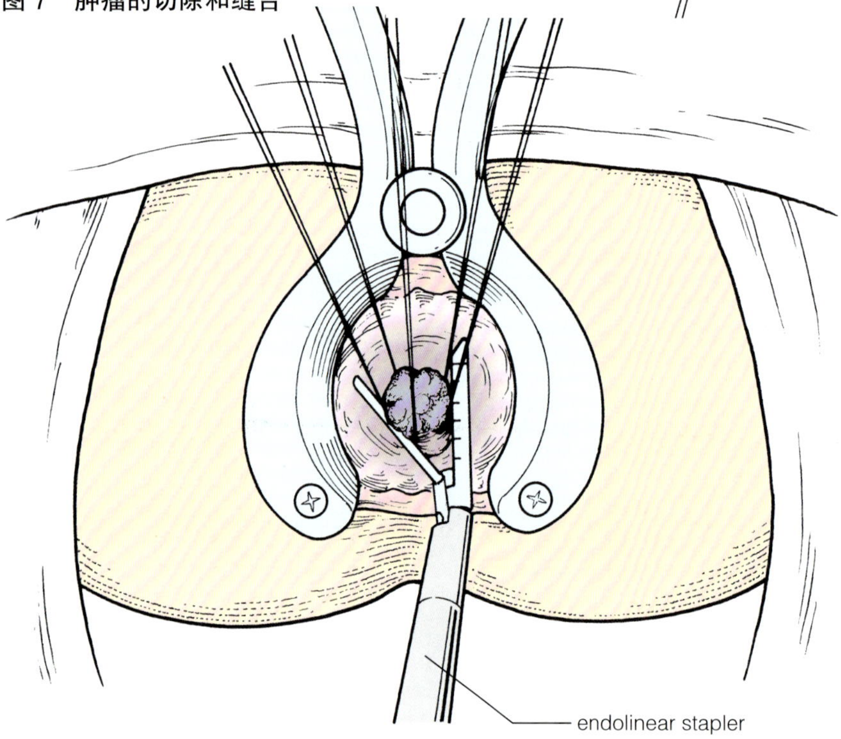

手术要点

① 使用尖端弯曲的endolinear stapler
② 注意保证外科切缘并将支持线一并切除。

图 8　切除后

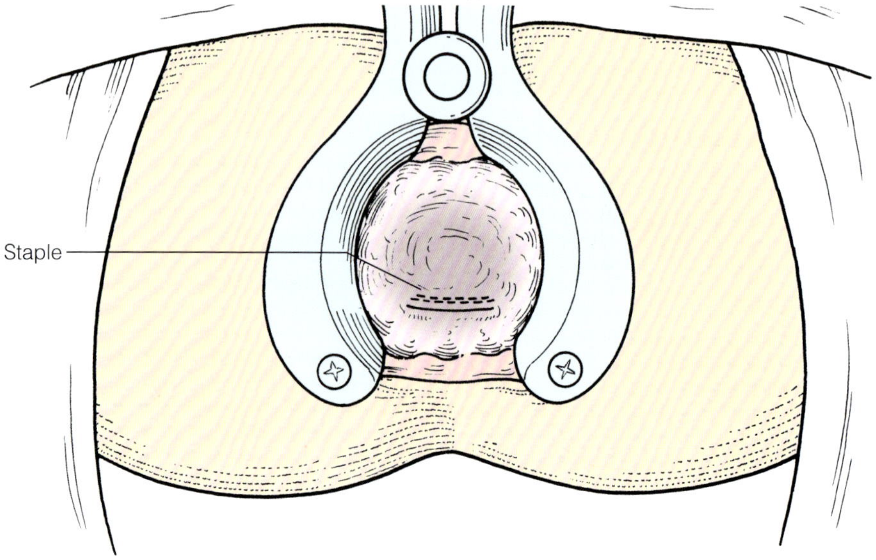

经肛内镜微创手术(TEM)

TEM 是 Buess 等发明的将直肠肿物自直肠腔内切除的一种术式。主要针对黏膜病变,其优点为可切除较大的病变(**图 9**)。

图 9　TEM 的器械

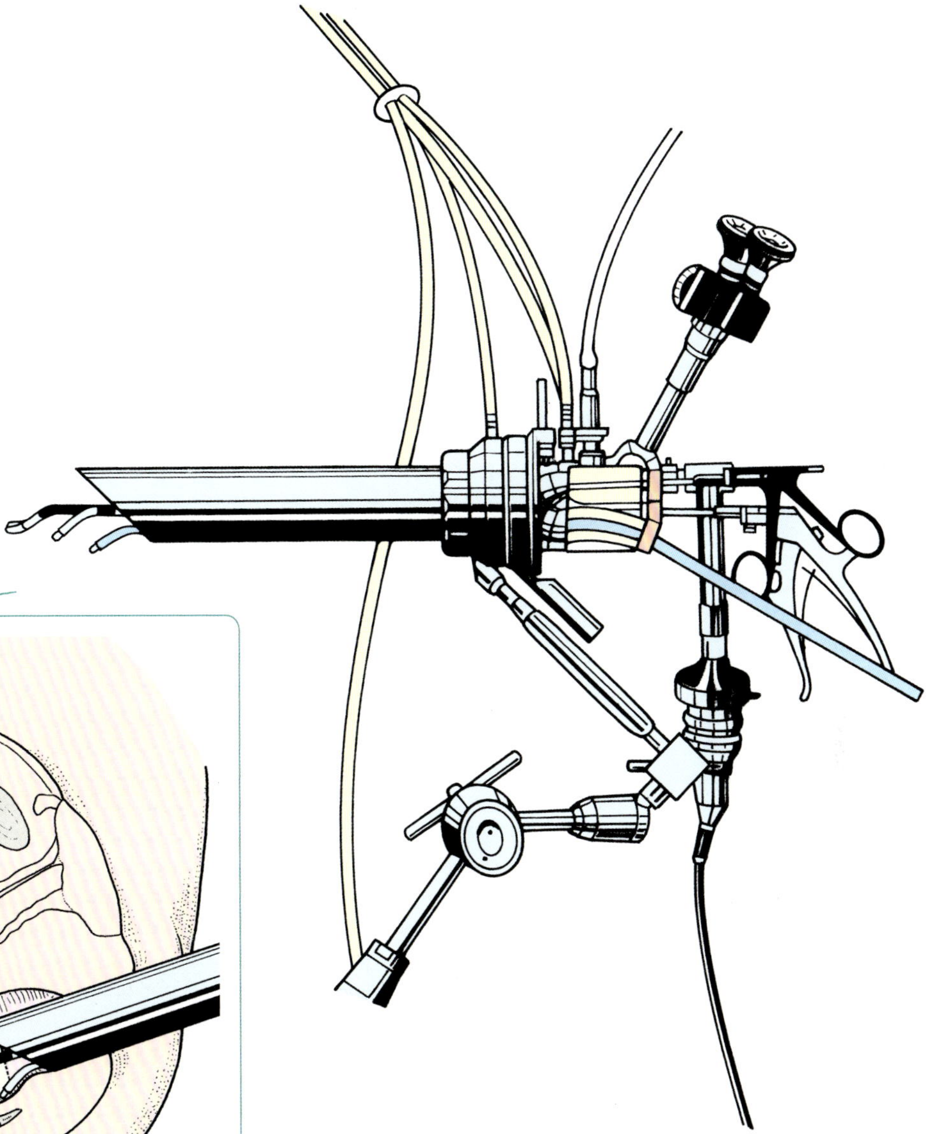

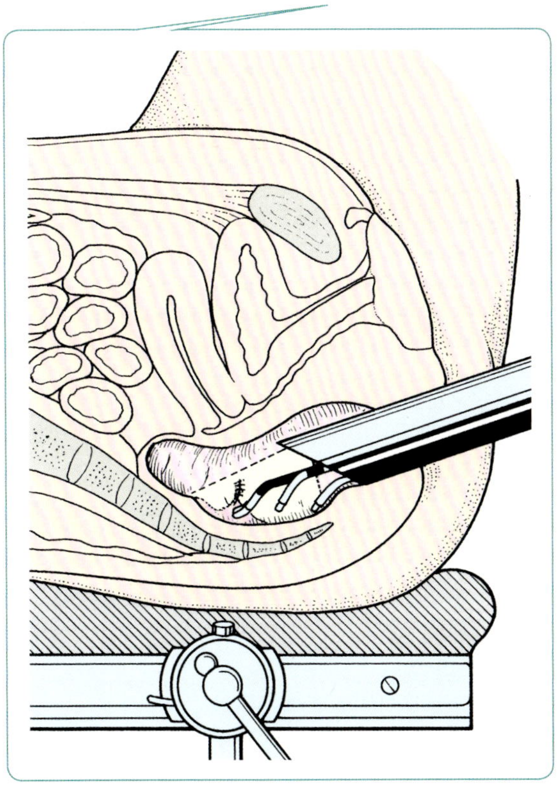

1　麻醉、体位

!!重要

手术采用全麻。体位与常规手术相同。肿瘤较大时术中可能需要变换体位。**术中有可能需倾斜变换手术台,注意应用束缚带等将身体固定确实。**

手术应用 Buess 式 TEM 器械。插入直肠镜达直肠膨大部分后拔出内筒。安装专用器具(glasscube、lightcable、光学视管等)。有使用二氧化碳和不使用二氧化碳的两种方法充盈肠腔。首先用针状电刀标记要切除的肿瘤周围,肿瘤比较大时边切除边于近端追加标记。与 EMR 和 ESD 一样在标记线附近黏膜下层注入生理盐水使肿瘤浮起。用专用的钳子和电刀进行手术,在狭小的管腔内使用电刀必须保证术区有效顺畅排烟。从右侧开始剥离,操作比较容易。确定白色的固有肌层后予以保留并推进切除(图 10)。

出血的控制

出血时用把持钳钳夹出血点,接通电刀凝固止血。

肿瘤切除后将术区创面冲洗干净,从术野右侧开始用 3-0 可吸收线与肠管长轴平行方向进针行横向连续缝合(图 11)。由于管腔内结扎操作比较困难,可应用钛夹固定缝合的起点与终点。

图 10 肿瘤切除

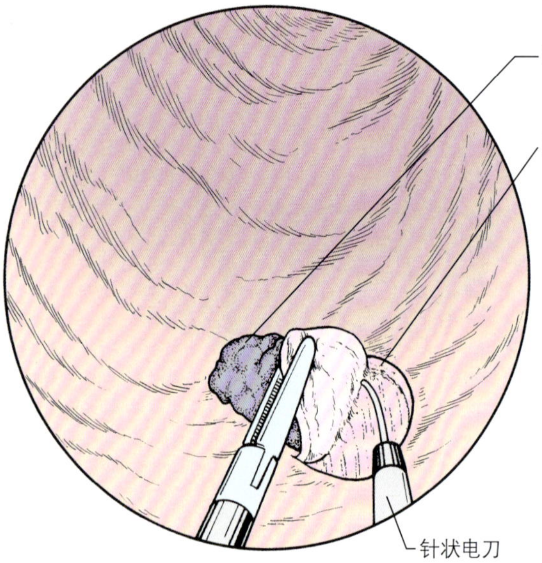

图 11 切除后

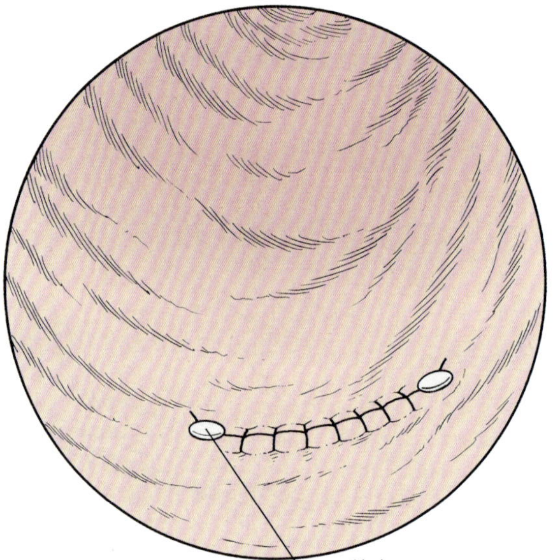

手术要点

① 保持露出的固有肌层完整。
② 由于管腔狭小,操作方向受限,从右侧开始进行操作会比较容易。
③ 确切止血。

手术要点

应用 3-0 可吸收线连续缝合。

各种术式的特点

注意

经典的经肛局部切除术由于术野的限制仅适用于距齿状线 5~6cm 以内的小病变。MITAS 可以同时进行直肠的切除和缝合，使得低位肿瘤可以做到接近全层切除，且文献记载其手术时间、出血量及并发症都比较低。**但必须注意肿瘤周围支持线需确实穿过固有肌层。**TEM 适用于位于直肠上段的肿瘤，而且即使肿瘤直径比较大也可一并切除为其优点，但是一般只对黏膜、黏膜下层进行切除而且手术时间比较长，并发症较高(**表 1**)。实施 TEM 要使用专用的手术器具，要接受专业的培训。

表 1　经典法，MITAS 和 TEM 的比较

术式	报告年	病例数	AV(cm)	肿瘤直径(cm)	手术时间(分)	出血量(mL)	并发症
经典术式	前田 2003 年	27	4.5(1~7)	2.9(1~6.5)	45(7~116)	45(0~290)	缝合不全(7.4%)
MITAS	前田 2003 年	89	9.9(5~20)	2.6(0.3~8.3)	25(7~68)	14(0~170)	缝合不全(1.1%) 出血(2.2%)
TEM	金平 1999 年	94	10.2(5~18)	3.3(1~8.5)	79.5(25~210)	—	10.9%

以上介绍了经肛直肠肿物切除术。尽管本手术适应证在逐渐减少，但如前所述仍有很多各自的优点，这一术式也是外科医生应掌握的技术之一。最重要的是充分理解各种术式的特点，从而选择效果最佳的手术方法。

参考文献

1）寺本龍生，小平　進，宮島伸宜，阿部令彦：経肛門局所切除．手術，41 : 823-829, 1987.
2）前田耕太郎，丸田守人，佐藤美信，花井恒一，升森宏次，松本昌久：直腸癌に対する局所切除術；適応と手技．消化器外科，26 : 303-330, 2003.
3）佐藤美信，前田耕太郎，丸田守人：直腸腫瘍に対する低侵襲経肛門的局所切除術（MITAS）．外科治療，89 : 374-379, 2003.
4）金平栄二，疋島一特，大村健二，春原哲之，亀水　忠，渡辺洋宇：経肛門的内視鏡下マイクロサージェリー（TEM）による直腸癌の治療．日消外会誌，30 : 950-954, 1997.
5）木下敬弘，金平栄二，近藤樹里，山田英夫，大村健二：直腸癌に対する経肛門的内視鏡下マイクロサージェリー．臨外，61 : 187-195, 2006.

经肛直肠脱垂手术

小出欣和，前田耕太郎，花井恒一　藤田保健衛生大学下部消化管外科

直肠脱垂分为全层直肠壁向肛门外脱出的完全性直肠脱垂和下段直肠黏膜和黏膜下层向肛门外脱出的不完全性直肠脱垂。还有一种特殊情况，即直肠不向肛门外脱出，直肠全层呈环状下垂形成直肠内套叠的隐性脱垂。一般单说直肠脱垂是指完全性直肠脱垂，这里将就完全性直肠脱垂的经肛手术方法进行概括介绍。

直肠脱垂的病因及手术的方法和目的

直肠脱垂的病因包括：① Douglas 腔的滑脱疝学说；②直肠套叠学说；③盆底肌、肛门括约肌、骨盆筋膜等支持组织减弱学说；④肛提肌和肛门括约肌的功能失调学说等。不管哪种学说都无法一元论解释直肠脱垂，每个病例都是各种病因的复杂组合，有多种诱因导致直肠脱垂的发生。迄今为止关于直肠脱垂的手术，世界上有超过 100 多种的术式，目前常规实施的有十几种，但仍无确定统一的术式。手术的目的是整复直肠脱垂的状态，使其恢复正常。具体的实施有紧缩肛门，切除或缩短直肠黏膜，切除过长的肠管，肠管上提固定，纠正直肠套叠，加强或闭锁骨盆底或 Douglas 腔，或者将这些方法组合实施。从简单的单一术式到复杂的组合术式，手术方法多种多样。术式大致分为两大类，低创伤的简便的经肛、经会阴手术和经腹肠管固定切除手术。

至于术式的选择，直肠脱垂是良性疾患，根据脱出程度、是否伴有其他症状、年龄、全身状态、有无并发病等尽量选择低创的彻底性手术。这里就日本常见的术式：经肛直肠黏膜缝缩术（Gant- 三轮法），肛门环缩术（Thiersch 术）进行介绍。应该认识到采用本术式有可能由于直肠黏膜部的短小，过长肠管的短缩以及肛门变窄导致肠管堵塞的情况。

术前检查

!!重要

行大肠内镜或灌肠造影检查，确认有无大肠病变。**手术患者高龄较多，还要确认有无糖尿病、有无心脏疾患、心功能的评价、有无口服抗血小板及抗凝药等。**排便造影与怒责排便试验等有助于判断疾病状况和脱出状态。直肠肛门内压力测定亦有一定价值。

伴有严重便秘的病例

应用不透过 X 线的标记物进行传输时间检查，评价肠管的运动功能。

直肠脱垂的患者病例 由于伴发精神疾患的患者较多，应确认既往有无精神疾患史。

术前处理

如术前使用抗血小板、抗凝药物，应在适时停用。

手术当日，禁食水、补液、肠道术前准备；手术当日给予甘油灌肠或固体缓泻栓剂，如有可能于术前日开始采用加快肠蠕动，尽可能排出肠内容物，以减少对手术操作受到的影响。

麻醉、体位

麻醉一般采用低位腰麻（头高位），然而，由于直肠黏膜没有痛觉，当展开肛门无疼痛时，可以在无麻醉状态下行 Gant- 三轮法操作，在局麻下行 Thiersch 术。但为使脱出肠管尽量向肛门外牵引，腰麻可缓解肛门括约肌的紧张，会使手术效果更好。骶麻（硬膜外麻）也有同样效果。

体位一般为截石位。在施加重力和腹压的情况下，脱出肠管更容易向肛门外牵出，因而截石位最为有效。折刀位和右侧卧位也可进行手术，但需要医生操作较为熟练。

手术步骤

Gant- 三轮法

1. 使肠管尽可能脱出
2. 缝合结扎域
3. 结扎操作

Thiersch 术（肛门环缩术）

1. 皮肤切开
2. 将丝线引入肛门环内
3. 肛门环的缝合紧缩

Gant-三轮法

本术式为将脱出肠管的黏膜及黏膜下层行局部缝合结扎，使直肠壁内侧短缩，从而整复脱出肠管的方法。

1 尽可能使肠管脱出

首先取头高截石位，使患者腹压增大。将脱出于肛门的套叠肠管的尖端左右用 Alis 钳把持，勿损伤肠黏膜，轻柔的将套叠地肠管向肛门外牵引（图 1）。

图 1　将脱出的套叠肠管向肛外引导

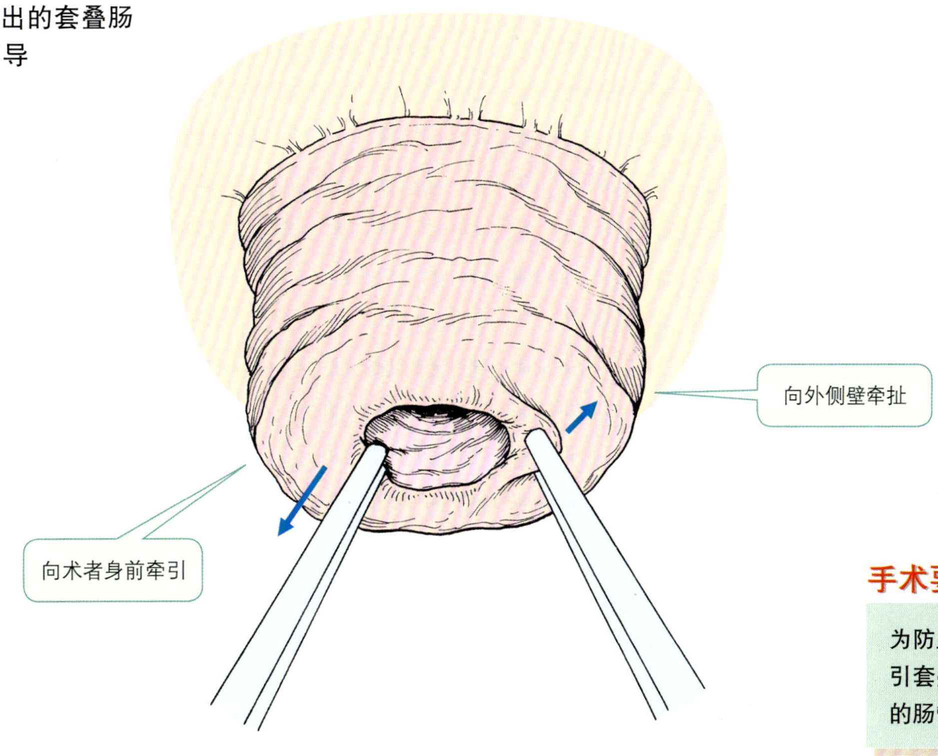

手术要点

为防止损伤黏膜边牵引套叠肠管边将脱出的肠管向肛侧掀起

2 结扎域

将套叠肠管最前端的黏膜和黏膜下层用 Alis 钳或卵圆钳呈八字形夹持。于夹持组织的中央部将缝针穿入至似达肌层还未达肌层的黏膜下层深部（图 2）。

将夹持的组织一边向上牵提一边进行贯穿缝扎，形成黏膜瘤，作成结扎域（图 3）。

结扎域的大小约 7~10mm，结扎部分约小指头大小，强力结扎使其坏死脱落。

结扎线用可吸收线和非可吸收线均可，笔者使用可吸收线。1-0 或 0 号线均可。

注意　**缝针刺入过深，结扎域做的过大会使肠管全层坏死，会有肠穿孔的危险（图 4），**临床上有发生这种情况的报告。

图 2　向脱出肠管黏膜刺入缝针

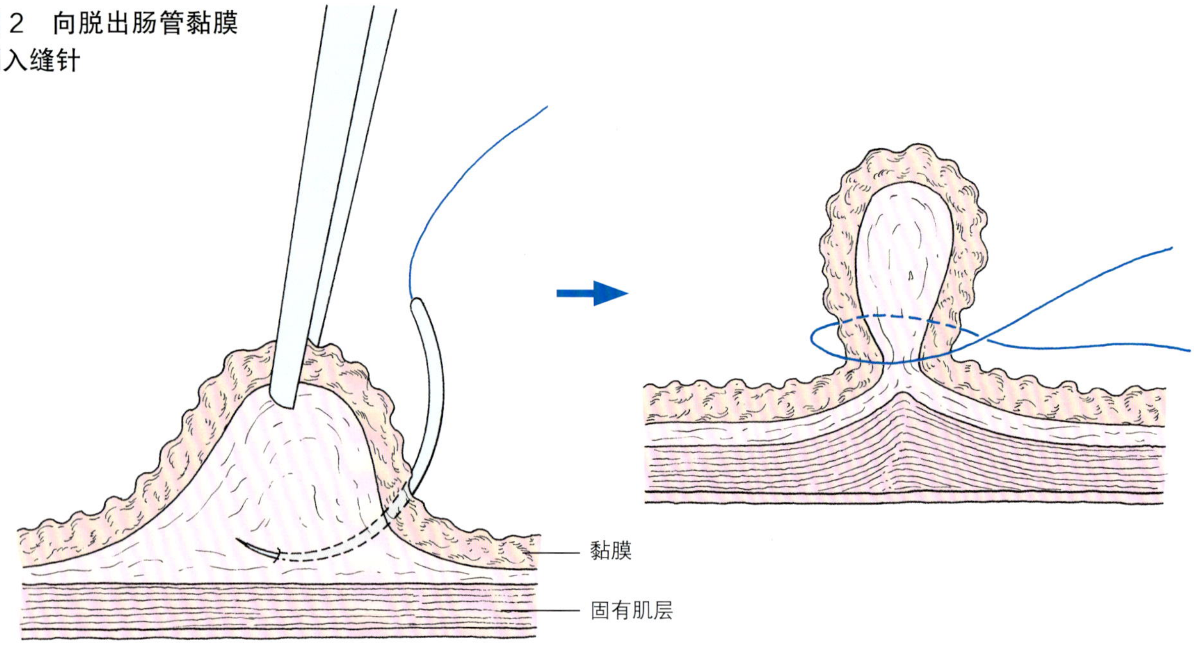

手术要点

缝针应穿入似达肌层还未达肌层的黏膜下层深部。

图 3　结扎域的作成

手术要点

将把持的组织牵拉上提。
用力结扎以便使结扎域坏死脱落

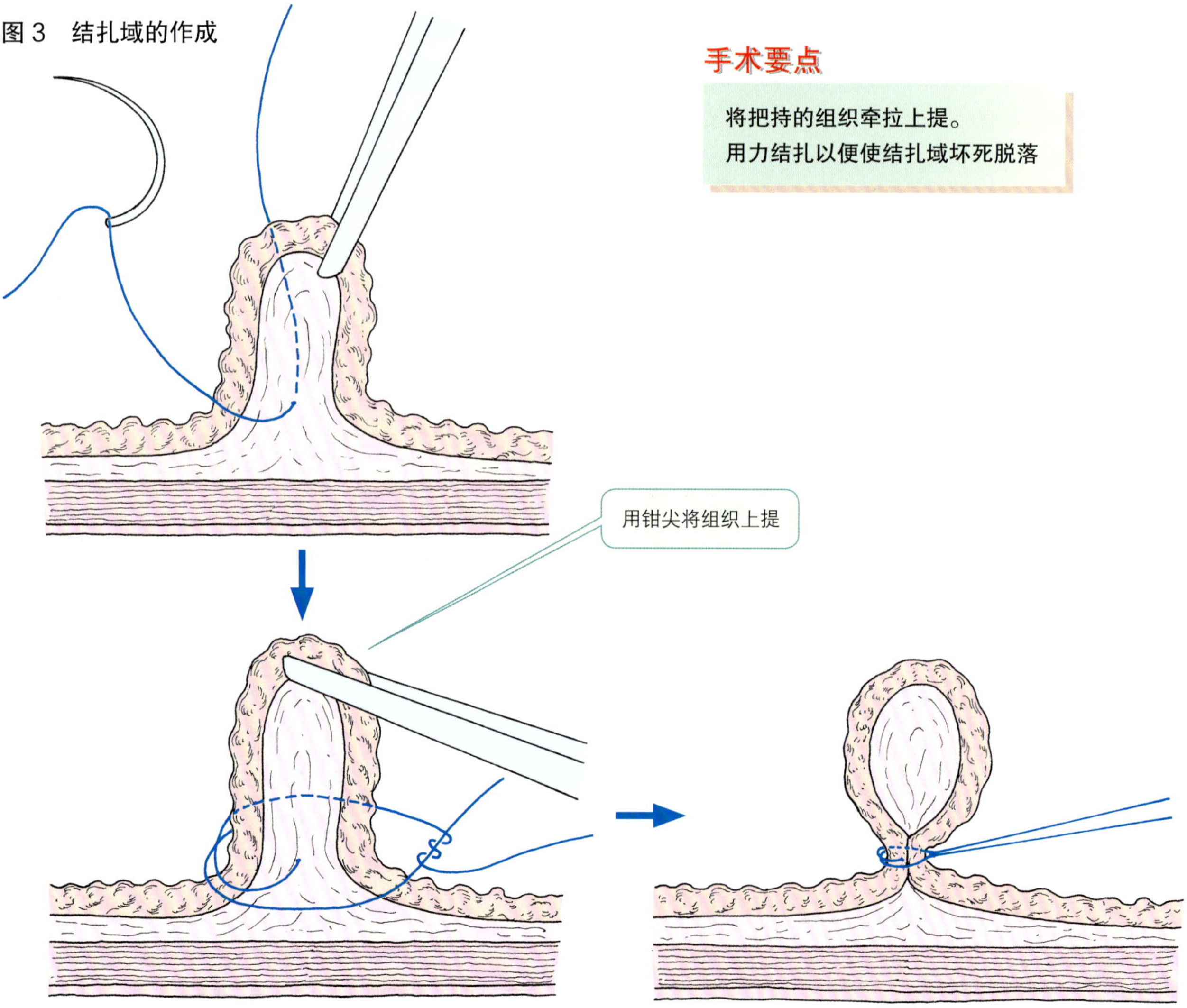

图 4　错误的入针方法

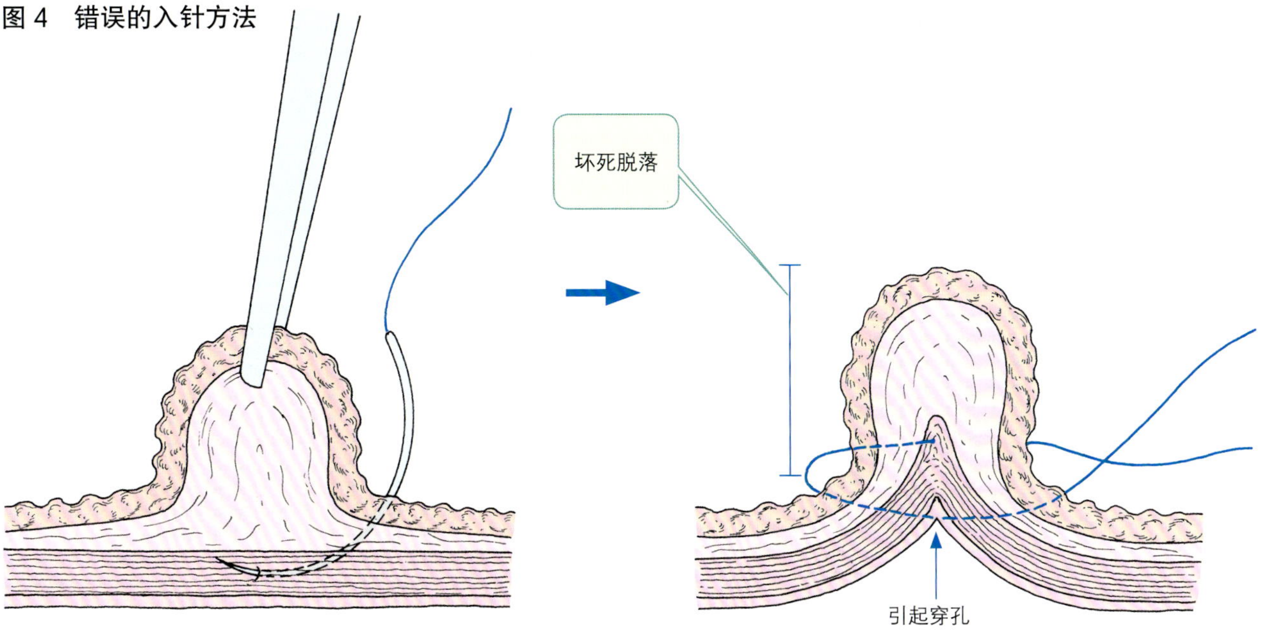

危险点　缝针刺入过深，结扎域过大会使肠管全层坏死引起肠穿孔，应予注意。

3　结扎操作

结扎时为使结扎不偏离而位于直肠腔中心，首先将脱出的前端上下左右四点用丝线缝扎(**图 5**)，用钳子夹持脱出部前端的丝线，直至完成全部同心圆状结扎。由助手牵引前端的丝线，向外侧进行结扎，依次将近肛门侧的直肠呈同心圆状结扎。

图 5　结扎操作①

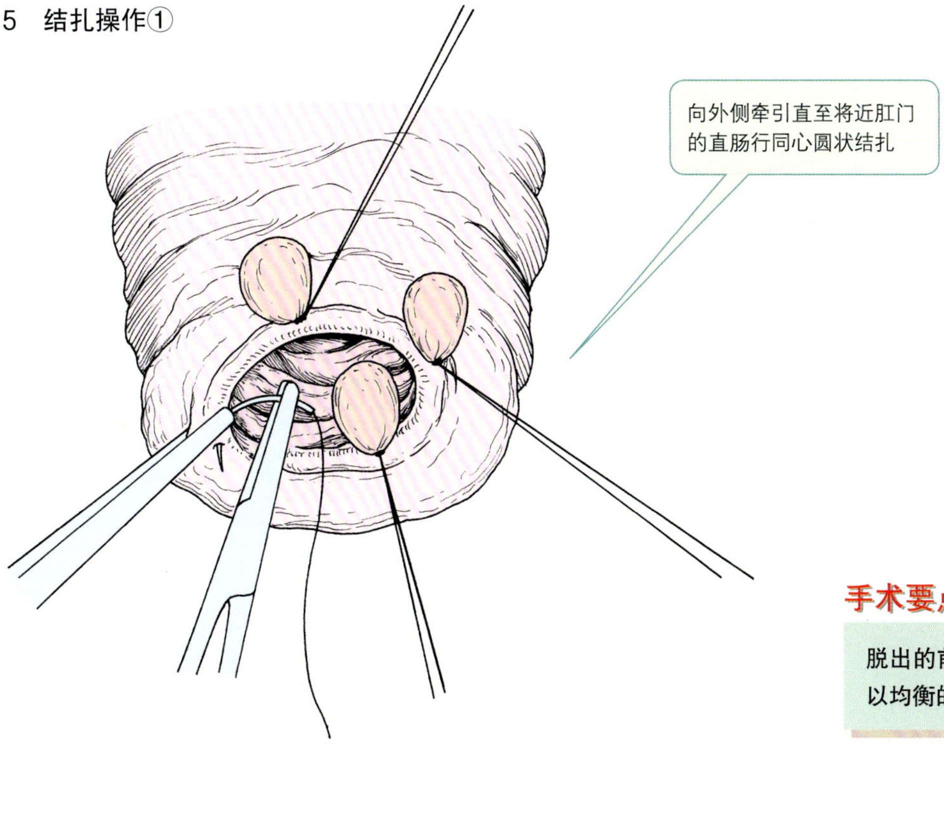

手术要点

脱出的前端上下左右四点用钳子以均衡的力量把持缝扎丝线。

结扎域会引起术后的肠腔狭窄及出血，为预防其发生，结扎域应该做成交错状（图6），不时地向肠腔内插入手指确认肠腔是否有狭窄。

注意 **担心发生肠腔狭窄时可将结扎域做得比较大一些，但是会降低黏膜短缩效果，易致直肠脱垂复发，这一点应该予以充分注意。**

如此操作由尖端依次以适当的间隔向外侧呈环周状反复进行（图7）。

图6　结扎操作②

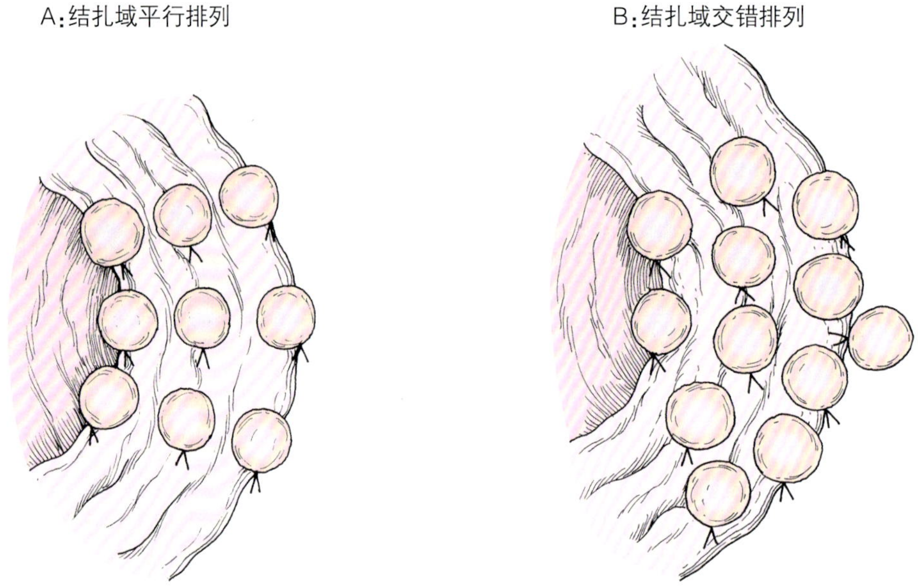

手术要点

为更有效地使肠管短缩预防肠腔狭窄，应努力使结扎域呈交错状排列。

图7　结扎操作③

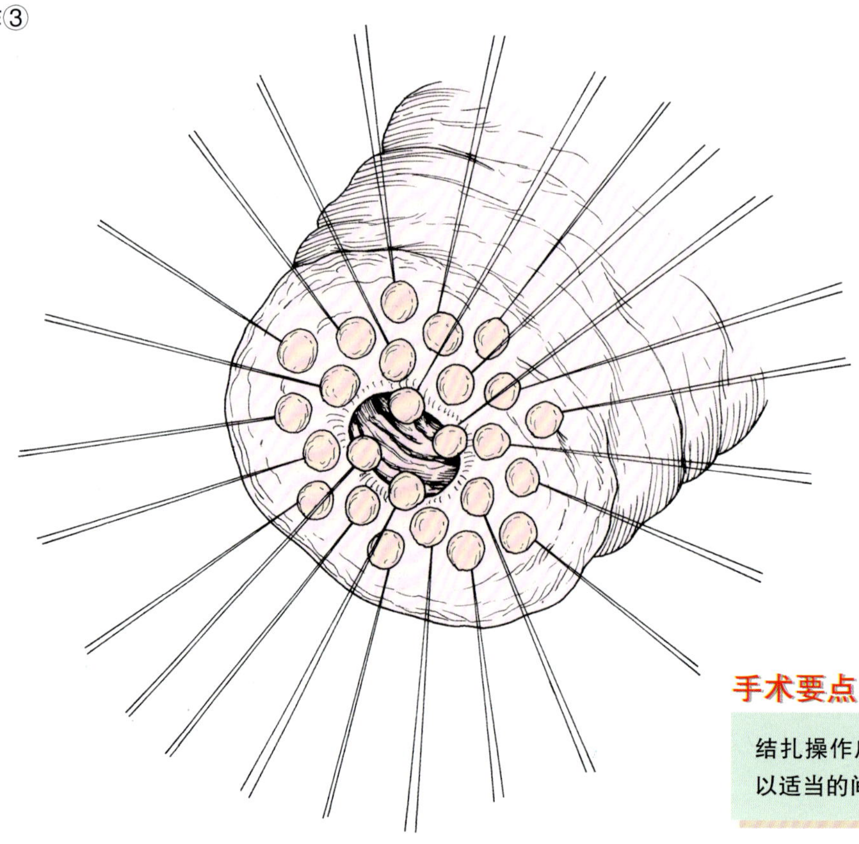

手术要点

结扎操作应从尖端开始依次以适当的间隔呈环周状进行。

各个结扎域之间距离大约以 0.5~1cm 为宜，用钳子将黏膜向上提起予以结扎即可。随着结扎的进行黏膜的面积逐渐缩小，直至难以提起黏膜进行操作为止。操作过程当中如黏膜裂开出血，用 3-0 可吸收线进行缝扎。

注意 **结扎操作进行到近齿状线为止，决不可累及齿状线（图 8），一旦累及齿状线，会引起术后肛门持续疼痛。**

根据直肠脱垂脱出肠管的长短大小，结扎域的数目大多在 30~50 枚左右。

结扎域可以行烧灼、切除，也可向其内注入生理盐水，但因有术后出血等风险，并不常用。将脱出肠管向直肠内自然还纳，剪除结扎部位的缝线，结束手术（图 9）。

相比单独使用 Gant- 三轮法，通常更多的情况下是与 Thiersch 法合用。与 Thiersch 法合用较单独使用 Gant- 三轮法可更好地预防脱出。尽管不联合用 Thiersch 法，有些病例也不会再发，究竟何种病例应联合用 Thiersch 法，还没有严格的适用标准，但多数情况下都需合用 Thiersch 法。以下将就 Thiersch 法，即所谓的肛门环缩法作概要讲解。

图 8　结扎操作④

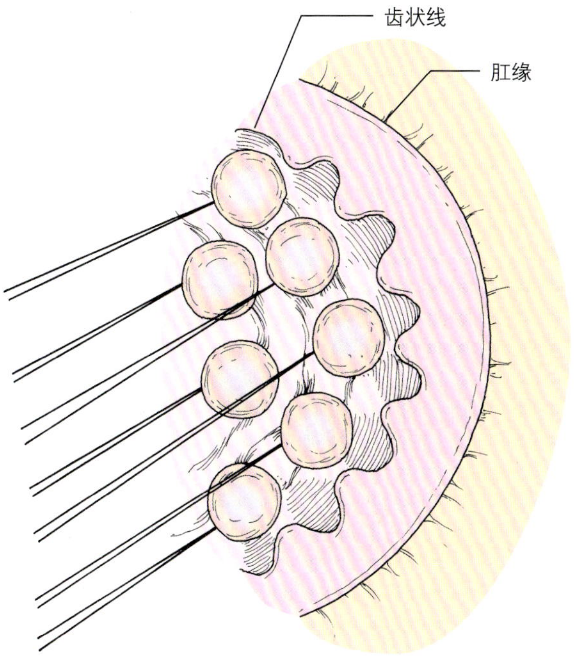

图 9　结扎操作⑤

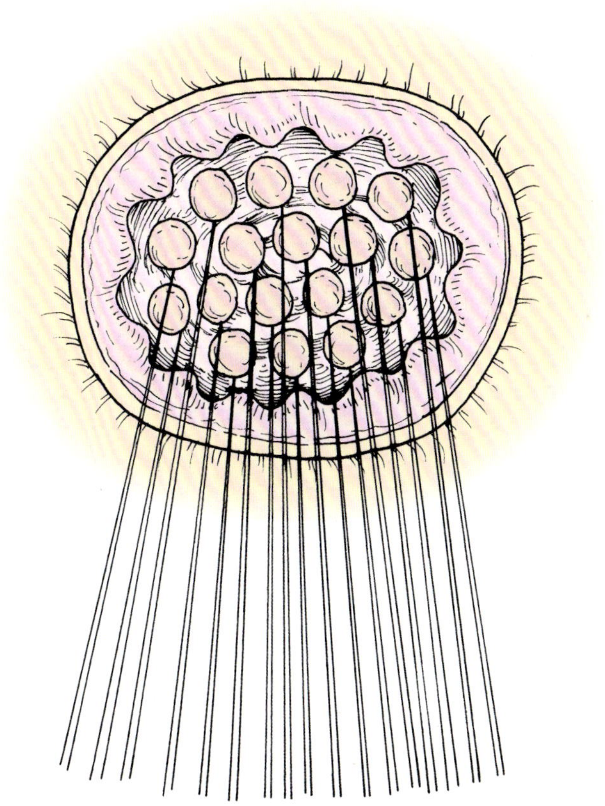

手术要点

一旦结扎齿状线术后肛门会持续疼痛，术中决不可结扎齿状线

手术要点

随着外侧结扎操作的进行，脱出肠管自然向直肠内还纳，结扎线应在肛内剪除。

Thiersch术（肛门环缩术）

本手术方法将银线（原方法）、铜线、合成纤维丝、筋膜片等呈环状穿过肛周皮下，将肛门环缩防止肠管脱出、套叠和堵塞。通常在可触及的肛门外括约肌深部外侧环状缩小肛门。为使手术操作清洁，应将其所用器械与 Gant- 三轮法手术器械分开放置。手术所用器械为手术刀、镊子、电刀(镊子型较好)、肌肉拉钩、弯 Kelly 钳。

1 切开皮肤

肛周用碘伏充分消毒。在肛缘外侧 2~3cm，即外括约肌外侧的 2 点、7 点、10 点（2 点、5 点、10 点也可）三处位置将皮肤呈放射状切开 1.5~2.0cm（图 10）。还有将 12 点和 6 点或者 3 点和 9 点的两处位置进行切开的方法。

皮肤切开后确认肛门外括约肌外侧，将脂肪组织用肌肉拉钩分开，达肛提肌下方（图 11）。在此操作前于剥离部注入止血水，可有效止血。

图 10　皮肤切开

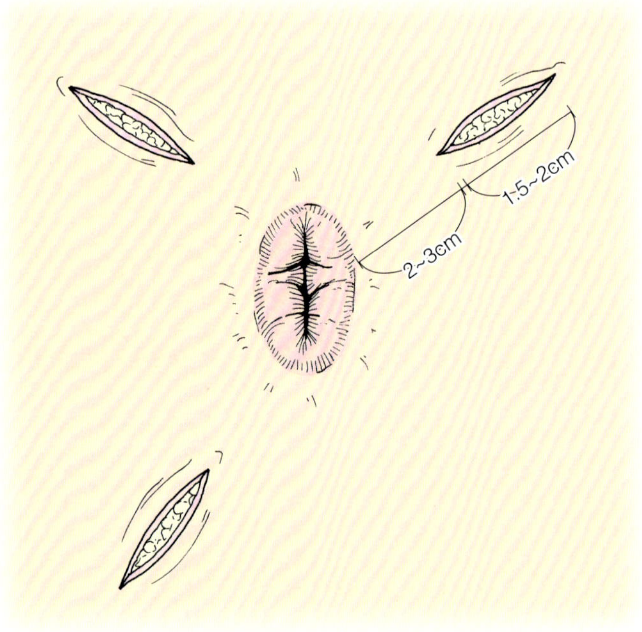

手术要点

从距肛缘 2~3cm 外侧部也就是肛门外括约肌外侧的 2 点、7 点、10 点(2 点、5 点、10 点也可)三处位置，将皮肤呈放射状切开 1.5~2.0cm。

图 11　剥离皮肤切开处

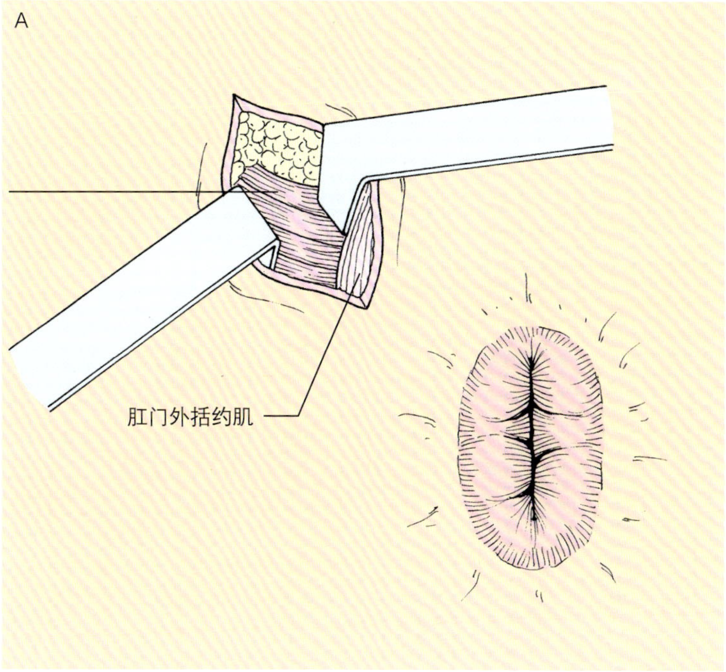

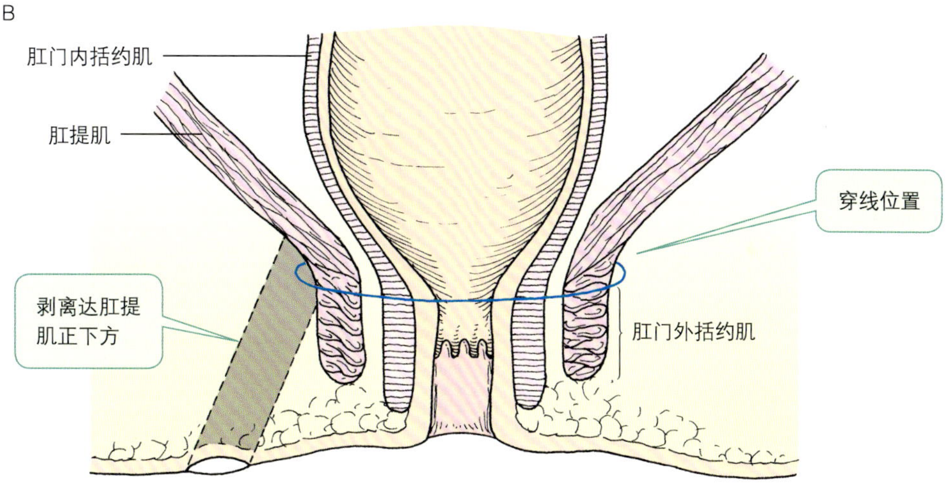

手术要点

在确认肛门外括约肌外侧的同时边进行剥离，直至肛提肌下方，在此操作前向剥离部注入止血水，可有效止血。

2 置入肛门环

于 2 点位切开将弯 Kelly 钳向肛前方插入，向 10 点钟方向贯通。于 10 点钟方向切开，将粗合成线(2 号尼龙线)引向 2 点钟方向(**图 12**)。我们使用两根 2 号尼龙线。当前方 Kelly 钳贯通时，男性会有尿道损伤的危险，向膀胱内插入尿管后，通过胀起的球囊确认尿道的位置，再行 Kelly 钳贯通会较安全些。然后从 7 点切开部位向 2 点、10 点切开部位交互插入 Kelly 钳，于肛门外括约肌外侧沿肛提肌下进行贯通，将牵引尼龙线两端拔出(**图 13**)。

图 12　置入肛门环①

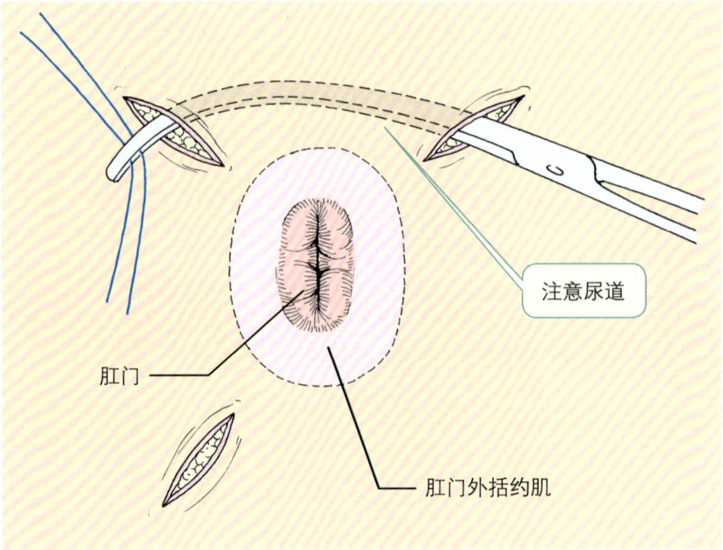

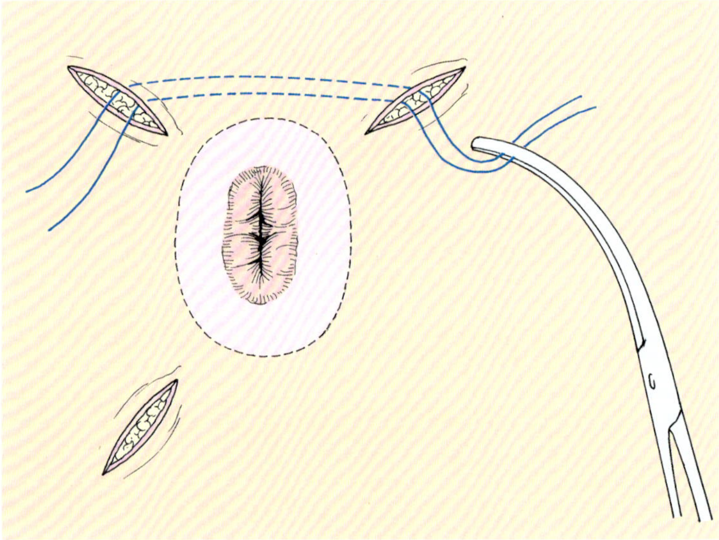

手术要点

男性注意勿损伤尿道，女性为防止阴道后壁贯通伤，从 2 点位切开，将弯钳沿肛提肌下缘向肛门前方插入，与 10 点位相贯通后，将线牵引拔出。

图 13　置入肛门环②

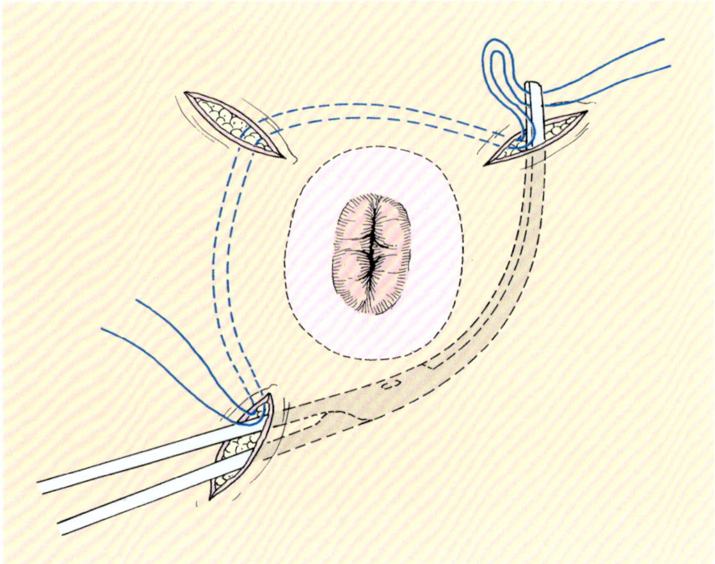

手术要点

从 7 点位切开分别向 2 点、10 点位交互插入 Kelly 钳，沿肛门外括约肌外侧、肛提肌下方贯通后，将线牵引拔出。

3 环缩肛门环

将从 7 点切开位牵引拔出的尼龙线结扎。在结扎时将食指根部插入肛门内，紧缩时使食指感到轻轻的箍闭感(**图 14**)。如环缩过紧会引起术后排便困难，如过松会引起术后肠管再次脱出，适度的环缩是手术关键所在。结扎后的结节于皮肤切开部的左右侧均可。切开两处皮肤即可进行贯穿操作，但为使贯通位置更深，切开三处进行贯通操作会更确切。为防止肛门环感染，应将切开部进行充分消毒，将创面闭合结束手术。

图 14　紧缩肛门环

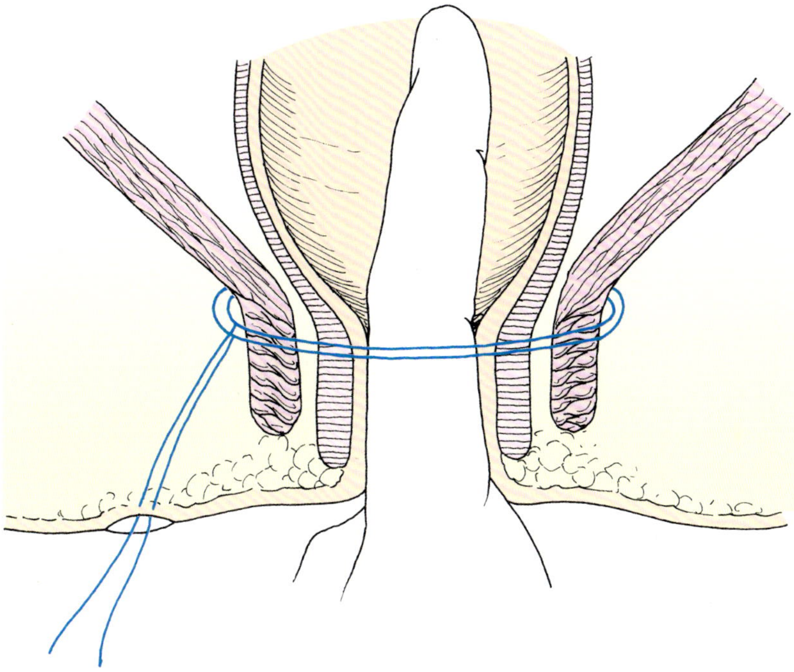

手术要点

向肛门内插入食指根部，紧缩时使食指感到轻轻的箍闭感。

术后管理和并发症的处理

术后第一日晨开始进食。

术后会有一过性的肠腔狭窄，干便排出困难，予缓泻剂协助排便。

如从肛门排出粘液及少量出血，可予临床观察。有时会有中等量的出血，予禁食、应用止血剂、用止血剂喷涂、压迫止血，静养休息一般会缓解。确认出血部位进行结扎止血非常困难，另外这些操作会使直肠被再次牵出，反而增加出血，形成新的出血部位，使止血操作难以进行。

确保 Thiersch 术的紧缩环无感染，使用 4~5 天抗生素。皮肤切开处于术后 10~14 天拆线。

Thiersch 术的紧缩环感染时，肛门环会进一步缩小，出现排便困难，应在局麻下将环取出。感染控制后可以在局麻下再度行 Thiersch 术。

参考文献

1) 戸塚守夫，石山勇司，中山　豊：直腸脱．新外科学大系　直腸肛門の外科Ⅱ，中山書店，1992, p301-314.

2) 高尾良彦，宍澤貞夫，諏訪勝仁，藤田明彦：直腸脱の治療．外科治療，96（2）: 167-178, 2007.

3) 前田耕太郎，丸田守人，内海俊明，松本昌久，小出欣和：骨盤底支持組織並びに排便の機能障害（2）直腸脱．臨床消化器内科，15（8）: 1081-1087, 2000.

4) 荒川廣太郎：直腸脱の現況．日本大腸肛門病会誌，32 : 224-229, 1979.

5) 今　充，中田一郎，小野慶一：直腸脱の分類と発生メカニズム．日本大腸肛門病会誌，35 : 454-458, 1982.

6) 加藤三博：Gant-三輪法・Thiersch法併用手術後に大腸穿孔を合併した1例．日本大腸肛門病会誌，46 : 207-210, 1993.

痔核切除术

松島　誠　松島病院

痔核是闭合肛门不可缺少的生理构造，也称之为肛垫（覆盖痔核表面黏膜或上皮的支持组织，一部分为包含动静脉吻合的静脉丛或弹性结缔组织，Treiz 肌等构成），因静脉丛淤血或支持的结缔组织的断裂或伸展后肥大所形成。痔核的治疗以改善其脱出、肛门部不适感、出血、疼痛等自觉症状为目的。Goligher 内痔分级 3 度以上，即排便后脱出的内痔核必须用手才能还纳者需要手术治疗。痔核切除术（痔核结扎切除术）即将脱出的痔核组织适当地切除使肛门恢复接近正常状态。

目前施行的以 1930 年发表的 Milligan-Morgan 法为基础改进的结扎切除术在日本大约有 50 年以上的临床经验，能够保留肛门功能，根治效果好，严重的并发症非常少，因此结扎切除术成为痔核手术治疗的标准术式。

术前检查

① 肛诊、肛门镜检查以及怒责排便试验确定痔核的大小和部位。

② 行纤维结肠镜检查，确定有无结直肠疾患。还要确定有无其他的肛门病如肛瘘、肛裂、直肠脱垂、肛门功能障碍等。

③ 确认患者日常排便状态、排便习惯等，必要时术前予以纠正。

麻醉、体位

麻醉取低位腰麻或骶管麻醉，手术体位基本采用头低位的 Jack-knife 位，也常用截石位、侧卧位。取 Jack-knife 位时不用分开双脚，于两侧臀部贴宽幅胶布，向左右两侧对称牵引，确保手术视野。术者于患者左侧站位，助手于右侧站位（图 1）。

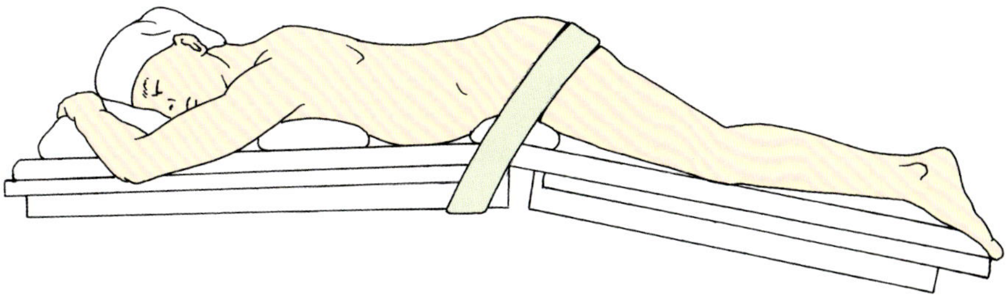

图 1　Jack-knife 位
勿需分开双脚，于左右臀部贴胶带向两侧牵引，术者于患者左侧站位。

消毒

用消毒棉球和分叶肛门镜将直肠内容物除去，同时确定痔核的脱出状态和程度(图 2)。

图 2　洗净，消毒

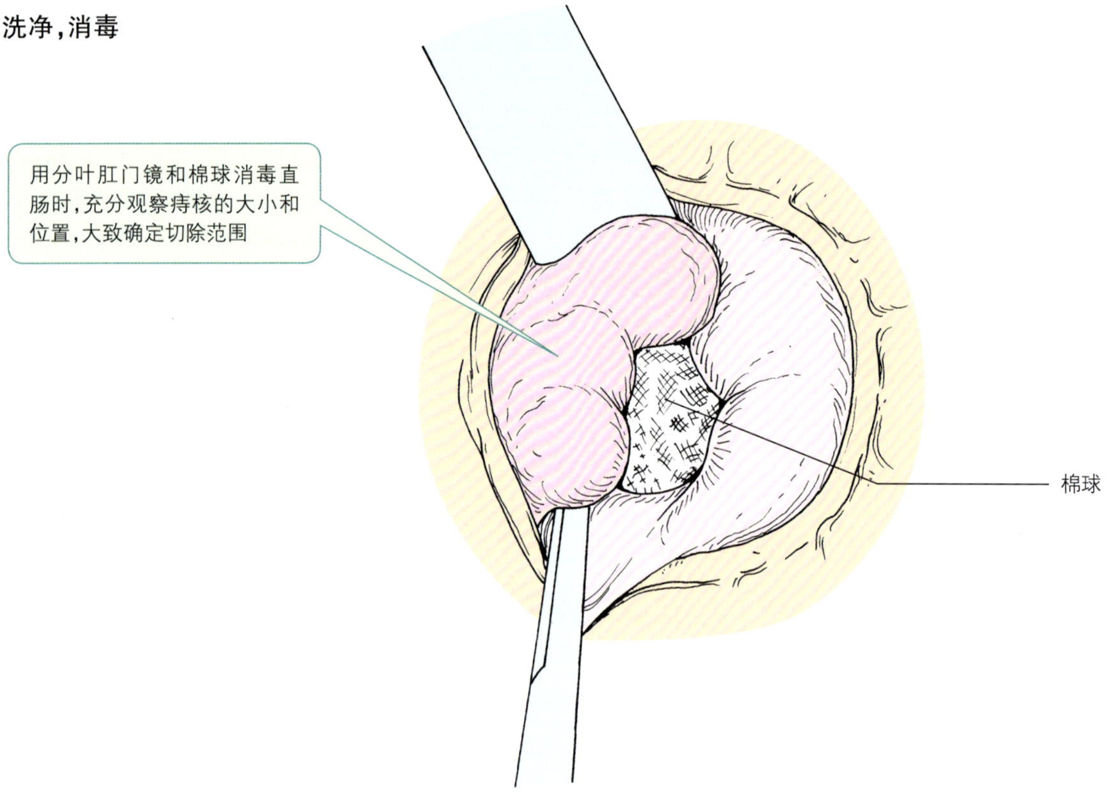

手术步骤

1. 局部注射麻醉
2. 确定痔核切除线
3. 切开皮肤
4. 切除外痔核成分
5. 切除内痔核成分
6. 痔核切除
7. 切除断端处理
8. 闭合创面
9. 最终确认手术完毕

手术技巧

1 局部注射

通过肛诊充分检查肛管、直肠后，使用分叶肛门镜观察痔核整体(**图 3**)。肛诊检查的要点是，①肛管的伸展性(肛管上皮、括约肌的伸展性)，②肛管长度(从肛缘到耻骨直肠肌上缘的距离)，③肛门皮下、直肠黏膜下有无病变。应用分叶肛门镜视诊时确认痔核的大小和位置，有多个痔核时，确定切除的顺序。设定完成痔核切除手术时想达到什么效果很重要。局部注射麻醉可减少术中出血量，使剥离操作相对容易。予 0.5% 肾上腺素加利多卡因于痔核皮下、黏膜下层适量注入，先予镇痛可减轻术后疼痛(**图 4**)。

手术要点

多个痔核切除时，先切除哪个部位、切除后是否会对术野造成不良影响以及哪些是不需要处理的副痔核等因素都要进行考虑。多数情况下先从大的痔核开始切除，每个痔核怎样切除，这些术前都需进行预想，这也是决定手术成败的关键。

图 3　观察痔核
应用肛门镜充分地观察痔核的大小和位置，大致确定切除范围。

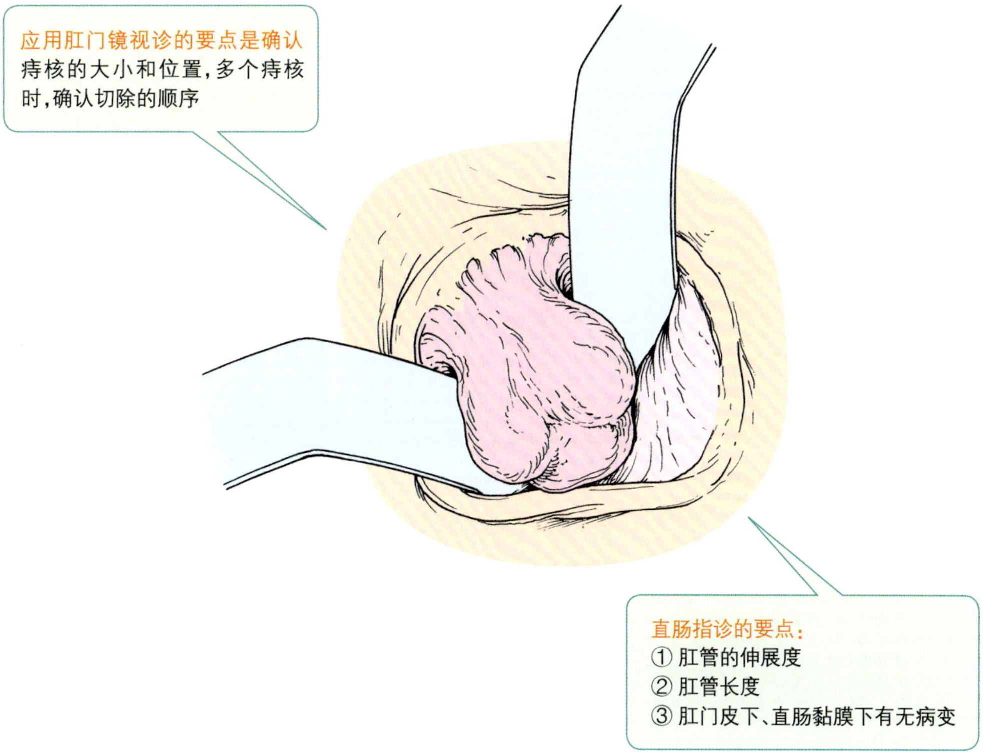

图 4　预防术中出血

A

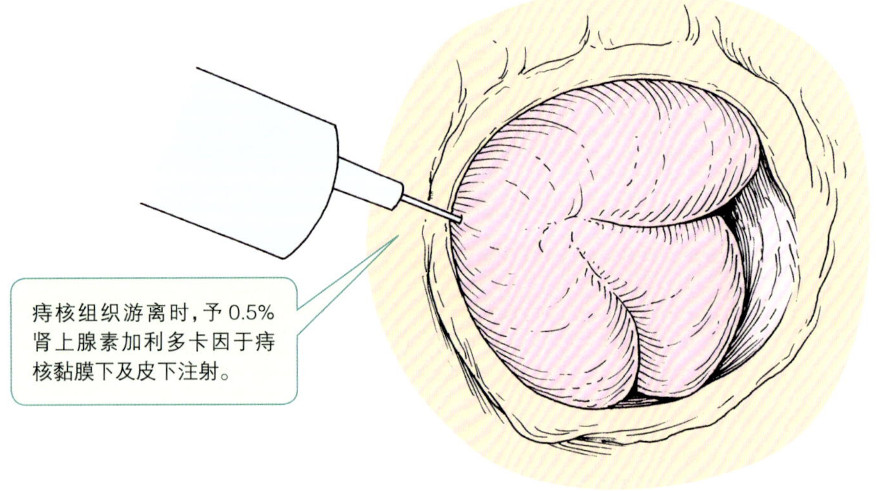

B

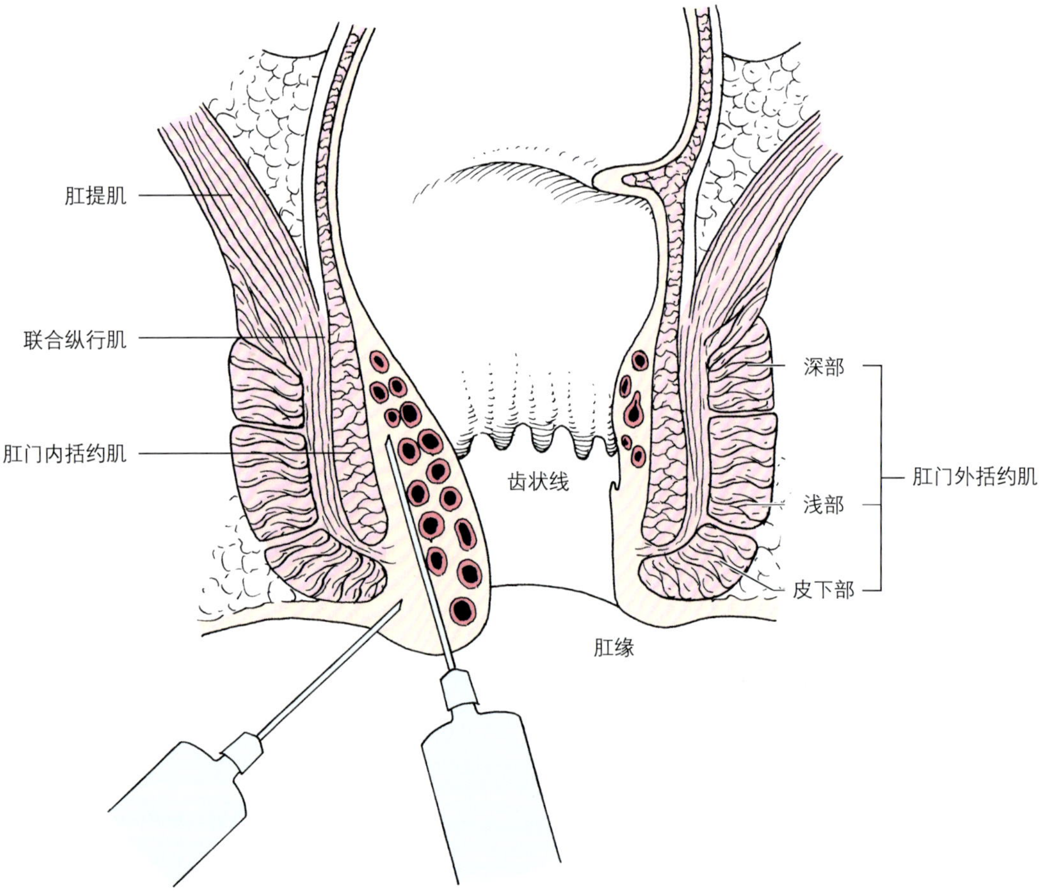

2 痔核切除线的确定

术野用扩肛器（肛门镜）有各种形状，一般用分叶肛门镜，多个及较大痔核切除时用开了衩口的筒状肛门镜，会使手术操作较为方便。将肛门镜观察到的痔核固定于展开的术野中央部。通过向肛门内插入的扩肛器的开合，用镊子将痔核整体把持后进行反复操作，以确保痔核切除后创面缝合闭锁为前提确定切除线（**图 5**）。

图 5　确定切除线

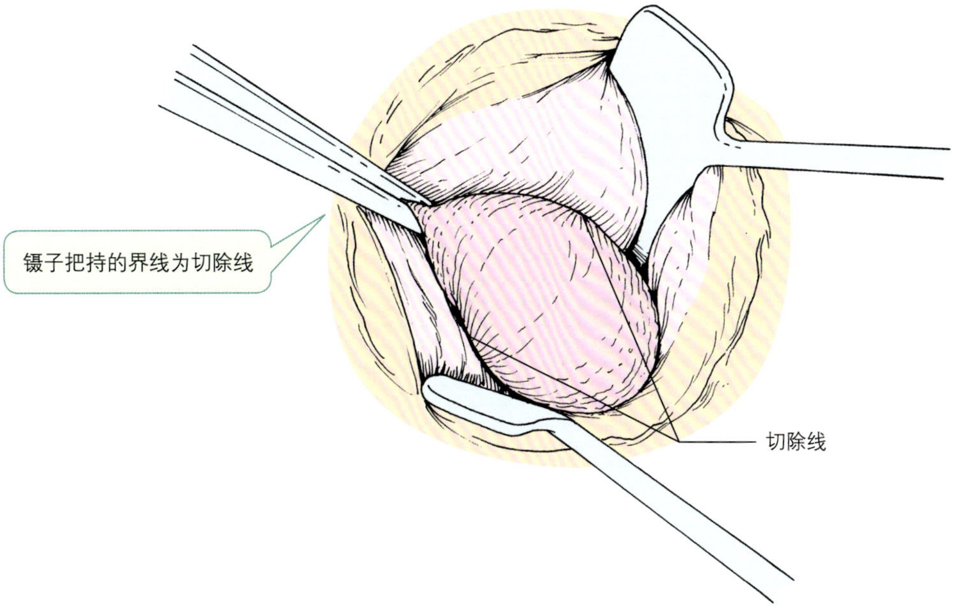

3 皮肤切开、形成皮肤创面

用钳把持拟切除痔核中央的肛门缘上皮，稍用力向对侧牵引形成如图示的三角，将皮肤向上牵起于外侧端顶点进行皮肤切开(**图 6**)。切开勿达真皮深部，浅行切开至肛门缘(**图 7**)，然后于皮肤切开外侧端用另一钳夹皮肤开始制作皮肤创面。皮肤的剥离应在不露出皮下脂肪组织或肛门外括约肌皮下部肌纤维的深度进行(**图 8**)。如切除过深，术后会形成瘢痕并引起疼痛。皮肤创面应与痔核的大小相匹配，由肛门缘向创面外侧缘缓缓浅行切开。

图 6

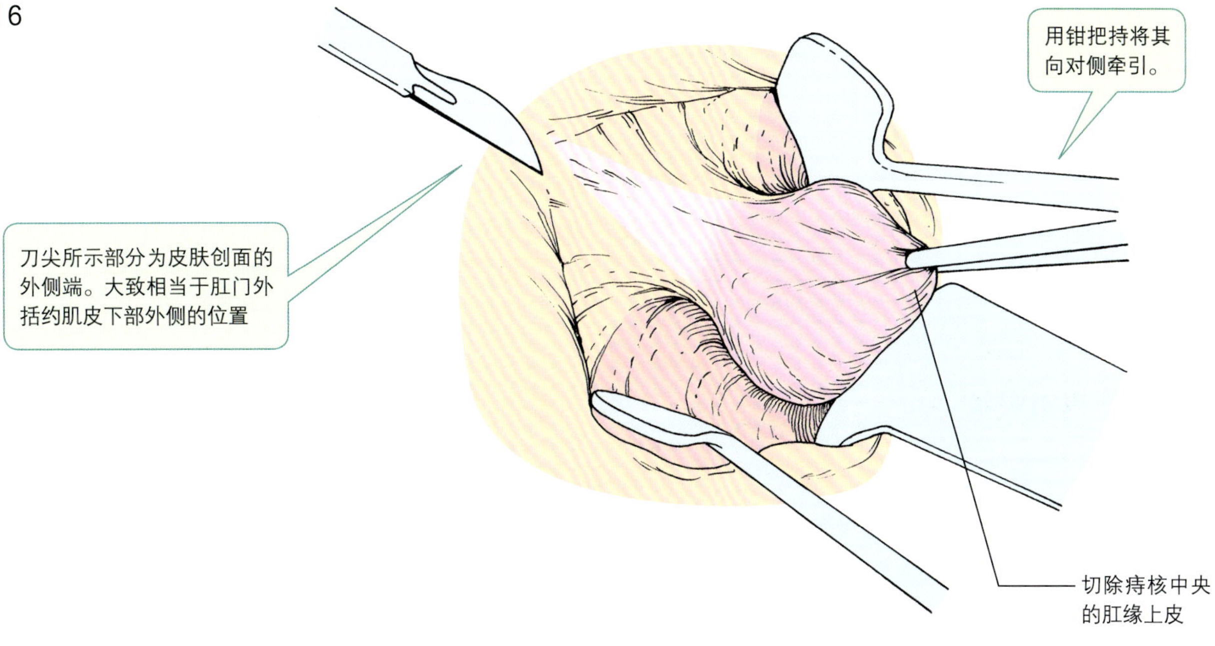

图 7　皮肤切开

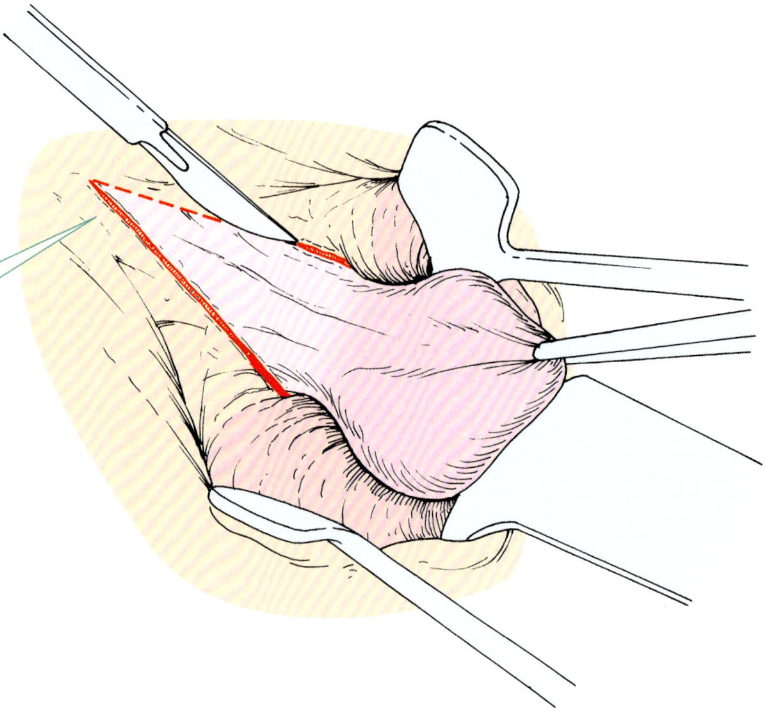

图 8　剥离

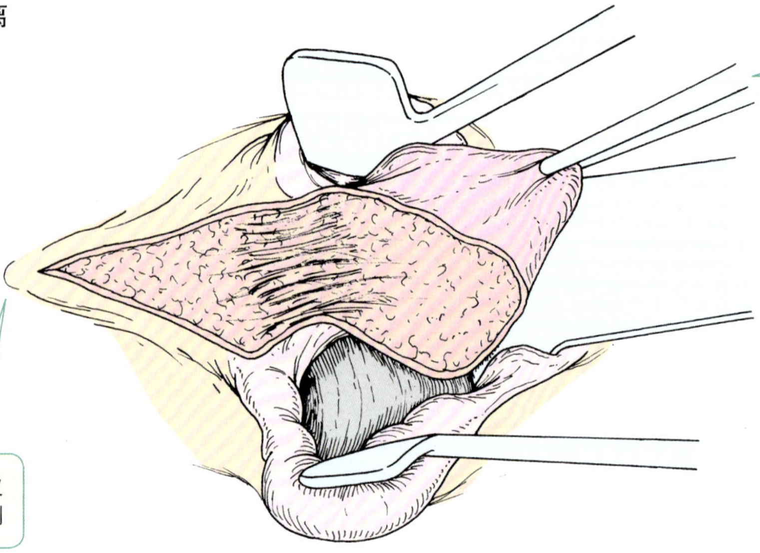

手术要点

皮肤切开的外侧端位于外括约肌皮下部的外缘。因为是用胶带将臀部向左右牵引，所以肛门侧方和前后方的伸展度存在差异，应充分考虑切开的幅度和长度。

4　外痔核的切除

（3. 皮肤切开、形成皮肤创面）是将肛门缘外侧的外痔核部分予以切除。然后从肛缘到齿状线，尽量保留肛管上皮，缩小切离的幅度，过度切除肛管上皮会导致术后肛门狭窄。需综合考虑残留上皮的伸展性和皮下组织的柔软性再确定手术范围，此过程中勿露出内括约肌纤维（**图 9**）。

手术要点

实际上内外痔同时存在的混合痔占多数。这些病例当中肛管内痔核一般均较小，处置时应避免过度切除，应取实际病变稍偏内侧切除线，这样闭合创面时可对剩余部分进行修剪。

图 9　肛缘皮肤的切除

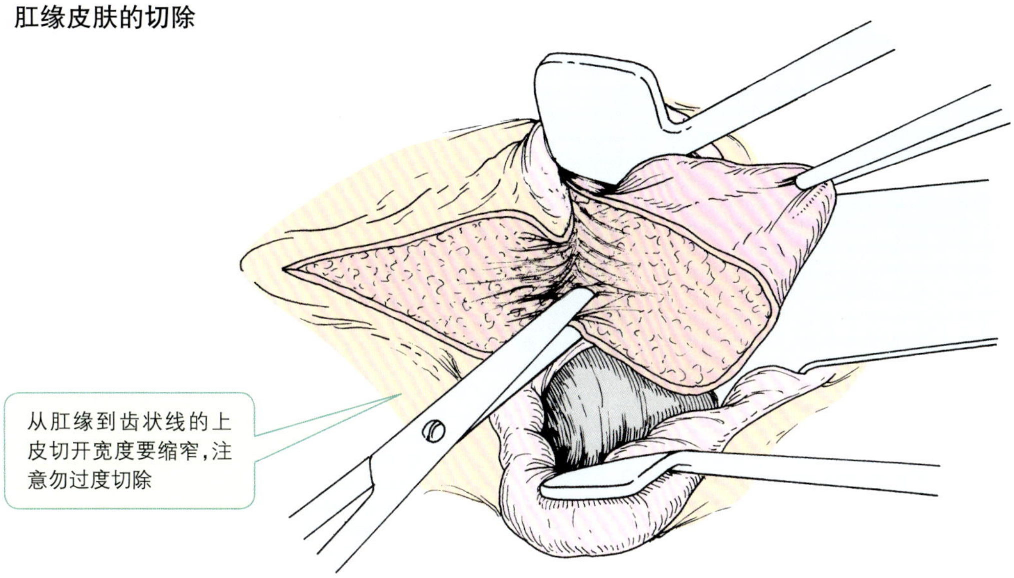

5　切除内痔核部分

齿状线头侧覆盖直肠黏膜的内痔核部分的切除。此时助手用分叶肛门镜压迫切除痔核的对侧，获得良好的视野。沿切除线反复交互进行黏膜的切开和痔核的剥离，直至痔核根部。切除线的黏膜用剪刀剪开后，用钳把持痔核并适度牵拉，将固定黏膜的联合纵肌和 Treiz 肌呈三角形牵吊起（**图 10**）。将其顶点削尖剥离。此时尽量勿使内括约肌纤维暴露。

图 10
将支持痔核黏膜的联合纵肌和 Treiz 肌呈三角形牵吊起

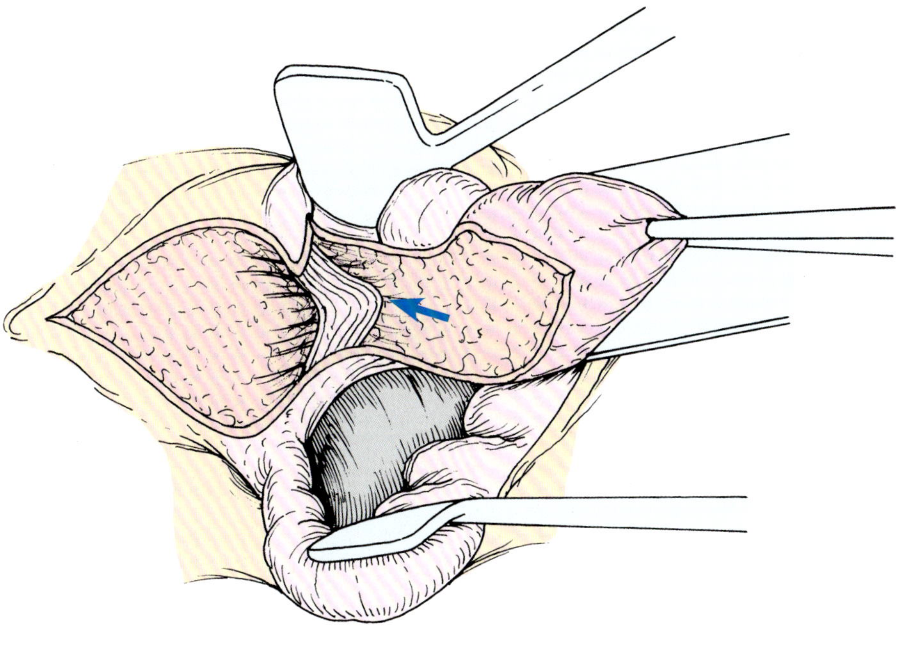

本操作阶段的出血几乎均为括约肌间、黏膜切开部的静脉性出血，应用双极电凝随时止血。通常如前所述，为使痔核完整切除，将黏膜切开和剥离交互进行，反复操作达痔核根部。痔核根部的大小、解剖学形态差异很大，位置最高的达肠壁环形肌的下缘，剥离相对较困难。**在根部附近，根据痔核的形态，黏膜切开的幅度变窄，这时应注意容易切断由侧方流入的动脉（图 11）。**

注意

图 11

A

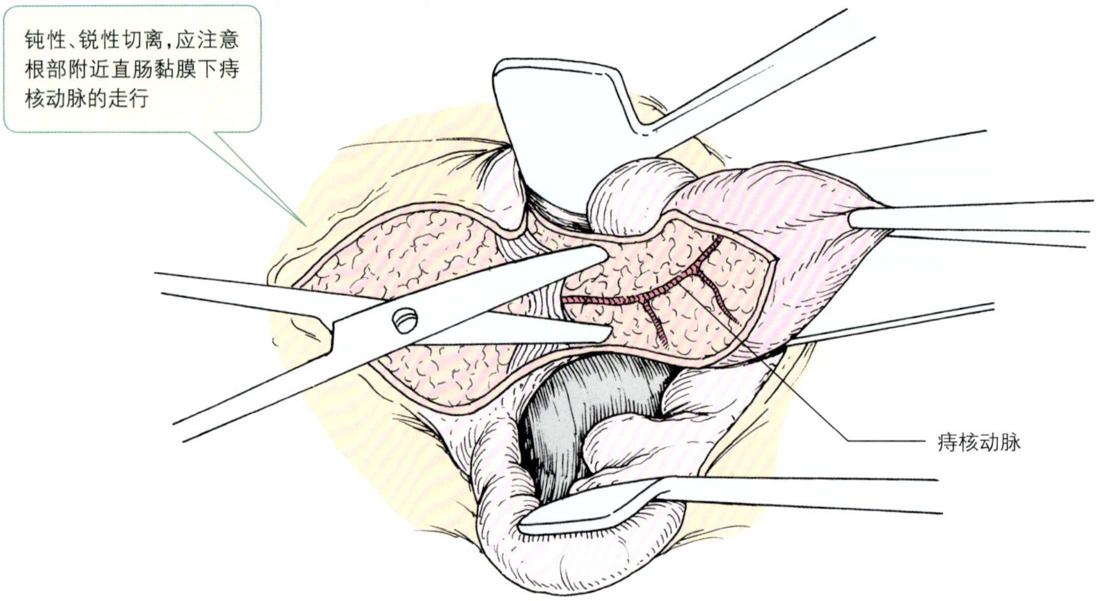

B

直肠上动脉分出痔核支，并分支进入呈三角形被牵吊起的黏膜支持组织

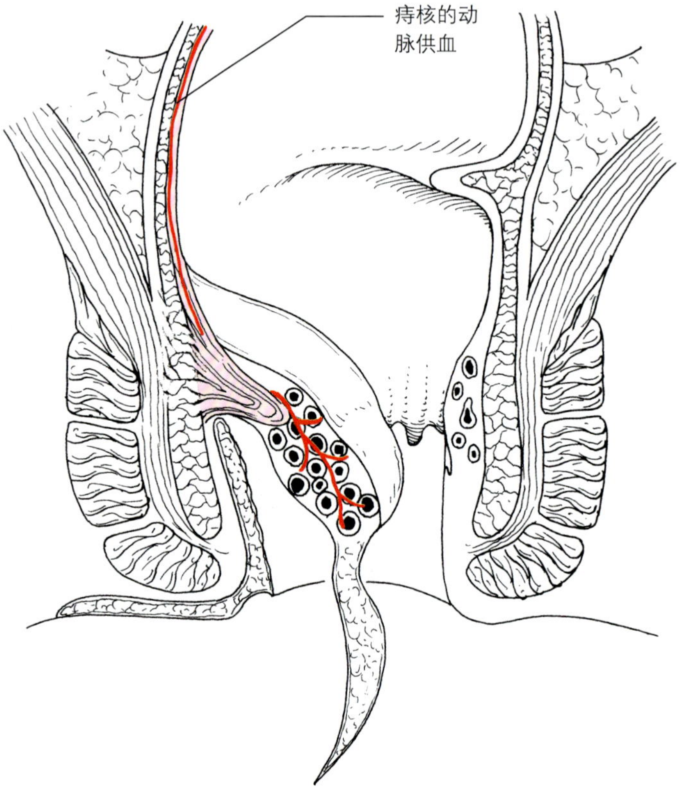

手术要点

误将流入痔核的直肠上动脉的分支动脉或它的分支切断时，用止血钳钳夹止血，一直剥离到痔核的根部。对于痔核切除术来讲，不求全部将痔核完全切除，因为痔核组织本身也是肛门的正常构造，对直肠肛门功能也发挥着重要的作用。

6 痔核切除

用 2-0 合成可吸收线，在剥离后游离的痔核上缘头侧大约 1cm 处肛门内括约肌浅层进行缝扎。然后结扎痔核根部，将痔核切断（图 12，图 13）。

图 12　缝扎

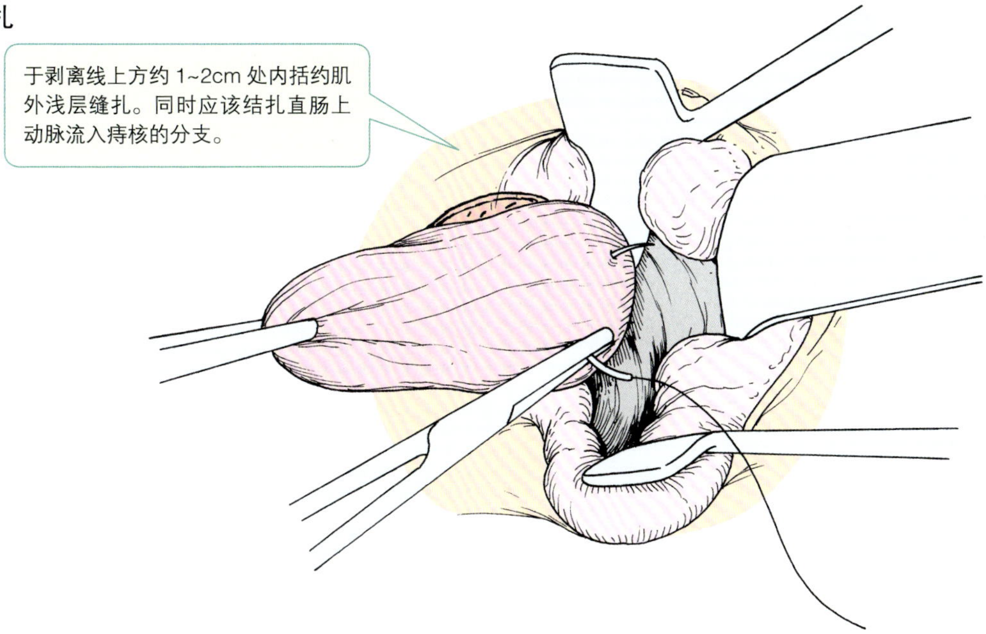

图 13　用图 12 的可吸收线将痔核剥离

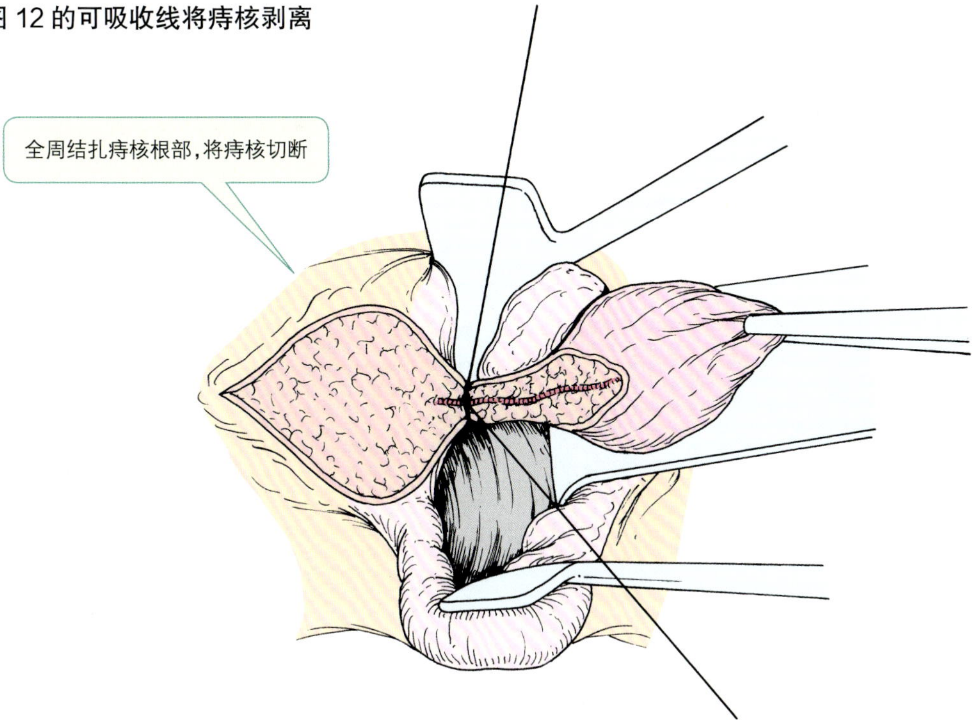

手术要点

于直肠黏膜下行流入痔核的直肠上动脉分支结扎时，如结扎范围过大会造成痔核切除后根部附近狭窄。缝合线一般要能承受 1~2 周时间的张力，用强度过大的丝线或缝合线会造成术区感染或疼痛，致迁延不愈。

7 切除断端处理

一旦确定断端出血或者发现有较粗的血管应用缝线或痔核专用的橡皮筋进行追加结扎。为达到预防术后出血的目的，进行多重结扎缝合，反而有可能造成术后感染或溃疡形成。切除的根部断端是埋入缝合还是直接裸露尚无定论，但效果并没有明显差异。

手术要点

痔核切除时如断端出现意想不到出血，可用橡皮筋痔核套扎器迅速止血，保证术野清晰。

8 缝合创缘

使用结扎根部的缝线，将创区连续缝合。缝合由根部开始向肛缘进行，肛管上皮预留不充分时，为避免缝合后肛管狭窄，也可缝至齿状线。全部缝合时，为使缝合不致过度紧张，缝针勿缝及肌层深处，且可有效地预防术后疼痛、水肿、感染。这对于闭合创面来讲非常重要（图 14，15）。

手术要点

在进行缝合之前，对于剥离面或黏膜断端的出血可用双极电凝止血，由根部来的动脉性出血应行结扎止血或橡皮筋套扎器止血。缝合创面与内括约肌之间时，应尽量避免缝及肌层过深。

图 14 创面的连续缝合

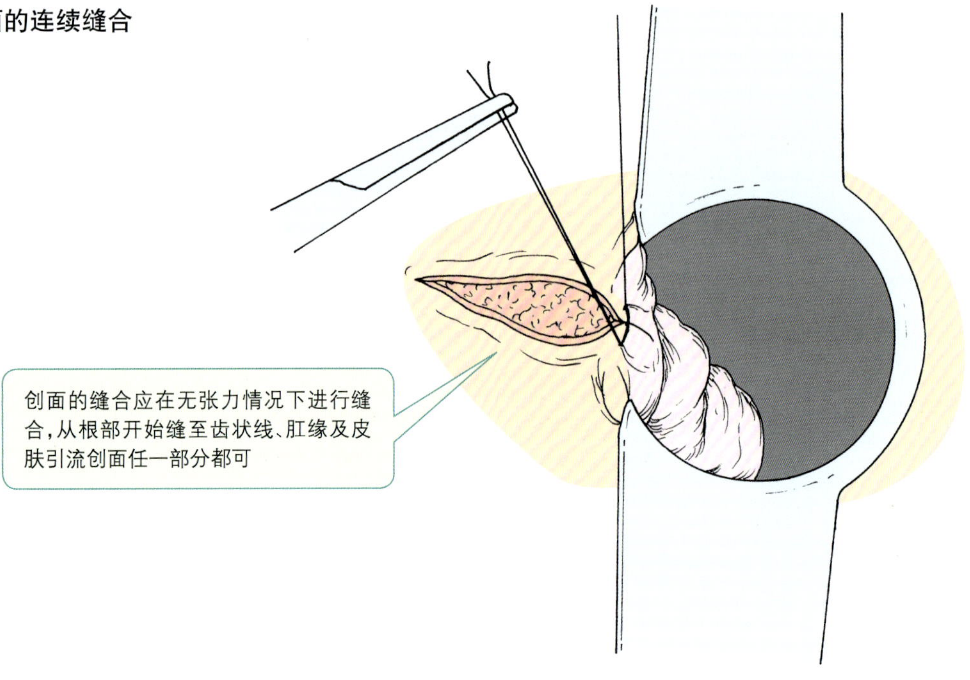

图 15　痔核结扎切除完毕时

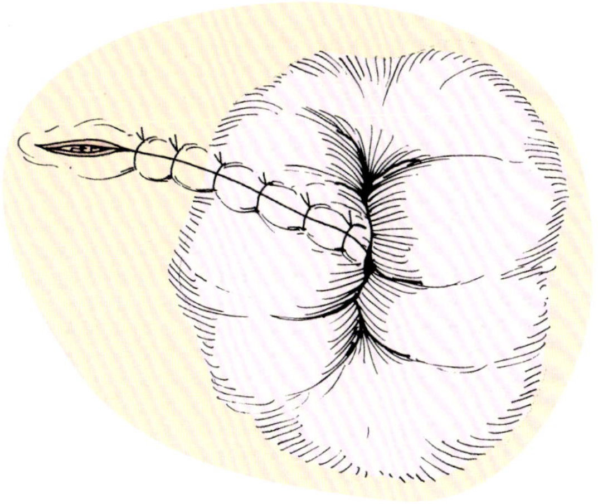

9 最终确认、手术结束

进行肛门指诊确认肛管有无狭窄和张力。肛管的伸展性大约能插入两指即较为充分。左右横向触诊结扎的根部或肛管的上皮部分，如肛管狭窄，用手指钝性扩张或纵行方向切开，必须将狭窄解除。然后用分叶肛镜确认有无出血。如有出血进行结扎或双极电凝止血。

手术要点

在确认止血的时候，由于普通肛门镜可能将出血部位压迫而造成遗漏，所以应该使用带有两个分叶的肛门镜。在 Jack-Knife 体位时出血流向头侧容易造成出血遗漏。缝扎过紧或伸展不良，不仅易导致术后狭窄而且可能成为术后出血的原因，必须予以解除。肛管内不要塞入纱布等用以止血。

术后注意事项

●出血、疼痛、排便问题

① 术后出血常发生于术后早期（多数在 12 小时以内），术后 7~14 天的出血为晚期出血。早期出血多数在术区皮肤部位附近，晚期出血多数位于术区的齿状线头侧，根据出血部位的不同，决定是否需要麻醉下止血。

② 若术后疼痛加重，多提示感染或排便出现问题，应行血液检查及肛诊。

③ 术后大约两周内，为避免术区创面承受压力负荷，应极力避免便质过硬。

④ 术后 7~10 天内应避免非必要的肛诊。

肛周脓肿、肛瘘、肛裂根治术

赤木一成，辻仲康伸 辻仲病院柏の葉

肛周脓肿

注意点

一旦确诊为肛周脓肿(**图 1**),应行脓肿切开引流。保守治疗不能改善肛周脓肿,所以应用抗生素进行观察治疗是不可取的。

高位肌间脓肿(ⅡH)和骨盆直肠间脓肿(Ⅳ)容易漏诊,所以对原因不明的肛门疼痛患者应该有肛诊的意识。

切开引流时的麻醉

低位肌间脓肿(ⅡL)绝大多数可行局部麻醉引流,但是对于某些手术恐惧感很强的患者或臀部肌肉发达的患者,在腰麻或硬膜外麻醉下排脓,会消除其疼痛感。

高位肌间脓肿(ⅡH),坐骨直肠间隙脓肿(Ⅲ)和骨盆直肠间隙脓肿(Ⅳ)是位于骨盆深处的脓肿。进行局麻时痛感十分强烈,做切开引流会比较困难,对于这三种类型的脓肿在腰麻或硬膜外麻醉下手术比较合适。

切开引流排脓时

将瘘管长时间敞开后等待二期行肛瘘根治手术。
脓肿期炎症明显,很难确定原发瘘口,作为脓肿治疗原则一期不行肛瘘根治术。

图 1　肛周脓肿的位置

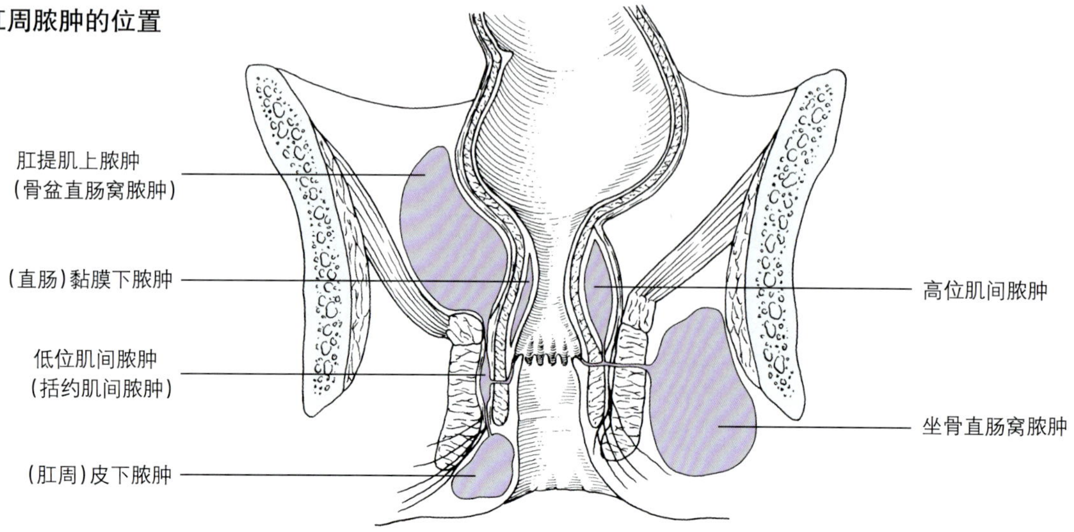

切开引流的手术技巧

1 低位肌间脓肿（ⅡL）的切开引流（图2）

低位肌间脓肿（ⅡL）宜行脓肿中心部切开。
将示指伸入肛门内，将脓肿抵向术者进行切开会比较容易。

手术要点

若行线状切开，创面会很快愈合进而再次形成脓肿。将皮肤呈梭形切除，确保创面范围，手术效果会较好。没有必要留置引流。

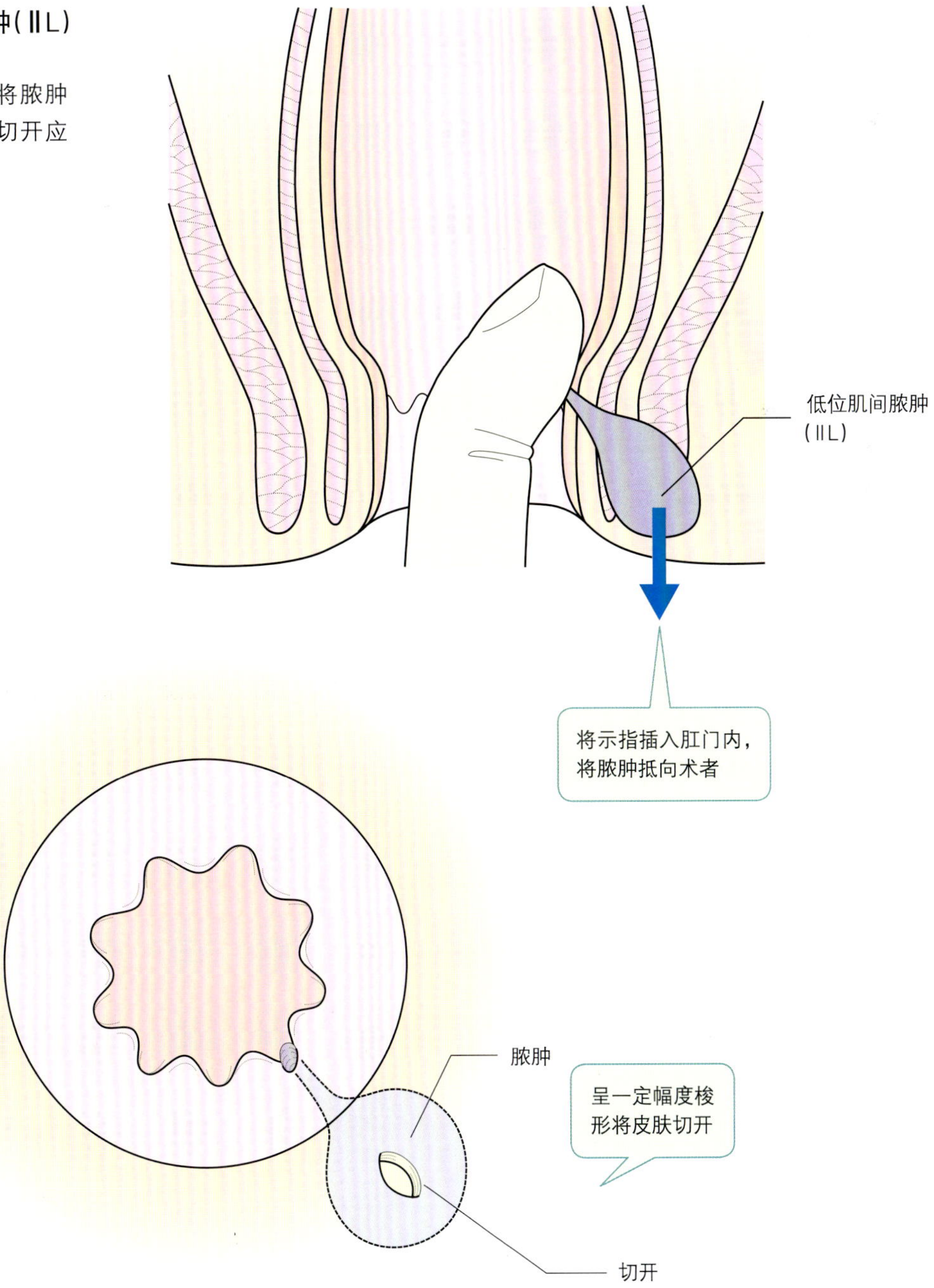

图2 低位肌间脓肿（ⅡL）切开引流
将示指插入肛门内，将脓肿抵向术者进行切开，切开应呈一定幅度的梭形

2 坐骨直肠窝脓肿(Ⅲ)的切开引流(图3)

坐骨直肠窝脓肿(Ⅲ)位置较深,而且很多情况下呈马蹄铁状蔓延,通常需要留置引流。

脓肿范围较大时,应于两个以上的部位将其切开,在此之间暂留置挂线,充分引流。

若脓肿范围相对较小,多数情况下只切开一处就可。

手术要点

挂线可以在大约一周后炎症消退时拔除,也可一直留置到进行肛瘘根治术时,后者可以确保根治手术时准确地判断瘘管的位置。

图3 坐骨直肠窝脓肿(Ⅲ)的切开引流

大范围的坐骨直肠窝脓肿应切开两处以上,留置挂线

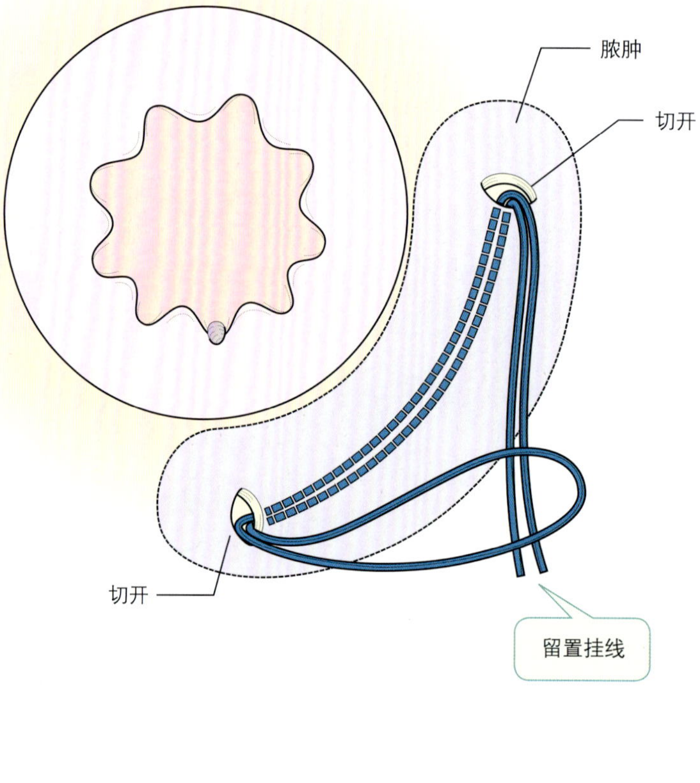

低位肌间瘘(ⅡL)开放术

后方表浅位置的低位肌间瘘(ⅡL)应行切开敞开术。这种类型的肛瘘进行切开后肛管狭窄或失禁的风险相对较低。

1 瘘管的剥离(图4)

手术取腰麻 Jack-Knife 位。

手术时将探针顺利地从外口贯穿插入瘘管内腔,以此作为引导将瘘管切开,效果会较好。但是实际上会有很多患者探针不能插入瘘管内,此时首先应从外瘘口处开始行瘘管剥离,剥离到一定程度时,若牵引瘘管即可确定其内口。

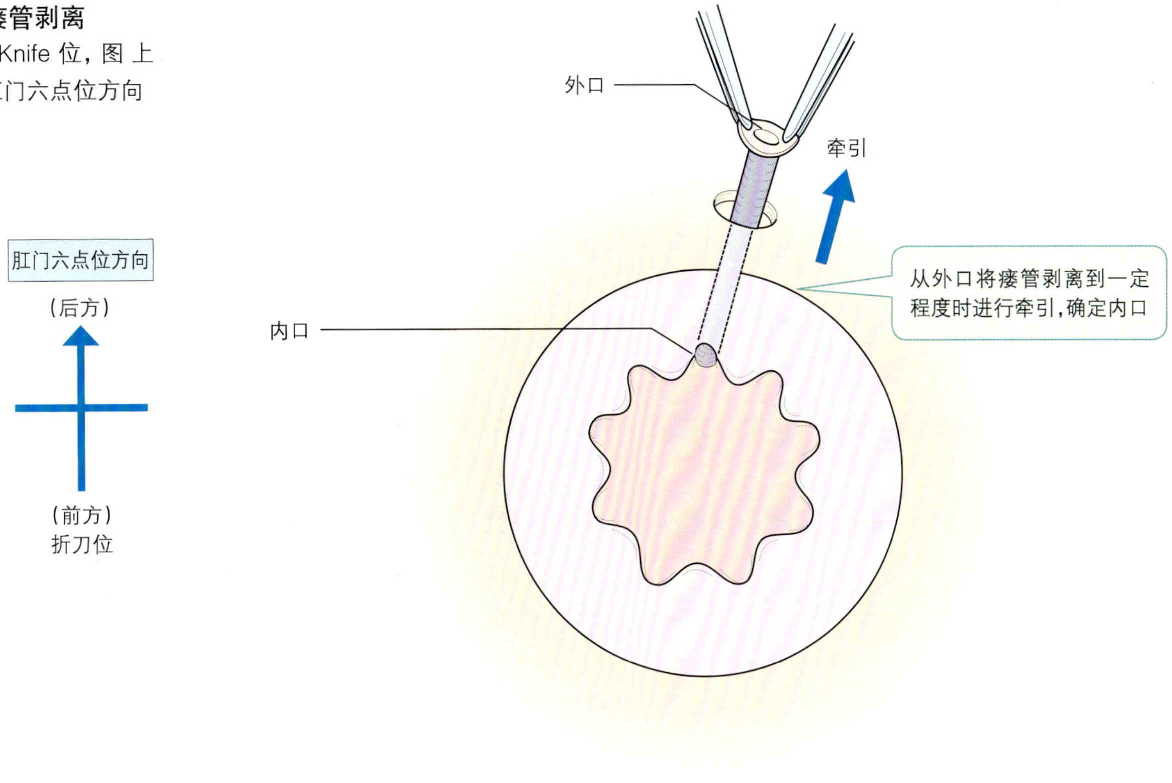

图4 瘘管剥离
取 Jack-Knife 位,图上方即为肛门六点位方向

2 瘘管切开(图5)

确定瘘管内口后,牵引瘘管用电刀将瘘管全层切开。

并无必要将瘘管全部切除。通过保留切开后的残余瘘管壁尽可能减少侵袭性。

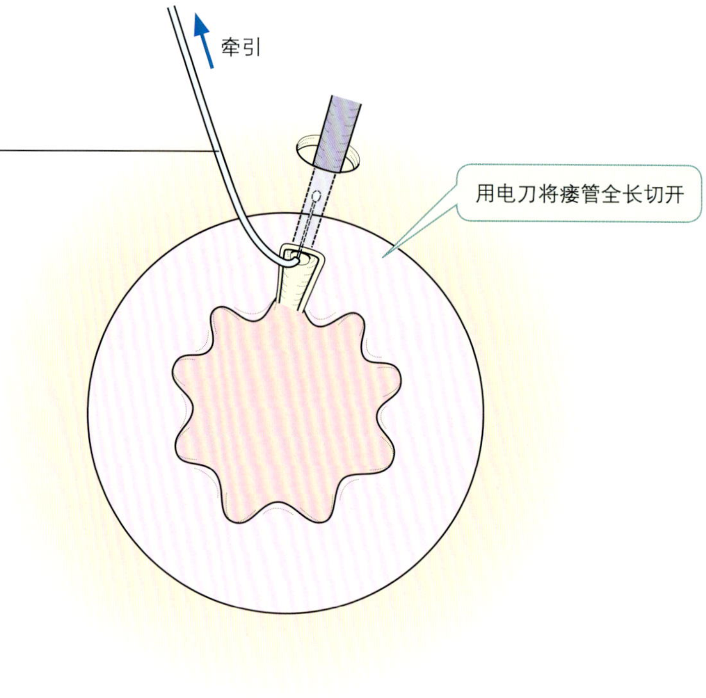

图 5　瘘管切开
确定瘘管内口后，牵引瘘管用电刀将瘘管全长切开

3 缝合创缘和形成创面引流（图 6）

瘘管切开后，将创缘用可吸收线缝合使其变小，瘘管极其表浅的病例即使不缝合也无妨。

然后制作创面引流。于后方（肛门六点位）敞开创面引流是手术原则。

!!重要 **创面皮肤彻底切除后，使切开皮肤呈表浅、宽敞、边缘规整的形状，避免切缘有拐折的变化，也要避开后正中位，成左右非对称性形状。**

切开创面的幅度较小，形状不规整有拐折，位于后正中，左右对称会影响手术效果易致复发。

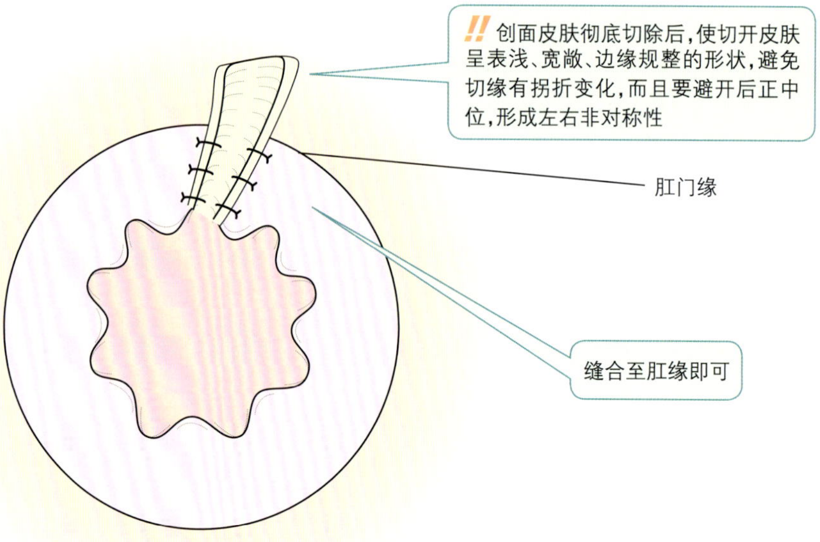

图 6　创缘缝合和创面引流
创缘缝合至肛缘即可，不必行切开部位全长缝合

合并高位肌间瘘(ⅡH)的情况(图7)

低位肌间瘘(ⅡL)有时会合并高位肌间瘘(ⅡH)。

此时首先进行前述的切开术,处理步骤是一样的。

然后将蚊式钳子探入存在原发脓肿病灶的内外括约肌之间,确认走向高位肌间瘘管的入口。将瘘管进行仔细搔扒,形成良好的术区引流创面。

图7 合并高位肌间瘘(ⅡH)时
行切开术后,于内外括约肌之间搔扒高位肌间脓肿形成的瘘管,形成良好的术区引流创面。

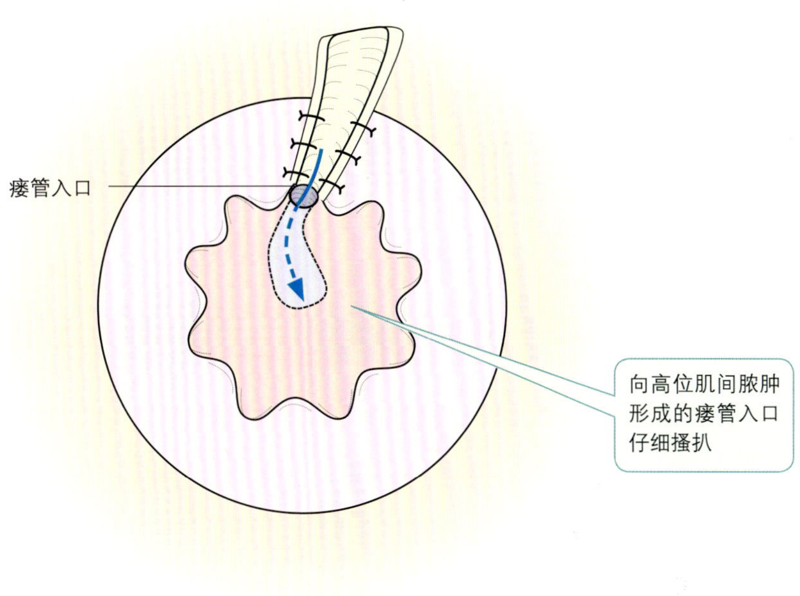

低位肌间瘘挂线术

前侧方的低位肌间瘘是保留括约肌手术或行挂线法的适应证。

注意 **这种类型的肛瘘行切开术有造成肛门狭窄和便失禁的可能。**

保留括约肌的技术比较难，初学者通常在我院先练习 Seton 法。肛门疾患手术经验比较少的术者，很难有实施括约肌保留手术的机会。首先学习挂线法，下面就 Seton 法进行讲解。

1 瘘管的剥离（图 8）

用钳子能够顺利贯通至瘘管内口的病例，由外瘘口用钳子将瘘管贯通，留置橡皮筋。实际临床中不能顺利插入钳子贯通瘘管的病例比较多。此时首先由外瘘口开始进行瘘管的剥离。进行到一定程度后牵引瘘管确定内瘘口。

图 8　瘘管的剥离

取折刀位（Jack-Knife 位），图上方为肛门六点位方向

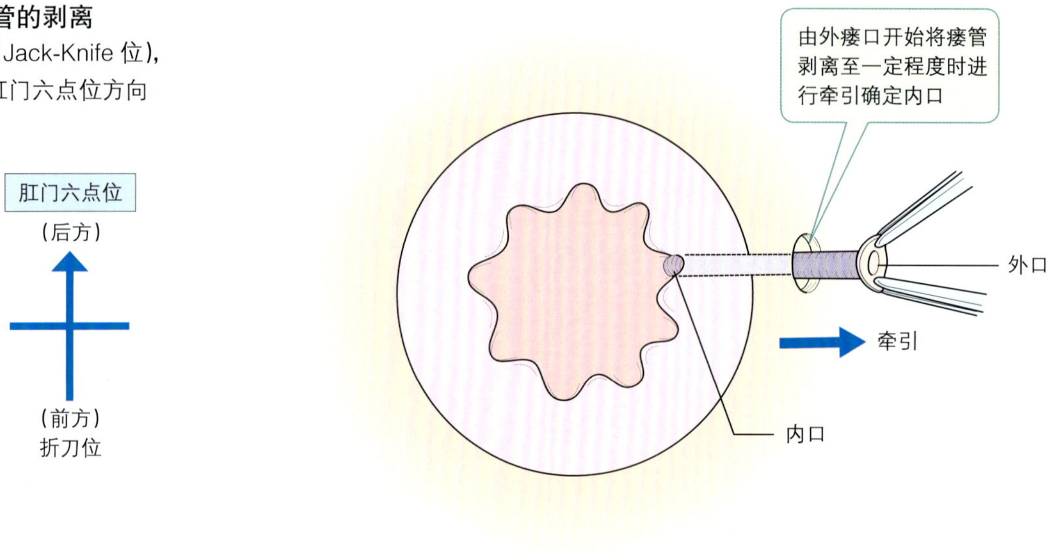

2 确定瘘管（图 9）

（原发）内口确定后，由此向瘘管内插入钳子确定瘘管全长。牵引瘘管后原发内口呈漏斗状凹陷，用钳子可以顺利地插入瘘管内口。

手术要点

在挂线法术后复发病例中，超过半数是由于挂线橡皮筋留置的位置出现偏差，因此将橡皮筋正确地通过瘘管是非常重要的。

钳子尖端把持橡皮筋通过瘘管内口。橡皮筋毋需通过瘘管全长。可将先剥离的瘘管剪开，露出钳子尖端，把持橡皮筋通过瘘管，将剥离的瘘管在通过橡皮筋处切离。

橡皮筋是挂线法专用的，由专门的医疗供应商提供，我们所用的一般为市面上出售的橡皮筋。

图 9　确定瘘管
从原发内口向瘘管内插入钳子。于瘘管的中途将其切开，露出钳子尖端，夹持橡皮筋通过瘘管。将剥离的瘘管于通过橡皮筋的部位切断

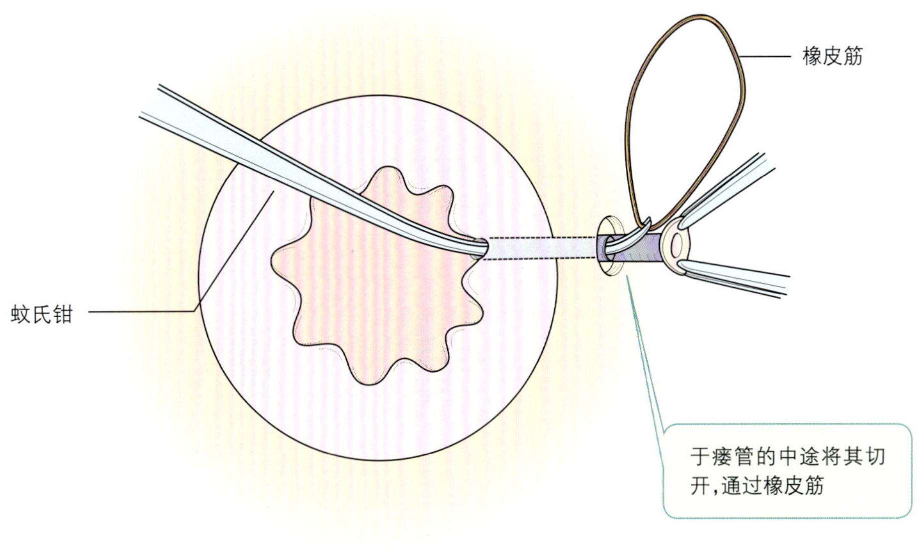

3 留置橡皮筋（图 10）

若保留肛门皮肤会使橡皮筋脱落经历很长的时间。故可用电刀将肛门皮肤浅层切开，然后将橡皮筋用丝线结扎固定。

图 10　留置橡皮筋
肛门皮肤用电刀浅表切开，将橡皮筋用丝线结扎固定

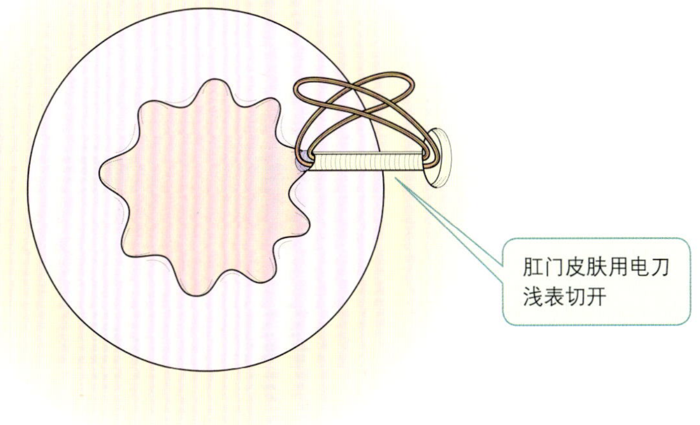

术后处理

固定的橡皮筋术后逐渐勒紧。将橡皮筋过度勒紧会产生疼痛，而且过快的脱落会使发生肛门狭窄的风险大大增高。故应以不产生疼痛为度逐渐勒紧橡皮筋，这是本手术操作的要点。

橡皮筋自然脱落，快的两周，慢的可能需近两个月。

手术可能出现的问题

若炎症比较重，脓肿残留较多时行 Seton 法应谨慎。用前述方法从疾病初期就开始持续地逐渐勒紧橡皮筋，有残留脓肿再发的可能。此时可留置挂线（或引流条）一段时间，以引流脓汁。两三周后待炎症减轻将其更换为橡皮筋，然后再逐步勒紧。

坐骨直肠窝肛瘘(Ⅲ)手术技巧(Seton 法)

将(原发)内口及原发病灶一次切开开放的 Hanley 法有可能导致肛门畸形或大便失禁,因此我们主张行 Seton 法。但是有些重症病例,瘘管复杂,分支繁多,反复发作,必须要行 Hanley 法(后述)。

1 原发灶的位置(图 11)

坐骨直肠窝脓肿(Ⅲ)和骨盆直肠窝脓肿(Ⅳ)时,大多数病例的原发内口位于六点钟方位,原发灶位于与肛提肌相邻接的较深位置。

如图所示从原发灶向瘘口形成单侧瘘管的为ⅢU 型肛瘘,如向左右两侧形成瘘管则为临床上比较多见的马蹄状的ⅢB 型肛瘘。

图 11 Ⅲ型肛瘘和Ⅳ型肛瘘原发灶的位置
取折刀位(Jack-Knife 位),图上方为肛门六点位方向。大多数病例的原发瘘口为六点位方向,原发灶位于与肛提肌相邻接的较深位置。从原发灶向左右形成瘘管。

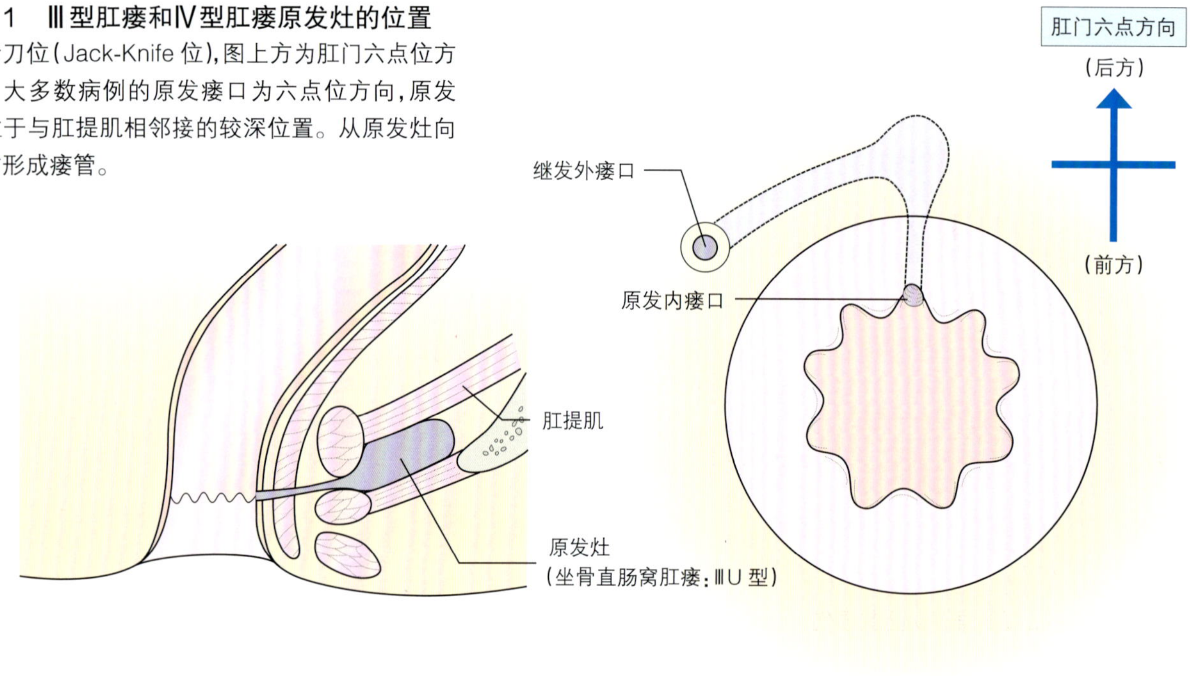

2 显露原发灶(图 12)

手术于腰麻下取折刀位(Jack-Knife 位)。

进行深度肛诊,确认瘘管的走行和位置。

切除原发灶表面的皮肤,直接切向原发灶。原发灶可位于肛提肌正下方,但位于更深位置的病例也很多。

进行一定深度的锐性分离后,用肌肉拉钩持续钝性分开组织,可较为容易地确定原发灶。到达原发灶后可见发白变硬的硬结。

手术要点

确定原发灶时,首先从继发的外瘘口向瘘管腔内插入弯钳。若可在没有阻力的情况下插入,表明尖端到达原发灶内,然后可用其作为引导进一步确认原发灶。对于存在继发外瘘口的病例,这是最简单的确认原发灶的方法。

图 12　显露原发灶
显露原发灶。从继发外瘘口向瘘管腔内插入弯钳，尖端达原发灶内后即可以确认原发灶

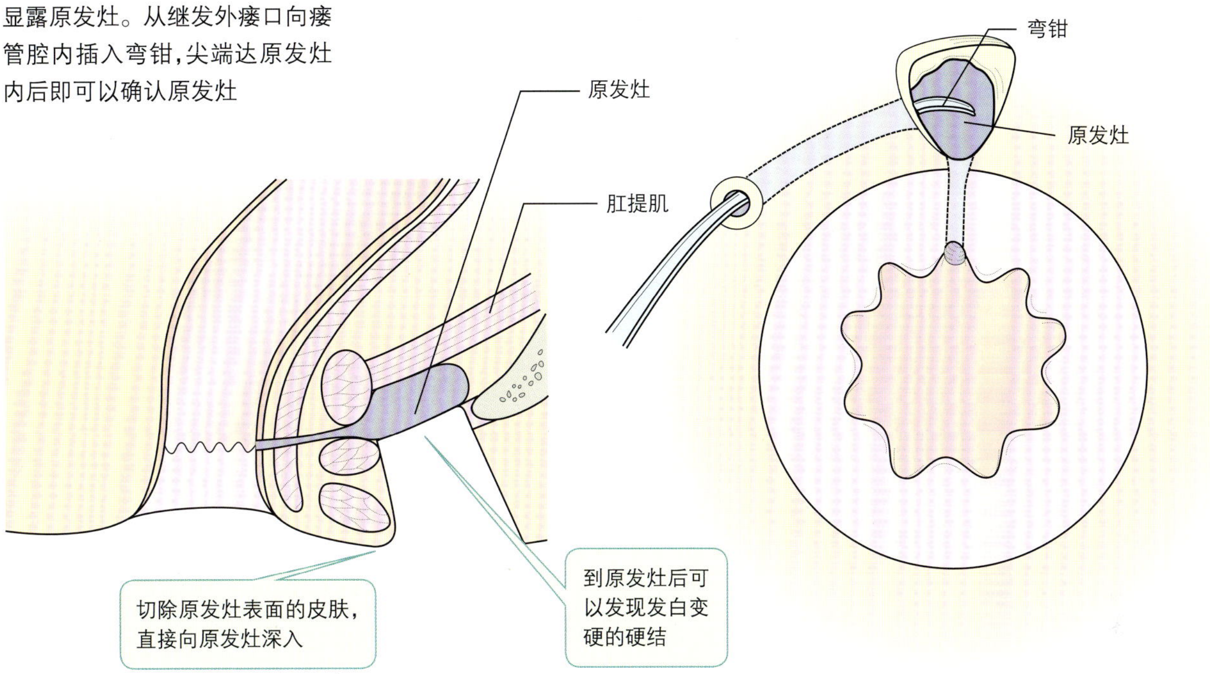

3　原发灶的处理(图 13)

处理原发灶时，必须避免损伤肛提肌，防止直肠穿孔，而且要保证彻底处理原发灶，否则极其容易再发，因此本操作是术式中最为重要的部分。

注意　**进行本操作时，向直肠内伸入示指确认肛提肌。肛提肌特别薄，要细心地将其推开防止损伤。**

图 13　原发灶处理
原发灶的硬结和不良的肉芽组织要尽可能清除。细心地将肛提肌推开防止其损伤。

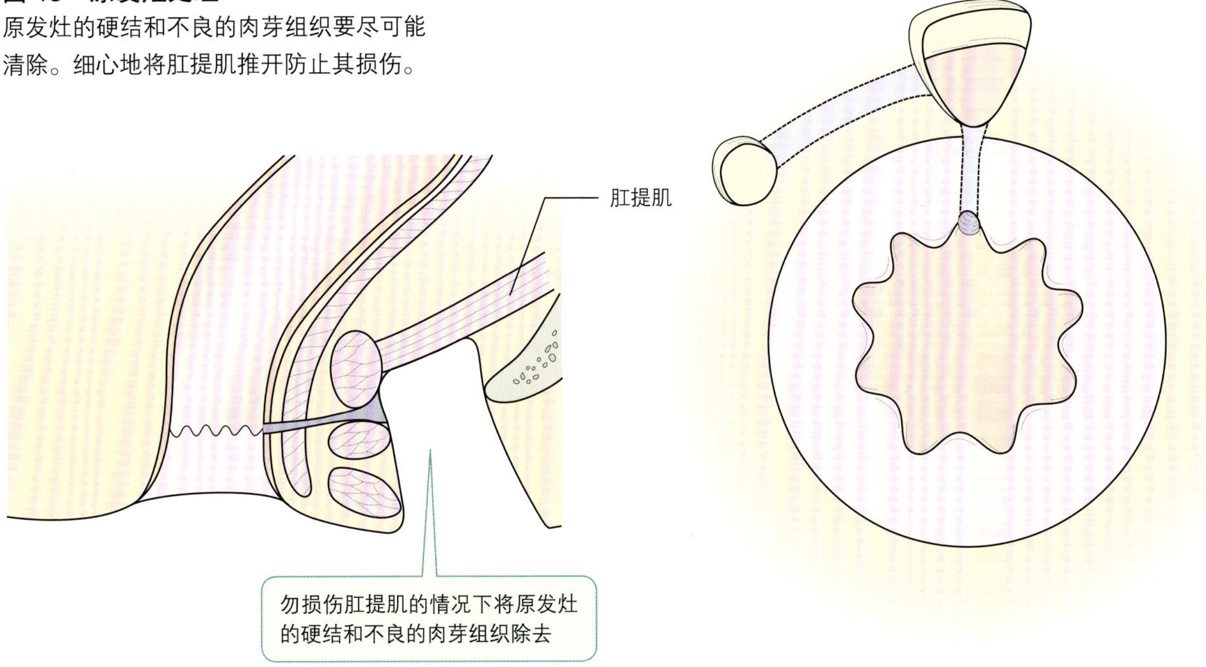

敞开原发灶显露出不良的肉芽组织就可以确认内腔。少数病例因为不良肉芽组织少确认原发灶会比较困难。特别是在经验比较少的情况，不能充分地处理原发灶，极其容易再发。如前所述的方法，用弯钳作为引导处理原发灶，至少可以避免因无法确认原发灶而未对其进行处理的风险。

原发灶的硬结和不良的肉芽组织应尽可能予以清除，直至露出相对比较柔软健康的组织。原发灶和周围的组织常常会比较顽固地粘连在一起，一并分离切除困难较大，尽量细致地一点一点加以切除以防肛提肌受损伤。

实际上，原发灶的硬结全部切除往往比较困难，若能做到完全敞开脓腔，将不良的肉芽组织充分地搔扒，即使将瘘管壁的硬结与肛提肌的一部分粘连残留，也不会影响肛瘘治愈。

4 切开挂线（图 14）

原发灶切开部与内瘘口之间穿通橡皮筋。橡皮筋通过区域的肛门皮肤用电刀浅层切开。

原发灶切开部和继发外瘘口之间挂线。侧方的挂线，术后两周左右拔出。

图 14　切开挂线

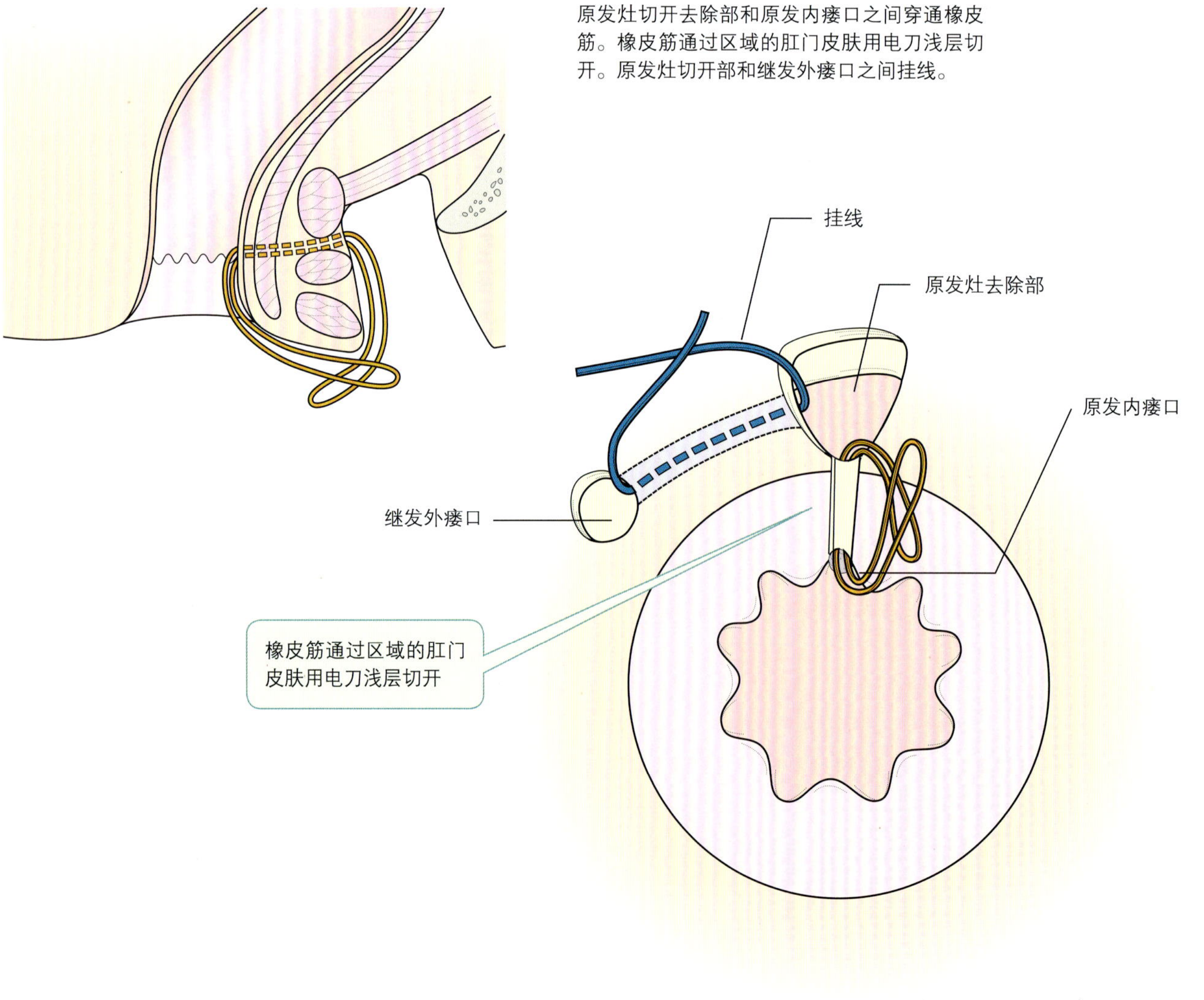

5 引流的形成(图 15)

!!重要 去除臀部牵拉胶带,恢复肛门自然形状,进行引流操作。**这里要遵守于后方六点钟方向作引流的原则。**

制作引流时,应将皮肤充分地切除形成宽敞的创面,边缘尽量保持顺滑整齐,避免有急剧的拐折,而且要尽可能地避开后方正中的位置,形成左右非对称形状。特别是在肛瘘较深时,如不遵守此原则可能形成难治性肛瘘和再发肛瘘。

图 15　引流

切开皮肤追加引流。

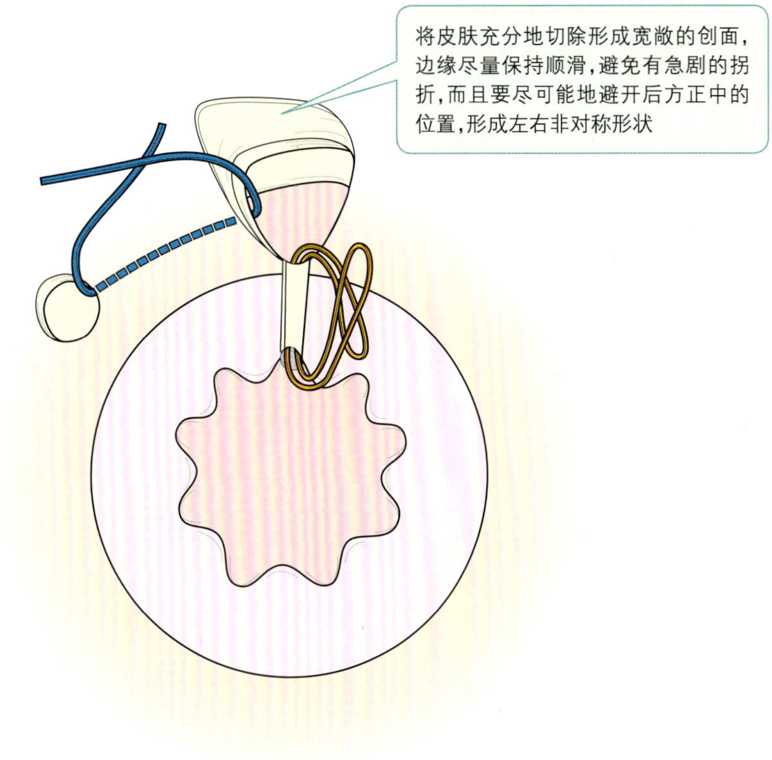

坐骨直肠窝肛瘘 + 骨盆直肠窝肛瘘（Ⅲ + Ⅳ型肛瘘）的处置

1 Ⅲ+Ⅳ型肛瘘的构造（图 16）

坐骨直肠窝肛瘘并发骨盆直肠窝肛瘘的类型（Ⅲ+Ⅳ型肛瘘）占有一定的比例。此时，从坐骨直肠窝（Ⅲ）的原发灶向肛提肌上方发展逐渐形成瘘管（Ⅳ）。重症的病例可穿破直肠壁形成直肠瘘口。

这种类型的肛瘘如处理不当，向肛提肌上发展的Ⅳ型瘘管极易再发。术中需意识到这一点，在进行触诊时确认肛提肌上有无瘘管、直肠壁有无硬化是十分重要的。

图 16　Ⅲ+Ⅳ型肛瘘的构造
从坐骨直肠窝（Ⅲ）的原发灶向肛提肌上方发展的瘘管为Ⅳ型。本型肛瘘从原发灶五点方向或七点方向向肛提肌贯通，逐渐形成Ⅳ型瘘管。

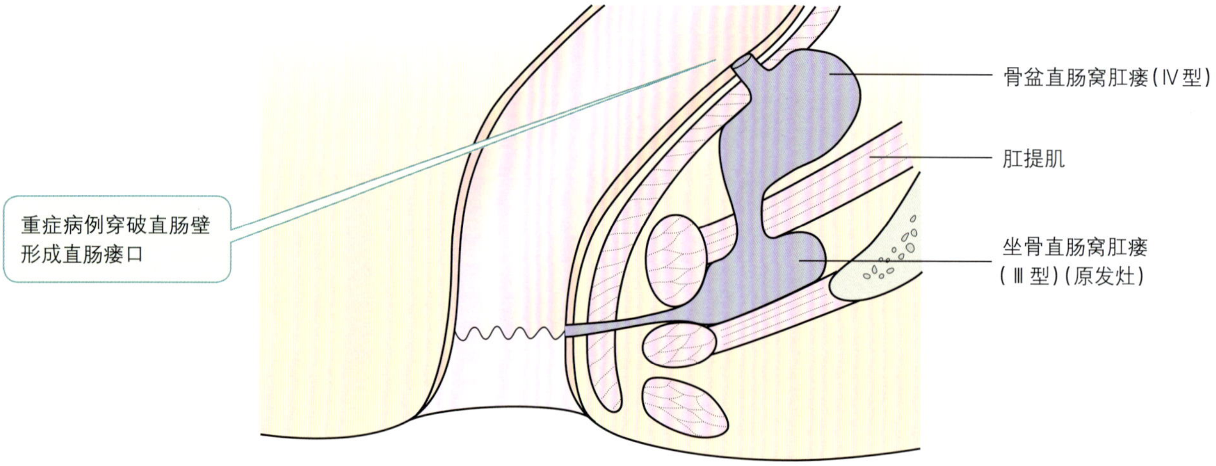

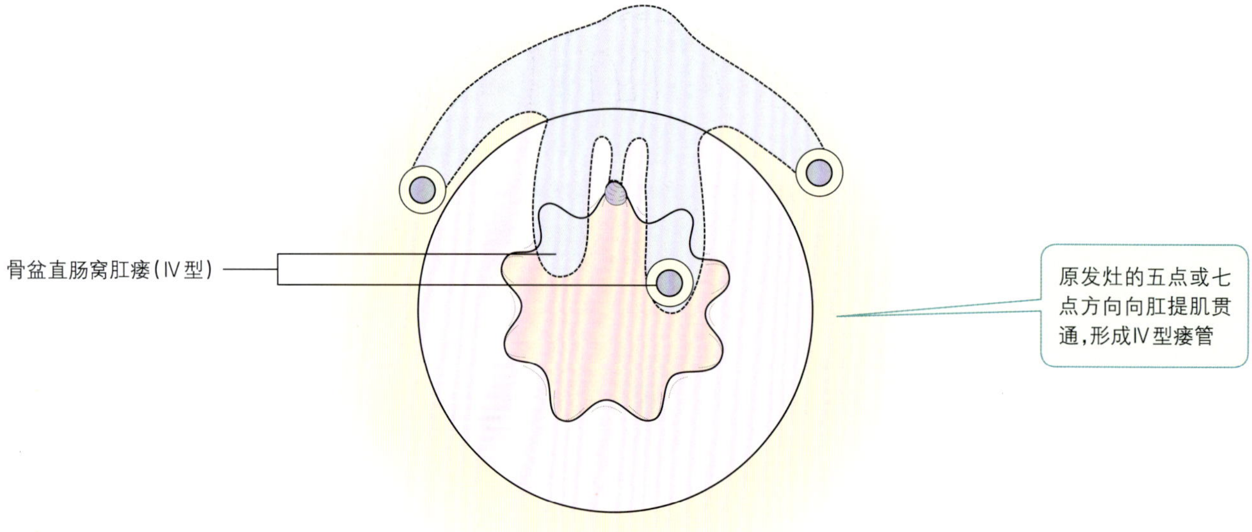

2 Ⅳ型瘘管处理(图 17)

Ⅲ+Ⅳ型肛瘘时,位于坐骨直肠窝的原发灶从五点或七点位方向贯通肛提肌发展成为Ⅳ型的肛提肌上瘘管。仔细探查Ⅳ型瘘管的入口,确认Ⅳ型瘘管后,应仔细轻轻搔扒保证术后良好的引流。

图 17 Ⅳ型瘘管的处理

确认Ⅳ型瘘管后应注意进行搔扒。贯穿肛提肌的Ⅳ型瘘管的入口口径要保持一定大小,以确保能够形成良好的引流

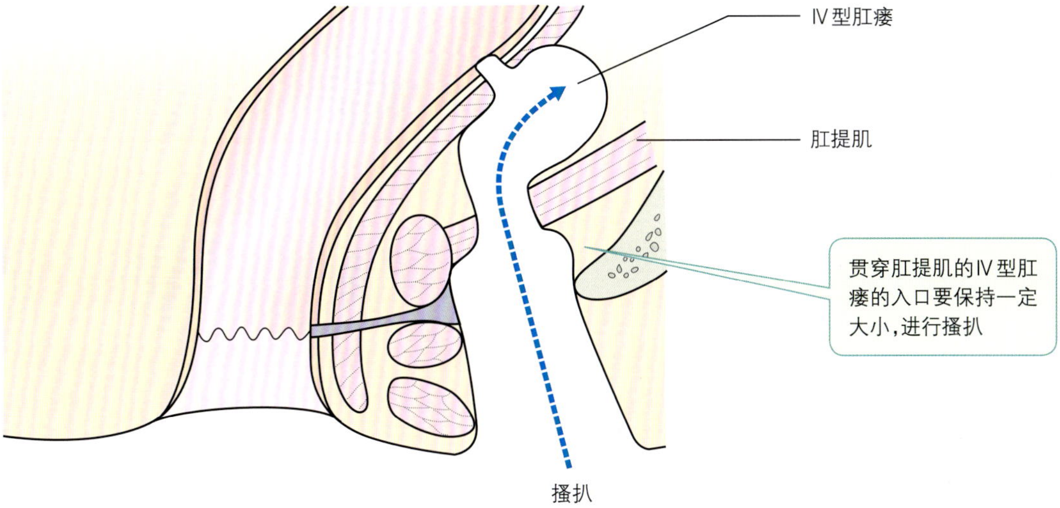

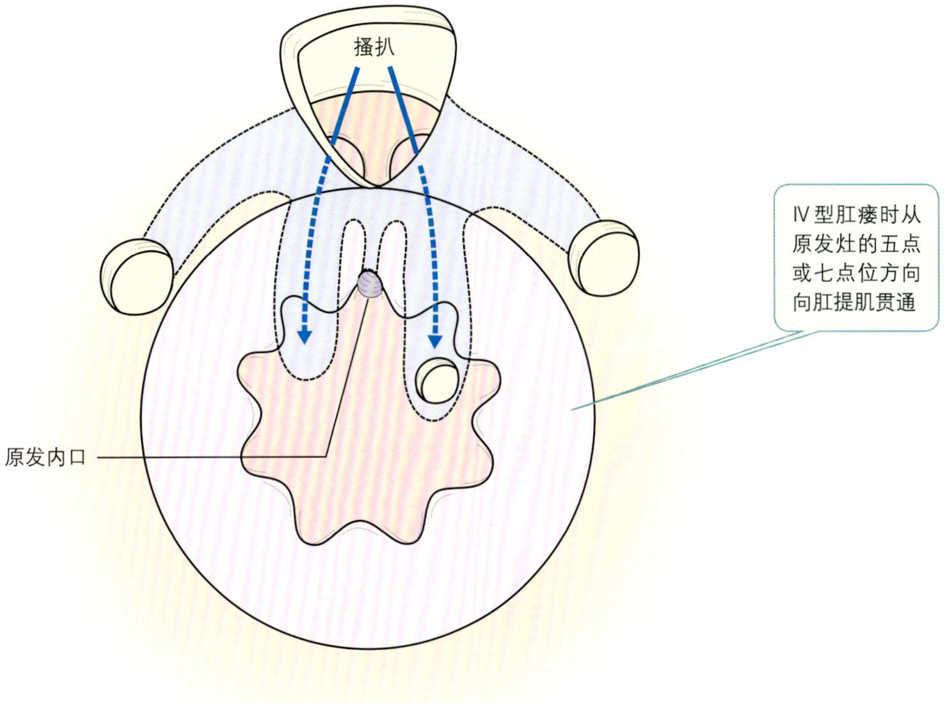

3 切开挂线（图 18）

与坐骨直肠窝肛瘘（Ⅲ）一样，在原发灶切开部与原发内口之间穿通橡皮筋。原发灶切开部与继发外瘘口之间挂线。

图 18　切开套扎与挂线

开始时橡皮筋留置相对较松缓。
确认肛提肌上的Ⅳ型瘘管闭塞后开始扎紧橡皮筋。

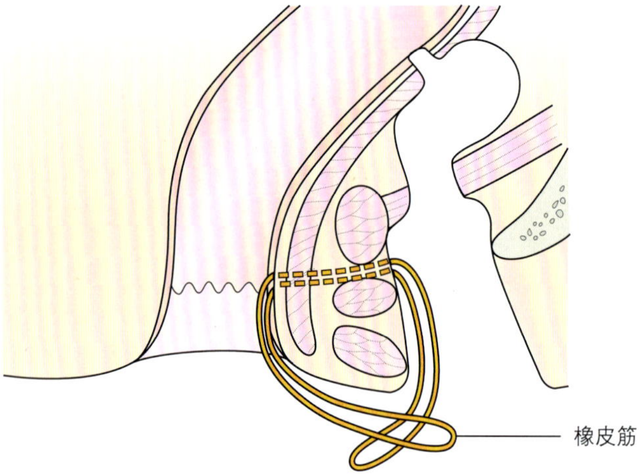

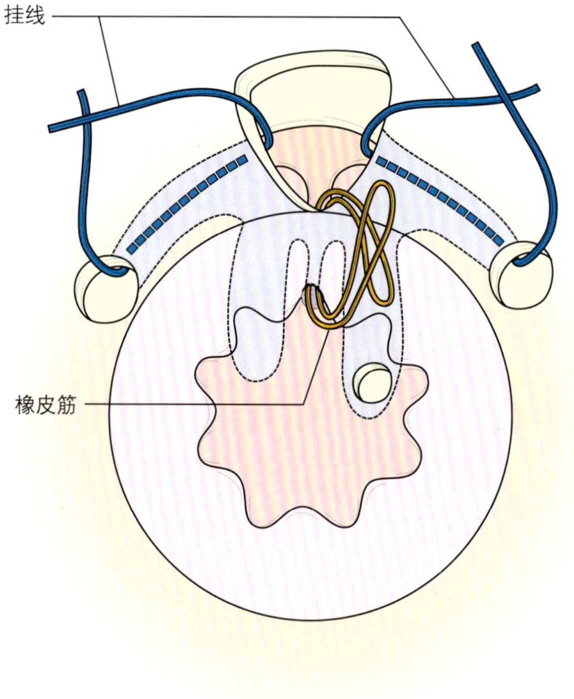

手术要点

本型肛瘘套扎长久、应该相对较为松缓的留置。待确认肛提肌上Ⅳ型瘘管闭塞后再将橡皮筋扎紧相对较好。

直击要点

●关于 Hanley 法

极重的肛瘘瘘管分支走行复杂，反复再发的病例行 Seton 法术后再发风险非常高。此时不得已只好行 Hanley 法。
此时要切开上述的 Seton 法中橡皮筋通过的区域。用可吸收线缝合创缘缩小创区。
尽管本术式便失禁或肛门畸形的风险非常高，但是再发的可能性极低。

肛裂

肛裂的主要术式为肛门内括约肌侧方切开术(LSIS)+ 肛裂引流和皮瓣转位术(SSG)。

慢性肛裂大多数以肛裂引流术 +LSIS 进行处置

SSG 适应证限定为经引流 +LSIS 尚不能达到充分扩肛的高度狭窄的病患。

肛门内括约肌侧方切开术(LSIS)+ 肛裂引流

LSIS 分为开放法(Open 法)和盲法(Blind 法),在我院首先掌握开放法(Open 法)。

盲法(Blind 法)的优点为步骤相对比较简单,但是用尖刀刺入肛门皮肤和内括约肌间时,有损伤肛门皮肤的风险(Notaras 式时)。用 Open 法钝性分离上述区域时,损伤肛门皮肤的风险非常小。而且 Blind 法盲目地切开内括约肌,手术不熟练时往往会有切开不彻底或切入过深损伤外括约肌的风险。

Open 法直视下进行操作,其优点为操作确实可靠。

1 内括约肌的剥离(图 19)

首先确定内括约肌。用扩肛器将其确实撑开,会触知呈带状的内括约肌。

确定内外括约肌间沟,与此同时将其外侧 1cm 的皮肤环形切开。皮肤切开的位置如果过度靠向内侧,麻醉过后创面会向内过度牵扯凹陷。

首先用钳在肛门皮肤和内括约肌间钝性分离。

操作时注意保护肛门皮肤使其勿受损伤。应剥离至齿状线正下方为止,肛门皮肤和内括约肌间剥离结束后继之转行内外括约肌间的分离。用扩肛器将肛门用力撑开方能比较容易地确定内外括约肌之间的位置,同样用钳将内外括约肌间分离直至与肛门皮肤和内括约肌间分离所至的相同高度。

图 19　内括约肌的分离
首先于肛门皮肤和内括约肌间钝性分离至齿状线水平下方。然后于内外括约肌之间钝性分离至相同的高度

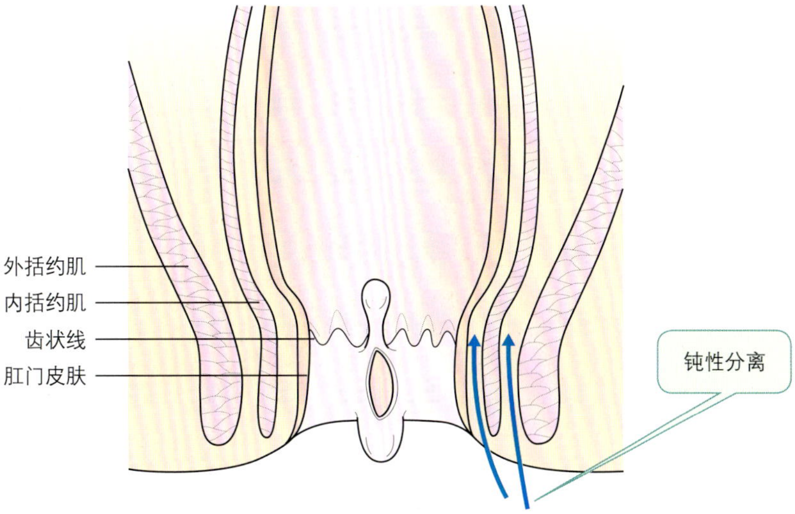

2 内括约肌的切开(图 20)

用两把钳把持剥离后的内括约肌,在两把钳之间将其切开。切开的高度达齿状线水平较为合适。切开的部位应在两个肛窦之间。一旦将肛窦切开会增加损伤肛管上皮的可能性。

切开后确切止血。若有出血可将皮肤用可吸收线缝合,但通常均将其敞开也不会有什么问题。

图 20　内括约肌的切开
用两把钳把持剥离后的内括约肌,在两把钳之间将其切开。切开的高度达齿状线较为合适

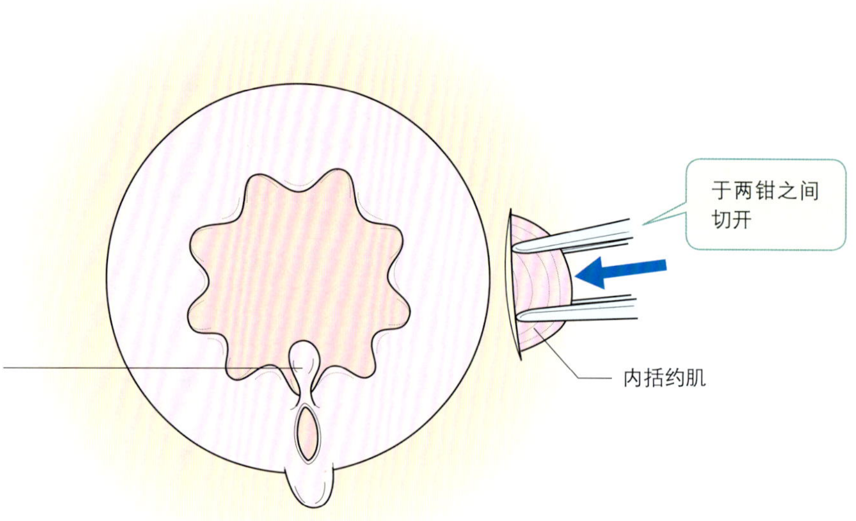

3 引流(图 21)

表浅的肛裂不伴肛乳头肥大或皮赘时,仅行内括约肌切开术旷置肛裂即可治愈。

伴有肛乳头肥大或皮赘时,将其切除并进行引流,引流创面应较长且以左右非对称为原则,左右对称的小的创面引流会增加迁延不愈的风险。

制作创面引流时,应保留破溃部,并将破溃部肛侧皮肤切开,制成创面引流。只有在破溃部较深而且其边缘有明显的机化时,有时才需将破溃部边缘及机化部分一同切除。

图 21　行窦道引流
创面引流时,将破溃部保留并将破溃部肛侧皮肤切开。破溃部边缘明显机化时,将破溃部的边缘连同机化的部分一同切除

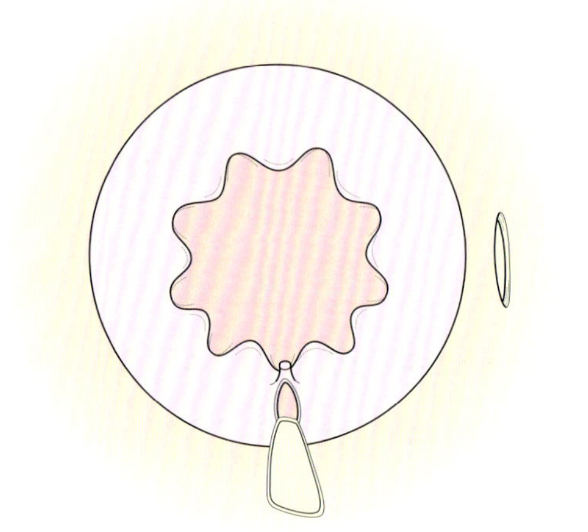

皮瓣转位术(sliding skin graft 法:SSG)

皮瓣转位术(sliding skin graft 法:SSG)的适应证仅限于行肛裂创面引流 +LSIS 时不能充分扩肛、肛门高度狭窄的病例。本术式必须注意以下事项。

- 充分扩肛
- 将皮瓣充分深度转位
- 缝合部不要过度紧张
- 注意皮肤切开部勿形成瘢痕

1 肛门溃疡及其边缘病变的切除(图 22)

应将溃疡和其周边的瘢痕包括肥大的肛乳头和皮赘一并切除。应注意将硬质的瘢痕切除,露出相对柔软的组织,**但若切除过多会造成缝合组织不足给手术带来麻烦,因此应综合权衡考虑再进行切除操作。**

注意

图 22　切除肛门溃疡和其边缘病变
溃疡和周边的瘢痕包括肛乳头以及皮赘应在最小范围内将其切除

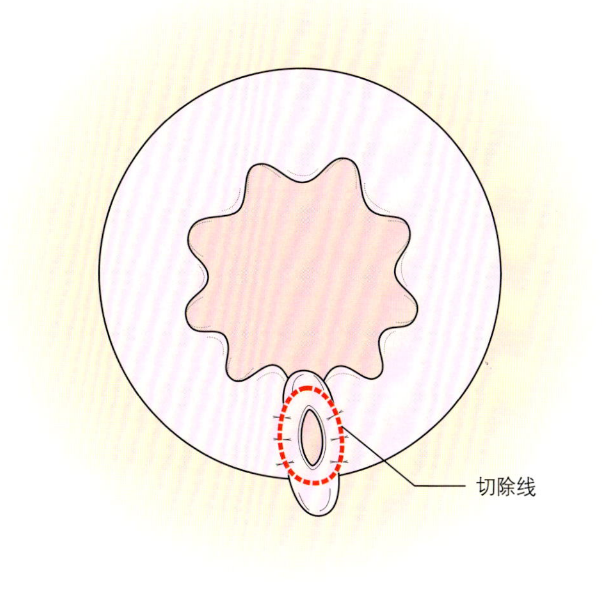

2 解除狭窄(图 23)

左手持扩肛器扩肛,将露出的内括约肌分次逐渐切开。为避免一处切开过深,应分几处分次逐渐进行切开以扩开肛门。将肛门扩开至两指时,操作即告结束。

图 23　解除狭窄
显露内括约肌后，将其于多处进行切开

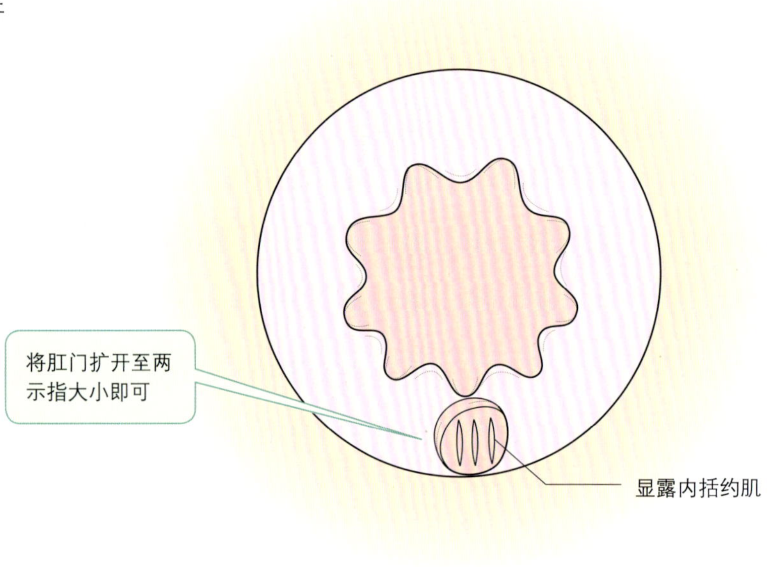

3 缝合皮肤和黏膜(图 24)

皮肤和直肠黏膜的缝合使用 3-0 的可吸收线。

本手术的目的是将外侧皮肤拉向肛管内补充缺损的肛管上皮，因此非常有必要将皮肤充分地向内侧转位，细致缝合。直肠黏膜侧部分缝至肌层，贯穿缝合的窝边长度(边距)于直肠侧大约 6~8mm，皮肤侧大约 3~5mm 浅表缝合，这样可使缝合部向直肠侧贴近。

缝合间隔(针距)大约 4~5mm，三到四针即可。

在进行缝线结扎时，去除扩肛器使保持肛门的自然形状。

图 24　缝合皮肤和黏膜
直肠黏膜侧、用丝线缝至肌层，贯穿缝合边距大约 6~8mm。皮肤侧大约 3~5mm 浅表缝合

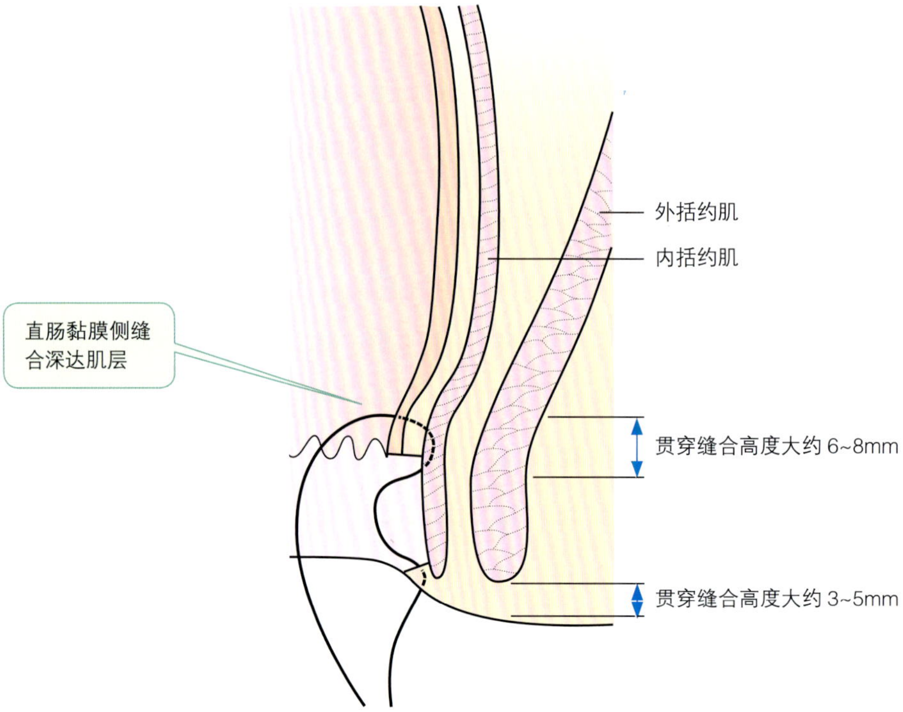

4 作成皮瓣(图 25)

距缝合线约 1cm 外侧,将皮肤行弧形切开作成皮瓣。

注意 **切开部位距缝合部过远时,皮瓣转位会较困难,此时不得不将皮肤切得较深。**

皮肤切开过深会形成瘢痕,而较浅切开,会使皮瓣的转位移动比较容易。故应逐渐切开浅层,慢慢地将皮瓣转位移动。皮瓣的左右较容易形成狗耳状突起,将其切除形成较细的纵行切口则皮瓣较易向内移动。

图 25 皮瓣的作成
于缝线外侧 1cm 处相对较浅的切开,移动皮瓣

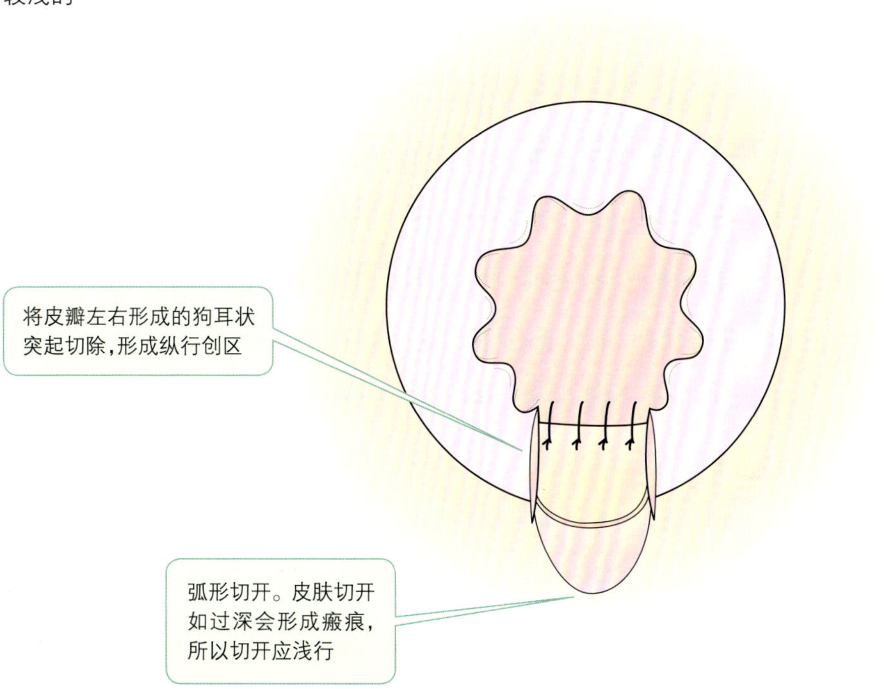

脓肿、痔、肛瘘、肛裂的术后注意事项

术后控制排便相当重要。腹泻和便秘是术后治疗的难点，所以直至治愈，应谨慎应用缓泻剂来调节排便。

全盆脏器切除术

平井　孝，金光幸秀，小森康司　愛知県がんセンター中央病院消化器外科

全盆脏器切除术的适应证为直肠癌伴盆腔前部脏器浸润，包括直肠、膀胱，男性还包括前列腺、精囊，女性还包括子宫、阴道一并切除。本术式应建立新的排泄口，行人工肛门，尿道转流术（输尿管皮肤造瘘，现在都行回肠代膀胱）。与单纯的直肠切除术相比，手术时间以及出血量均增加，术后并发症的发生率上升，手术后遗症的程度加重。慎重地选择手术适应证，在保持安全的外科切缘前提下进行部分脏器联合切除也是可行的（子宫、阴道联合切除，膀胱部分切除，精囊、前列腺全切术等）。虽然全盆脏器切除术的根治性较高，但应在取得患者的完全知情后进行。本术式也适用于盆腔内复发癌，本篇只介绍初发癌的手术治疗技术。

手术要点

直肠癌浸润前列腺应将前列腺全部摘除，与前列腺部分切除比较，可以保证安全切缘，可避免 TPE，维持排尿功能。

术前检查

① 通过下消化道内窥镜、灌肠造影检查确诊病灶，确定病灶的位置、大小。

② 行腹部 CT 检查、胸部 X 线（或 CT 检查）、盆腔磁共振检查，确定有无远隔转移以及向周围脏器的浸润程度。

③ 手术耐受程度的检查（合并症、心肺功能、血液学检查等）

④ 术前标记造口位置[（1）经腹直肌，（2）在脐下方，（3）腹壁的顶点，（4）避开肋弓、髂骨、耻骨、皮肤皱褶以及瘢痕，（5）患者能够看到并容易处置的部位]。遵循以上原则于脐的左右用记号笔标记造口位置。皮肤皱褶的情况不光要在卧位而且要在坐位进行确认。肥胖的患者不应局限于脐下方，否则无法看清造口，为完整地看清造口，应于较脐高的平面进行标记。左右造口的位置应相隔 7~8cm 以上以便进行造口护理。

麻醉、体位

麻醉可行气管内插管全麻和硬膜外麻醉。体位取截石位。为预防腘窝长时间压迫造成腓神经麻痹，可应用下肢支架支撑小腿至足后跟位置而非腘窝位置。经腹部操作时，大腿置于近水平位。经会阴部操作时，将髋关节屈曲 90°，展开会阴部视野，双下肢配置间歇空气压力按摩器，防止肺栓塞。

手术之前予预防性应用抗生素，每三小时追加一次，通常追加两次。

腹部皮肤切开(图 1)

术前通过 CT 检查确定肠系膜下动脉根部和脐上缘的位置关系。确定造口时，开腹前将造口处皮肤切开并纵行切开腹直肌鞘。切口头侧从 CT 上确定的肠系膜下动脉根部水平直达耻骨上缘附近。开腹后切口用创缘保护器 ALEXIS 保护并撑开术野。

手术要点

全盆脏器切除术如不行肠系膜下动脉根部的清扫,仅取下腹部切口即可。开腹器的应用和术前 CT 对肠系膜下动脉根部位置的预测可防止不必要的过大切口。

图 1　腹部皮肤切开

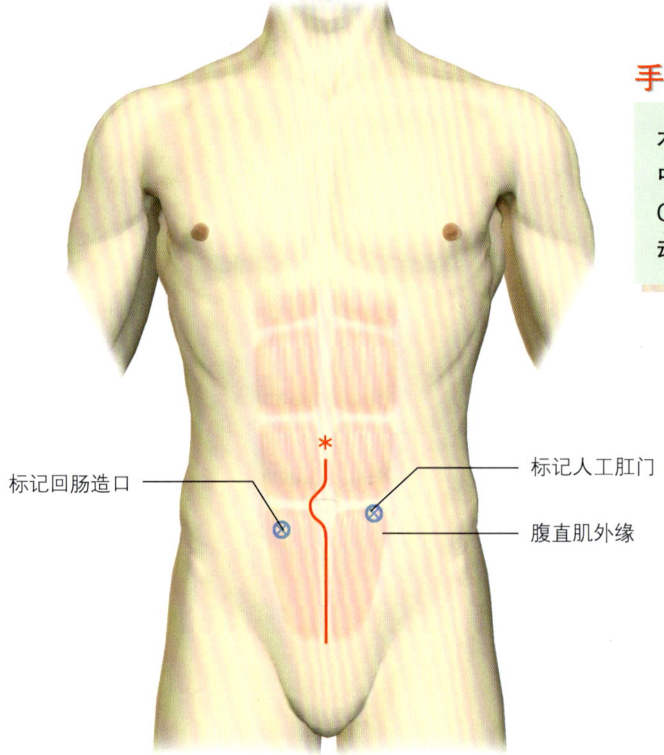

手术要点

术前标记造口位置。正中切开头侧起点应以 CT 上确认的肠系膜下动脉根部水平为准。

开腹后

开腹后评估病变的进展程度。

① 评估肝转移情况应尽可能在肝脏触诊的基础上行视诊。根据皮肤切口的不同有时行视诊可能较为困难。

② 视、触诊骨盆腔、大网膜、小肠系膜评价腹膜播散情况。

撑开器一般使用 Codman 公司制的 Bookwalter 撑开器。用 Bookwalter 撑开器将术区撑开扩大,保证术区视野。用大的厚纱布卷将小肠推纳向头侧,为使其勿膨出妨碍手术视野可用拉钩将其向头侧端压排(图 2)。

手术要点

使用创缘保护器,Bookwalter 撑开器可以预防切口感染,扩大术区视野。安置撑开器,可以保证宽敞的术野,保证手术安全。

图 2　撑开器

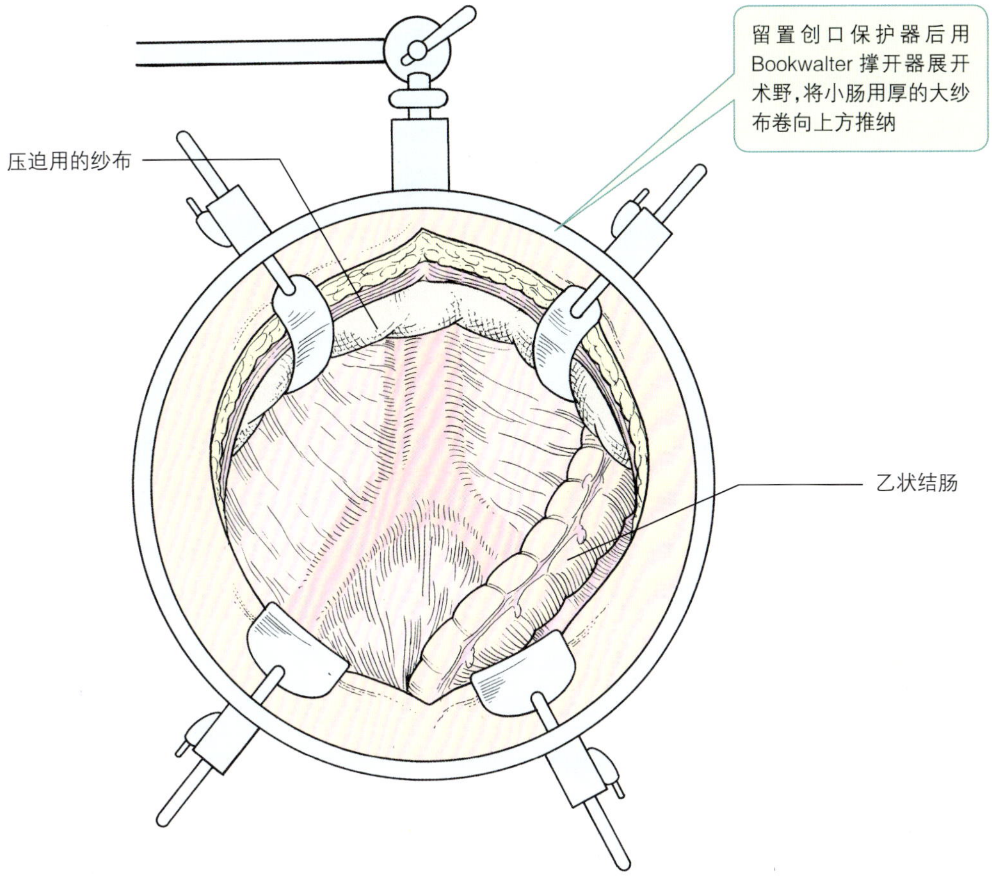

手术步骤

1. 乙状结肠的松解
2. 离断肠系膜下动脉根部。同一水平切断肠系膜下静脉，左结肠动脉。切断乙状结肠。
3. （重要）切开切除侧的脐动脉索（脐内侧皱襞）进入的壁层腹膜。敞开 Retzius 腔，膀胱侧腔。
4. 于髂总血管水平剥离输尿管
5. 切断输尿管
6. 分离腹主动脉分叉处髂总、髂外、髂内血管的剥离以及清扫此处淋巴结。
7. 剥离直肠背面
8. （重要）切断髂内动静脉中枢侧及壁支
9. （重要）男性患者切断背静脉丛（有时也行尿道切断）
10. 会阴部操作
11. 切断坐骨直肠窝脂肪，肛尾韧带，肛提肌
12. （重要）男性：尿道膜部切断（未进行第 10 部操作时），骨盆底部筋膜切断，阴部内动静脉会阴支（包括阴茎背静脉）的切断。
13. （重要）女性：将包含阴蒂的皮肤切开，然后将盆底筋膜切断
14. 将盆腔内脏器一并摘除
15. 关闭会阴侧
16. 将人工肛门牵出
17. 造回肠造口（行回肠输尿管吻合，回肠回肠吻合）
18. 留置引流，关腹，造人工肛门

手 术 技 巧

术者首先站在患者的左侧，助手站在患者的右侧和双腿之间。在手术进行到适当的时候可以左右交叉。会阴侧操作，术者于会阴侧，其左侧为第一助手，器械台置于术者的右侧。第二助手于腹侧用适当的拉钩牵引。

1 乙状结肠的松解

第一助手将乙状结肠向右侧展开，切开左结肠旁沟，然后将粘连的筋膜剥离。剥离后自然可见其背侧左生殖血管，左输尿管。值得一提的是在乙状结肠间陷窝周边进行剥离操作即可，没有必要向头侧过度延长。

2 切断肠系膜下动脉根部。同水平处切断肠系膜下静脉，左结肠动脉。乙状结肠用闭合器进行切断

于主动脉右缘处切开乙状结肠系膜根部，从右侧开始进行剥离，切开由左侧粘连筋膜构成的背侧腹膜，于主动脉分叉部附近贯通左右。此时，需注意从右向左进行时容易深入背侧。然后沿主动脉右缘向头侧将腹膜延长切开至肠系膜下动脉分叉处（本术式尽管没有保留上腹下神经丛和腰内脏神经的必要，但是如无切除的必要，则在后腹膜下筋膜浅面操作即可）。尽管肠系膜下动脉和肠系膜下静脉左侧的

图 3　乙状结肠的松解

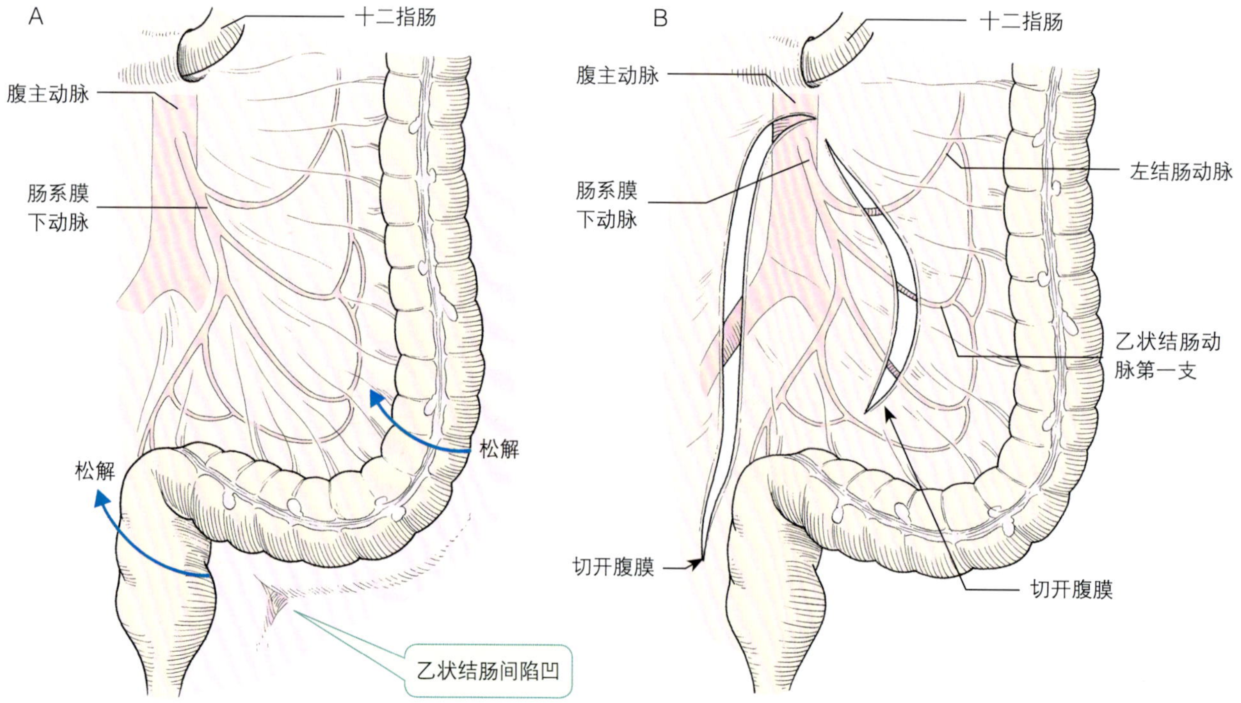

手术要点

松解乙状结肠时，于乙状结肠间陷凹的前后进行，主要目的是为了（松解后）与右侧连通。

手术要点

于肠系膜下动脉、肠系膜下静脉左侧进行乙状结肠系膜松解时，将乙状结肠系膜切开后可于直视下进行。

乙状结肠系膜未充分剥离，透过乙状结肠动静脉第一支周围较厚的脂肪，多数情况下仍可看清其背侧的组织，在此处将肠系膜切开。扩大此处的切开窗，比较容易与此前乙状结肠陷凹处的剥离层相连续，从左侧直视下将粘连的筋膜剥离开至腹主动脉左侧（**图 3**）。中央部残留的血管蒂内包含肠系膜下动静脉（左结肠动静脉），二者之间比较容易剥离。肠系膜下动脉根部同一水平的肠系膜下静脉和左结肠动脉同样予以切断。**注意** **左结肠动脉的末梢切断过多时，除了需要考虑边缘动脉的相互联系外，还需要注意将其切断后会导致中枢侧乙状结肠断端血运障碍。**切断肠系膜下动脉周围的神经支，显露肠系膜下动脉，在其根部将其切断双重结扎（**图 4**）。然后将乙状结肠系膜进一步切离，预留大约 10cm 的肠管为行人工肛门所用，将乙状结肠用缝合器(蓝钉，钉长 3.8mm)切闭。断端可以用钳将其闭锁，手术时间较长时，口侧端、肛侧端应确切闭锁，应用缝合器可以减少肠内容物漏出的可能。

图 4　切断肠系膜下动脉、下静脉

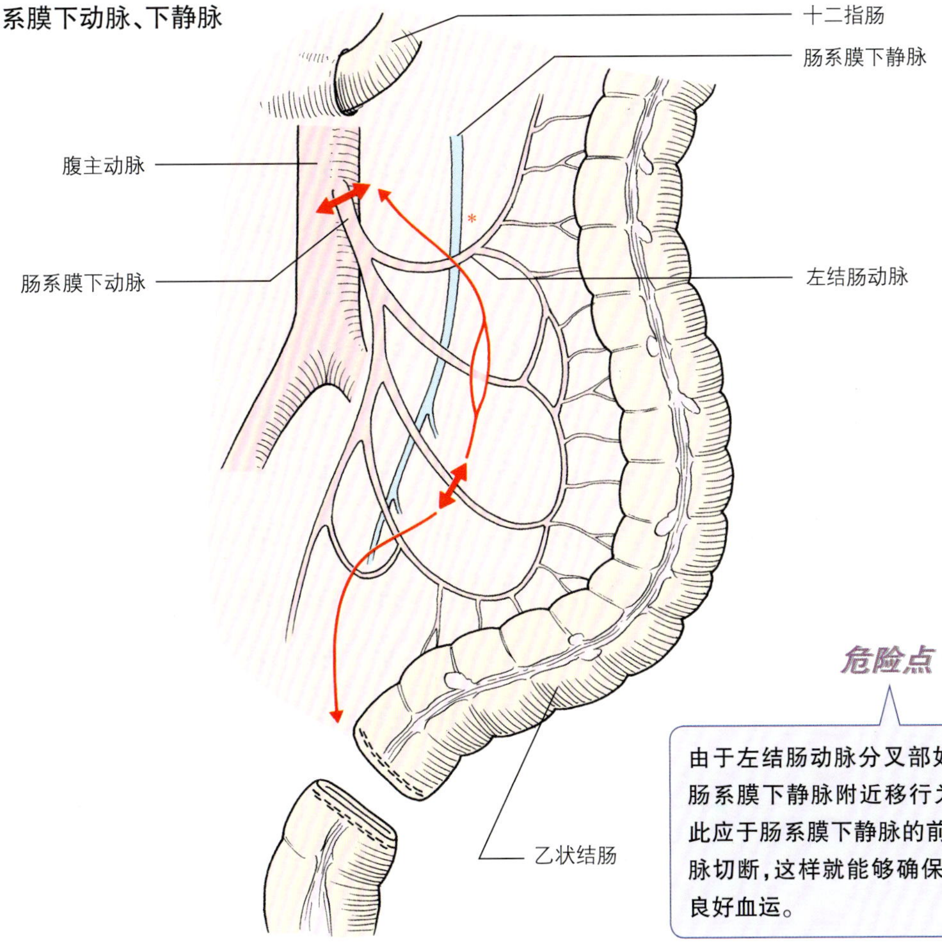

危险点

由于左结肠动脉分叉部如图(*)所示于肠系膜下静脉附近移行为边缘动脉，因此应于肠系膜下静脉的前面将左结肠动脉切断，这样就能够确保乙状结肠断端良好血运。

3　敞开膀胱前间隙（Retzius 腔）、膀胱侧间隙（图 5、6）

延长乙状结肠系膜的切开线，至髂总血管水平横向前方的脐动脉索（内侧脐皱襞）进入切除侧，切断后上行，于耻骨上缘在内侧横断脐动脉索，左右相互交汇（与最初的腹壁正中切口相连续）。男性精索（**图 5A**），女性卵巢动静脉、子宫圆韧带在此径路中被切断（**图 5B**）。用电刀将腹膜下广泛的白色泡状结缔组织切除，以防出血。敞开膀胱前间隙和膀胱侧间隙后，闭孔肌、肛提肌即可一目了然（**图 6**）。

手术要点

骨盆底的腹膜广泛切除后，此切开线已不可能再缝合，不论男女患者均保证了盆底开阔的术野，使盆内操作变得容易。

图 5　腹膜切开线

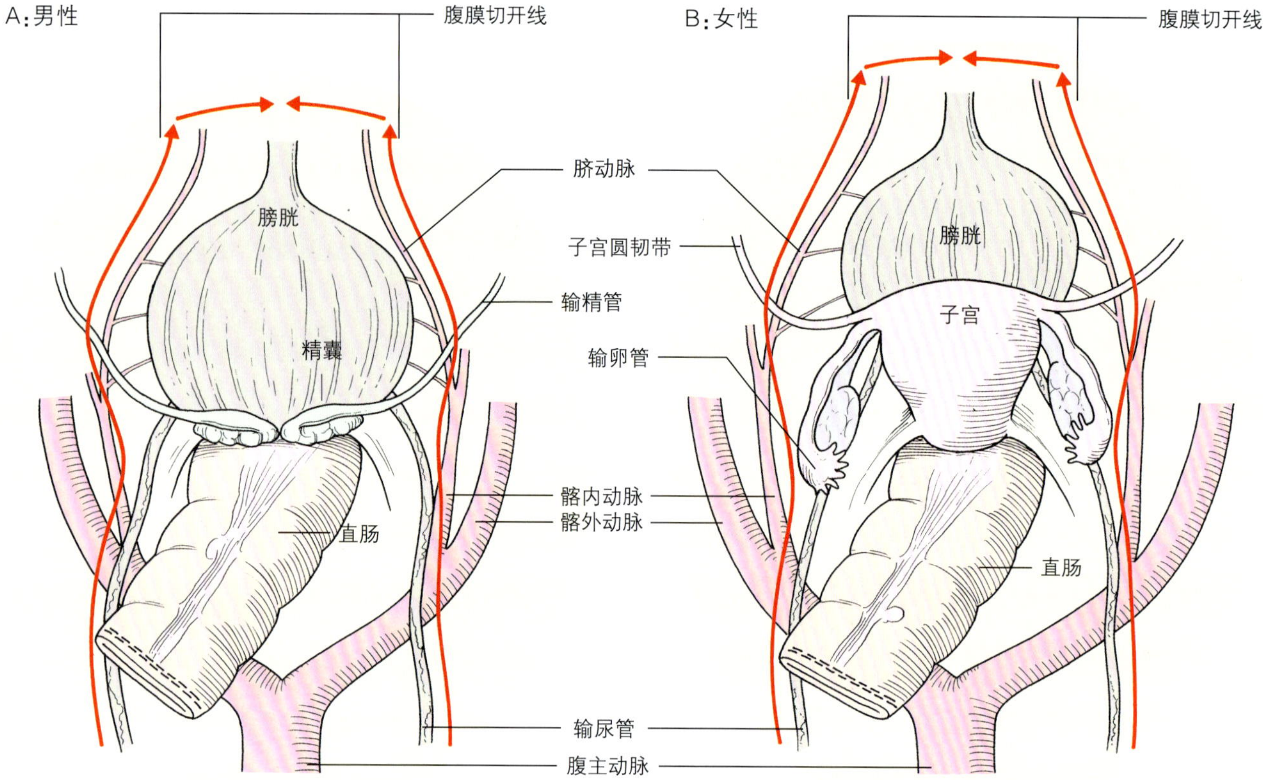

手术要点

在盆底于脐动脉外侧切开腹膜。切开后闭孔间隙内一目了然，更容易进行血管的处理。

图 6　膀胱前间隙、侧间隙的敞开

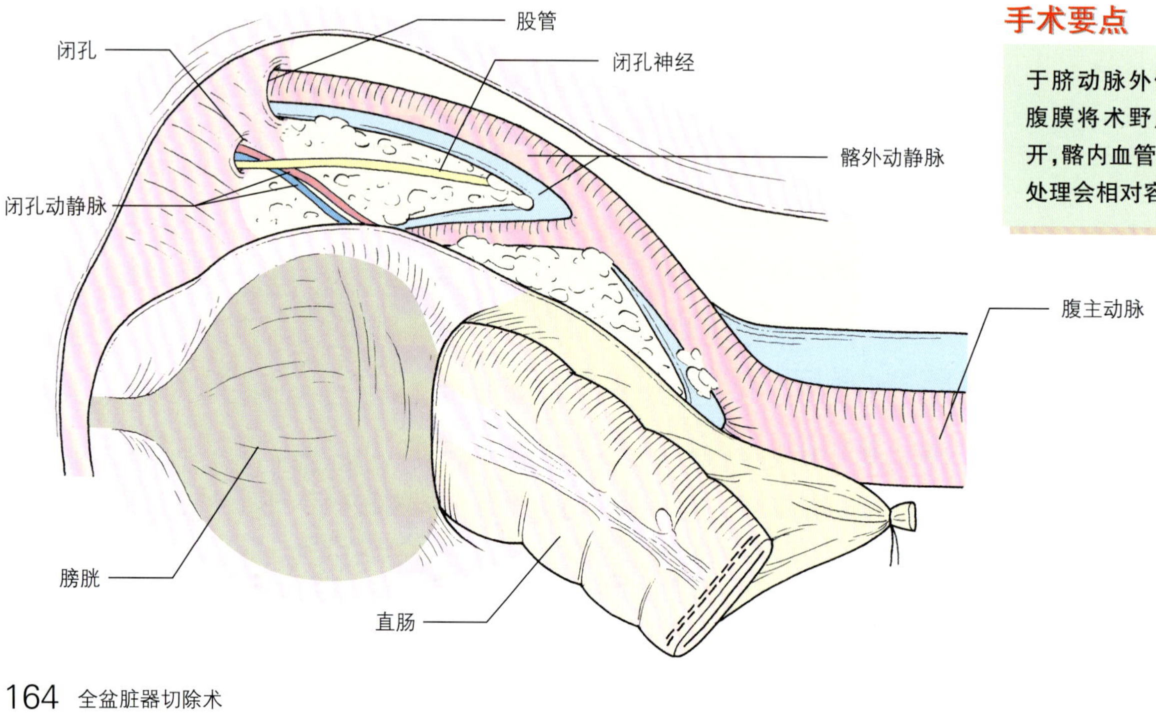

手术要点

于脐动脉外侧切开腹膜将术野广泛展开，髂内血管外侧的处理会相对容易。

4 剥离髂总血管水平处的输尿管

注意

髂总血管确定后即可比较容易确定待切断的输尿管。为防止损伤输尿管周围的小血管，将其一并剥离，并上牵引带。**脐动脉分叉近侧有自髂内血管向输尿管的分支，尽管分支较细，但单纯用电刀凝固止血术后易再次出血，因此先缝扎后切断为宜。**

5 切断输尿管（图 7）

若输尿管未受肿瘤浸润，男性剥离至输精管，女性至子宫动脉的下方，其剥离长度即已足够。近侧输尿管断端留置导管（通常 6Fr）。为使导管不被拔出，应于近断端处将其与输尿管结扎，并用丝线将输尿管导管固定，将其牵向术野外。远侧断端予以结扎。

图 7 切断输尿管

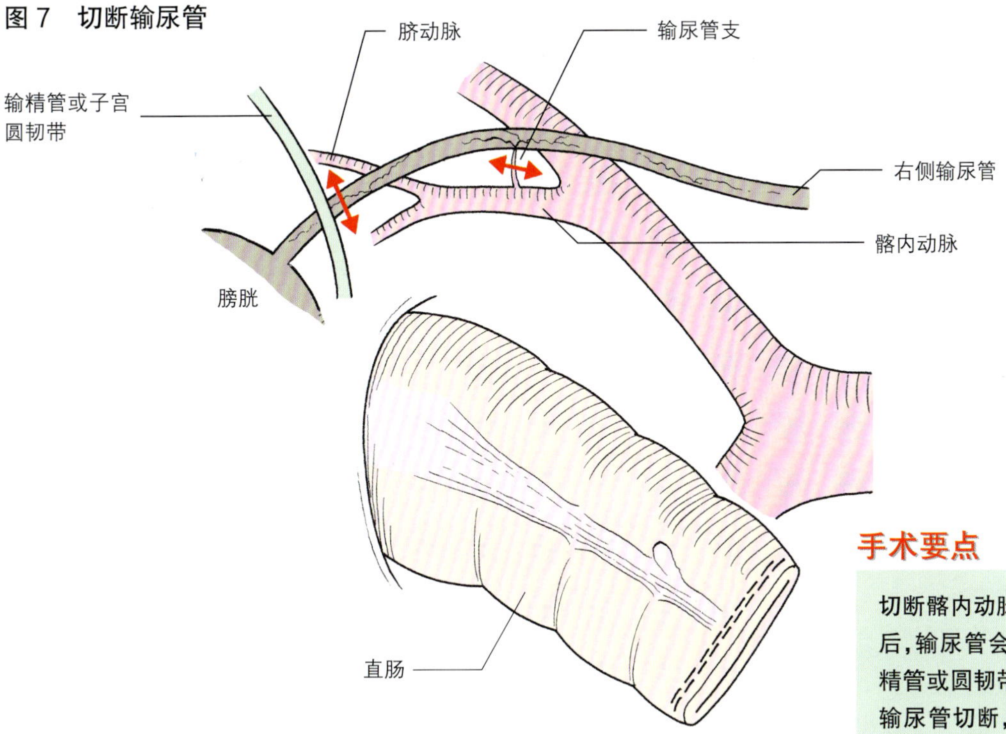

手术要点

切断髂内动脉发出的细小输尿管支后，输尿管会较容易地剥离至与输精管或圆韧带的交叉处。在此处将输尿管切断，留置输尿管导管将尿液引向术野外。

6 主动脉分叉部髂总、髂内、髂外血管的剥离以及淋巴结的清扫

注意

由于无保留盆腔内自主神经的必要，清扫变得相对容易。从主动脉分叉部开始，将后腹膜下筋膜、自主神经（来自腹下神经的骨盆神经丛）牵向切除侧，显露髂总动静脉进行淋巴结清扫（图 8）。**汇入左髂总静脉的静脉支尽管较细，但直接将其切断会引起较多出血，因此应将其电凝后再切断。**然后清扫自髂外动静脉内侧至髂内动静脉表面及骨盆内脏神经（S3）内侧的淋巴结使其骨骼化。此时保留于髂外动脉前面走行的髂腹股沟淋巴结和其外侧面的淋巴管。髂外静脉内侧的闭孔间隙内，闭孔神经，闭孔动静脉包裹于脂肪中。确认闭孔附近的闭孔动静脉及闭孔

神经后将闭孔动静脉切断。保留闭孔神经，将闭孔间隙的脂肪由外侧向内侧清扫。由于有数条细小的壁侧支，用双极电凝进行充分止血。深面的腰骶神经干及坐骨神经为骨盆内侧壁筋膜所覆盖。在此筋膜上将淋巴结向内侧清扫，显露髂内静脉。向头侧返回至髂内外静脉分叉部，将髂内静脉外侧广泛显露。然后剥离至尾骨肌上缘。

图 8　侧方淋巴结清扫

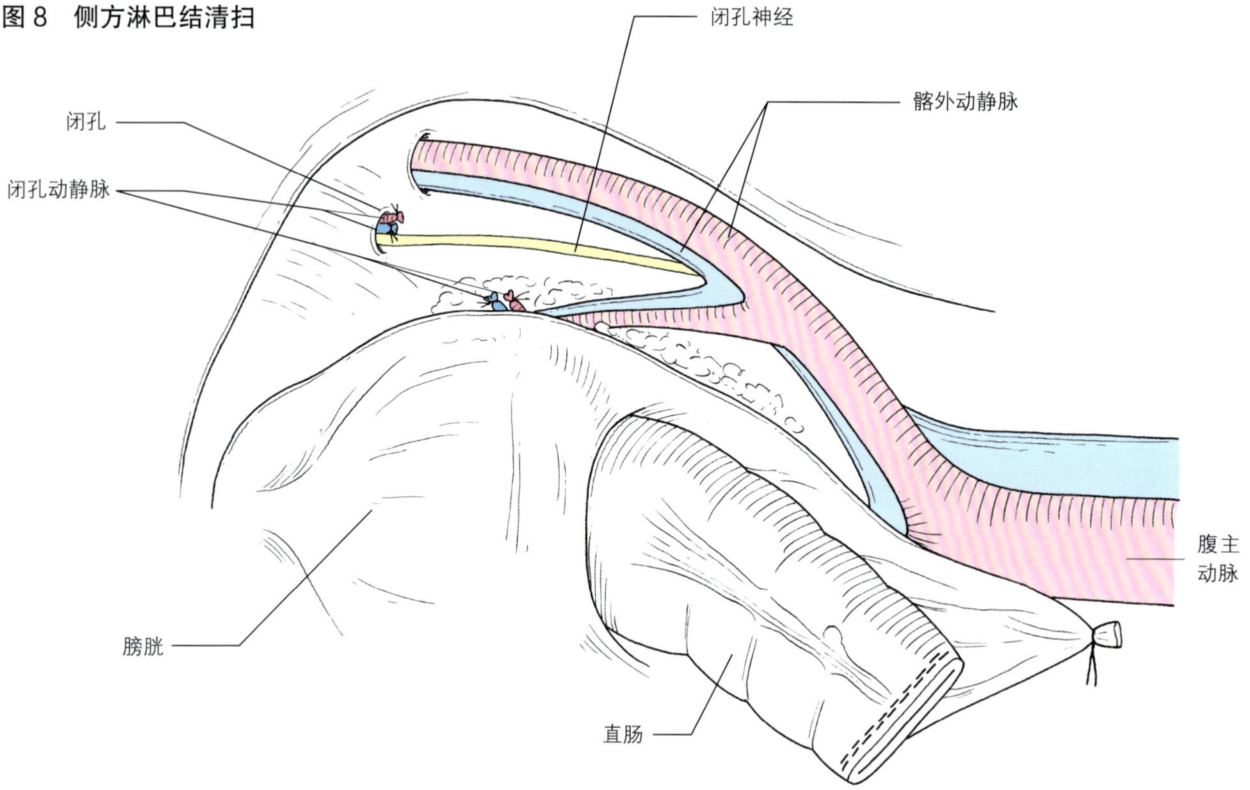

手术要点

术野展开，从髂外静脉内侧至闭孔间隙、髂内血管周围的淋巴结均可对其进行广泛的清扫。

7 剥离直肠背面（图 9）

进行髂内血管内侧游离时，一定程度上已经开始直肠背面的游离。再次将直肠背面的腹下神经牵向切除侧进行游离，于正中切开直肠骶骨筋膜，达肛提肌上间隙显露肛提肌。在男性有时直肠骶骨筋膜不能切开至肛提肌之上。**切开直肠骶骨筋膜所到达的肛提肌上间隙为有极少疏松结缔组织的间隙，展开相对容易。因此必须明确切除直肠骶骨筋膜后，方能达到肛提肌。**肛提肌上间隙确认后，超越左右梨状肌的水平上牵骨盆内脏神经，确认后将其切断。

注意

图 9　剥离直肠背面

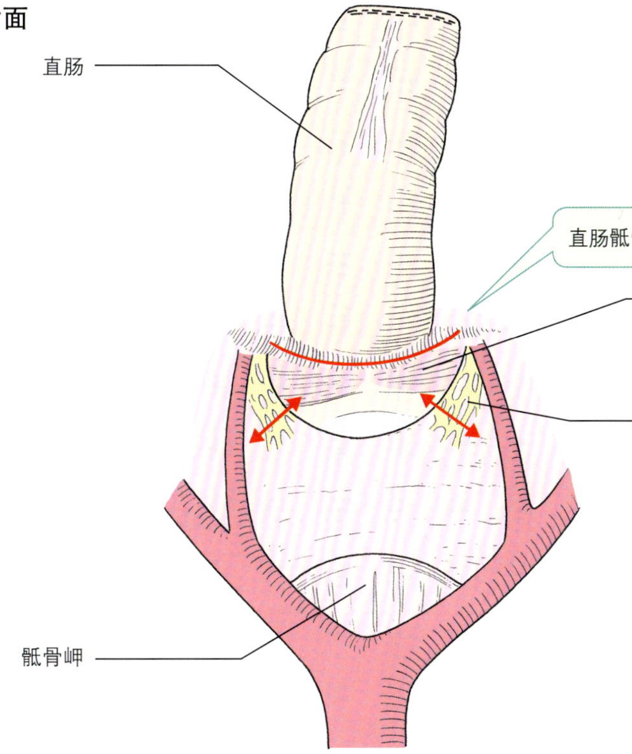

手术要点

于直肠背面切除后腹膜下筋膜，向肛侧进展切开直肠骶骨筋膜。达肛提肌上间隙。将术野内左右两侧上行的骨盆内脏神经切断。

8　处理髂内血管(图 10、11)

髂内动静脉的内外均已进行游离，髂内动脉分出臀上动脉后于脐动脉分叉部正前方进行结扎切断，保留侧双重结扎。疑有向髂内静脉浸润或髂内血管周围淋巴结转移时将髂内静脉一并切除。**注意** **尽管切除髂内静脉比较容易，但在切除髂内静脉时，切断其盆壁侧支往往容易出血，应慎重操作。**

图 10　髂内动脉的切除(右)

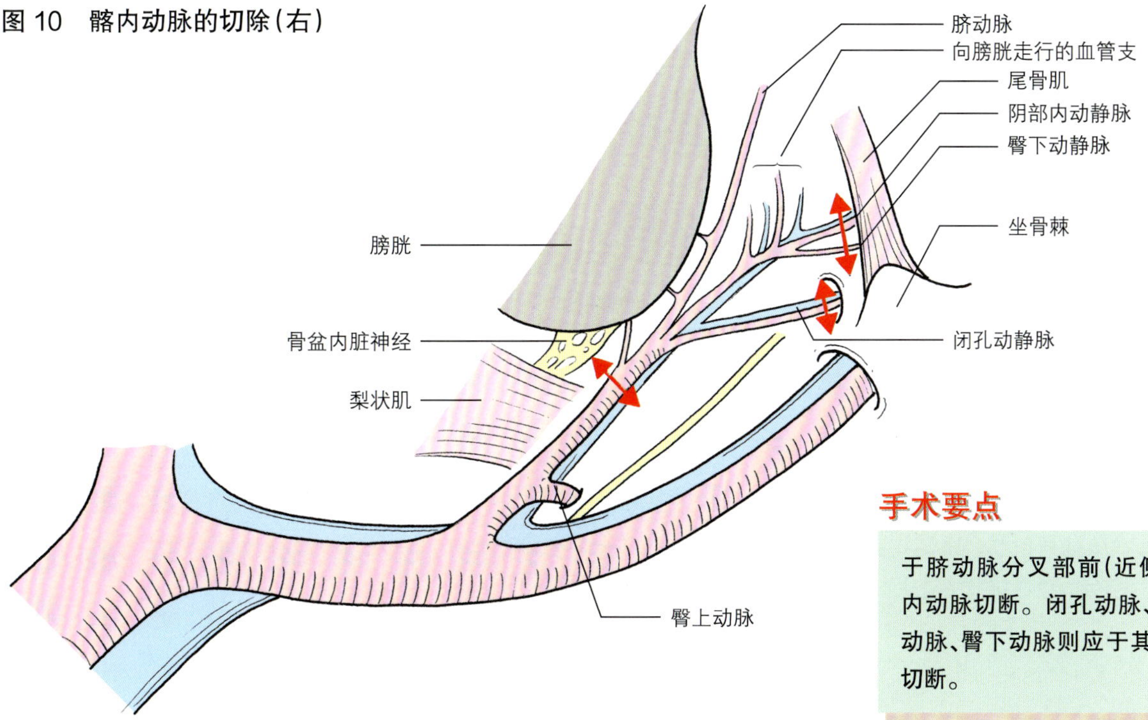

手术要点

于脐动脉分叉部前(近侧)将髂内动脉切断。闭孔动脉、阴部内动脉、臀下动脉则应于其末梢处切断。

●仅合并切除髂内动脉(图 10)

膀胱静脉、子宫阴道静脉从腹侧覆盖来自髂内动脉分支的阴部内动脉和膀胱下动脉走行,汇入髂内或髂中静脉,于此将其切断。在此可以看见阴部内动脉及臀下动脉(分叉部不确定,有时只有阴部内动脉)于外侧、肛侧经尾骨肌上缘(Alcock管入口)向内侧走行,于尾骨肌上缘将其切断。

注意 **而且膀胱静脉、子宫阴道静脉有时汇入较髂内动脉更贴近骶骨侧的髂内静脉,故应注意其分叉部,如有分叉应于流入处将其切断。**

●切除髂内静脉(图 11)

需要注意髂内动脉切断处,有髂内静脉背侧的分支,将其全周剥离,结扎切断,保留侧双重结扎。断端可以缝扎,若口径太大可用 4-0(Prolene)连续缝合。此静脉的侧壁支(外侧骶静脉、臀下静脉、阴部内静脉)进入尾骨肌的下方,观察其粗细应用血管闭合系统或用可吸收线进行结扎后切断。髂内静脉切除后,常能发现底面于梨状肌腹侧走行的第 2、3 骶神经(体神经)。

图 11 髂内静脉的切除(右)

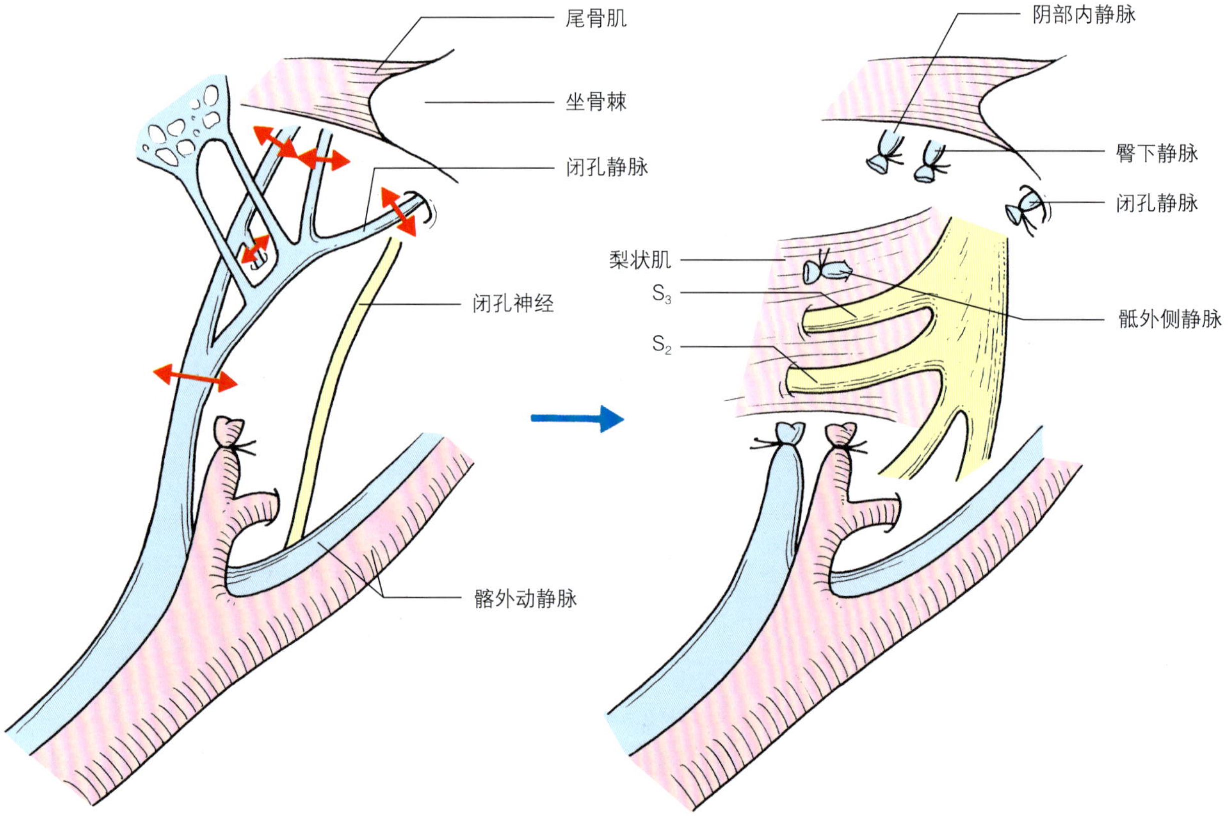

手术要点

髂内静脉有时似有两条。找到来自尾骨肌上缘的侧壁支,予以切除确切止血。

手术要点

髂内静脉切除后,可以清晰显露梨状肌、坐骨神经等。

9 背静脉丛（DVC）的切断（图 12）

男性患者，视野拓展后从腹侧进行尿道的切断，展开膀胱前间隙后可以视觉确认正中附近的耻骨前列腺韧带和 DVC。首先切开前列腺外侧的骨盆内筋膜，看到前列腺的侧面，然后结扎切断耻骨前列腺韧带，用 Bunching 钳于骨盆内筋膜的断端钳夹前列腺上部的静脉结缔组织。钳子的前后用 3-0PDS 缝合结扎（3~4 针），于其间切断。继而切断尿道膜部，露出的 Foley 导尿管也一并切断，尿道的远侧断端必须进行结扎。本操作比较容易引起出血，如视野不十分清晰，不必勉强，可于会阴部操作，进行 DVC 的处理。

图 12　DVC 处理，尿道切断（男性）

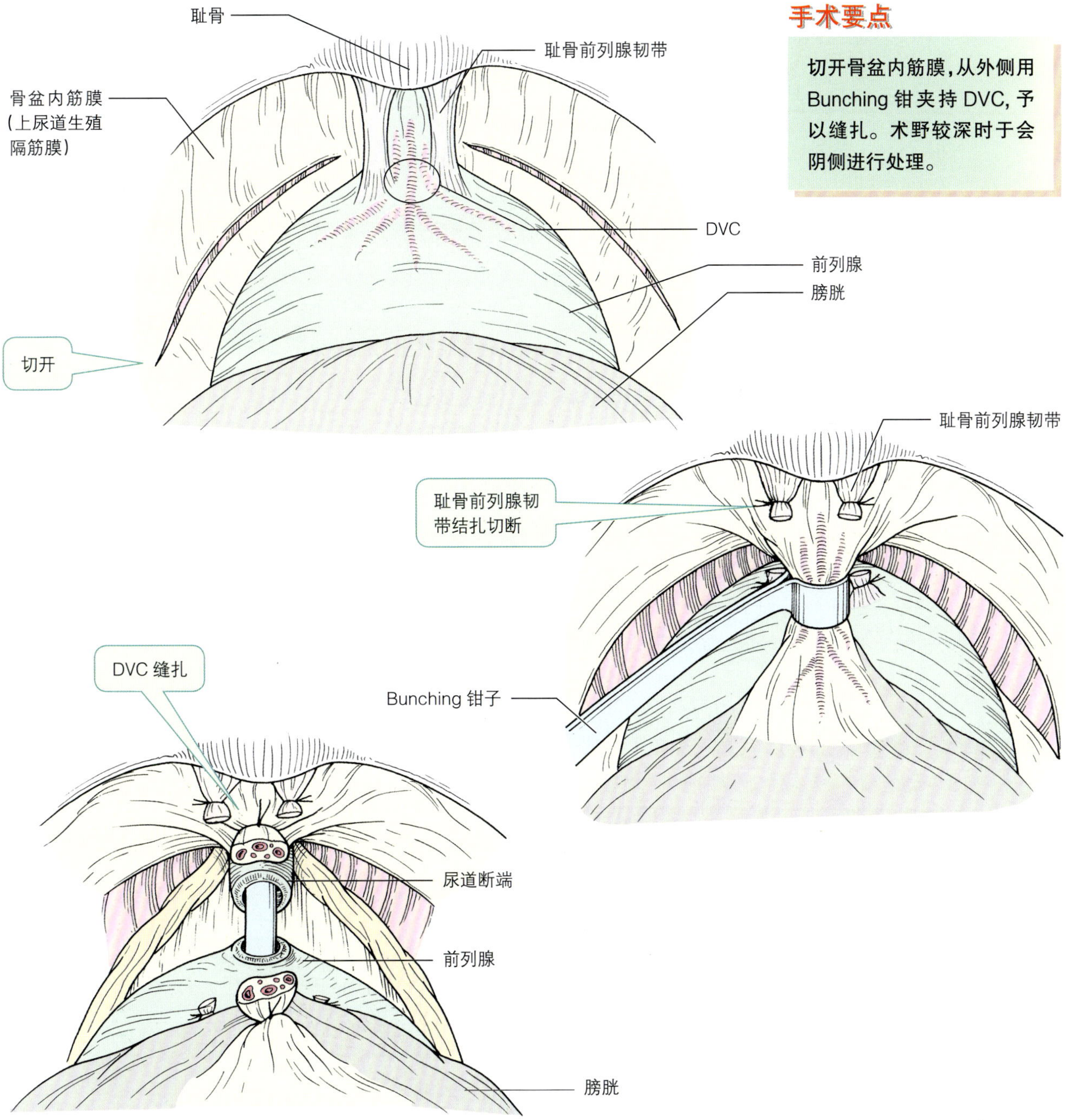

手术要点

切开骨盆内筋膜，从外侧用 Bunching 钳夹持 DVC，予以缝扎。术野较深时于会阴侧进行处理。

将肛门缝合闭锁。

男性:从阴囊下缘开始绕肛门周围达尾骨行椭圆形皮肤切开。于背侧将肛尾韧带切断。以臀大肌、坐骨结节为标识切开坐骨直肠窝脂肪组织,切断通过 Alcock

图 13 会阴部操作

A:男性

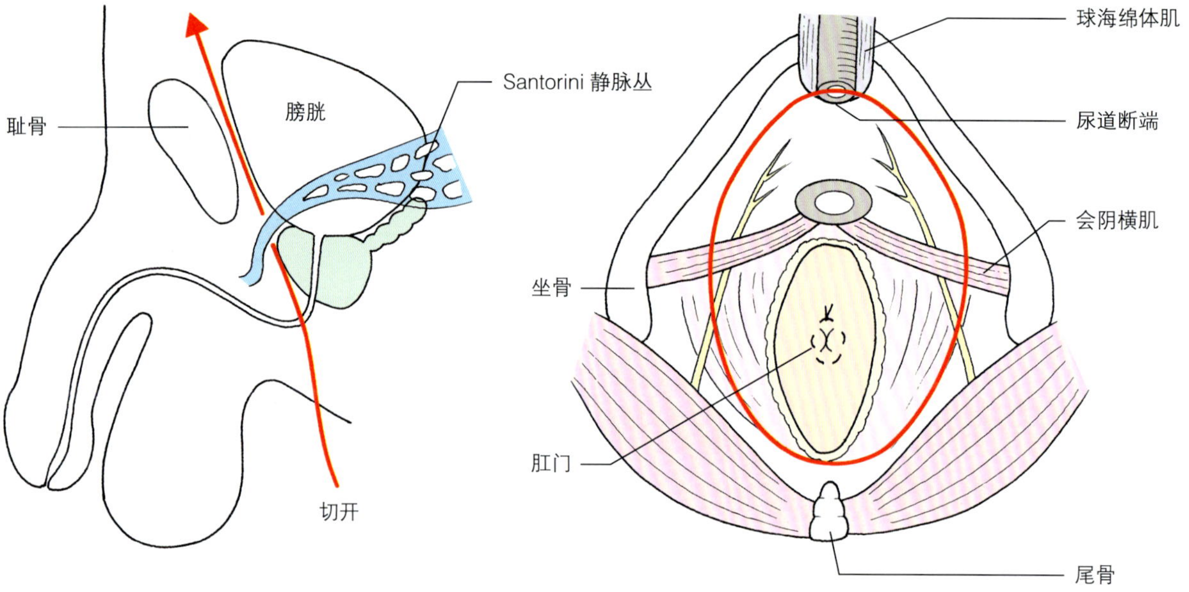

B:女性

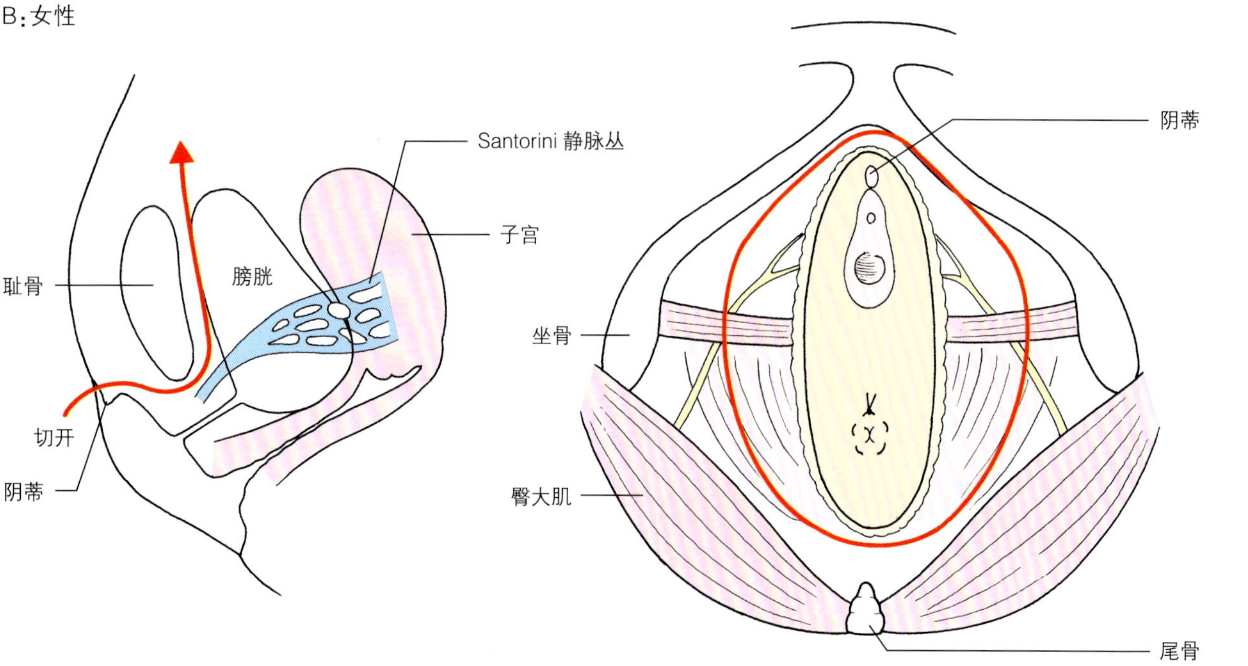

手术要点

男性于会阴横肌、球海绵体肌汇合部切开球海绵体肌,向耻骨下缘进行,切断尿道。
男性、女性:在会阴横肌的耻骨侧,沿耻骨骨膜将尿生殖隔膜切断。切断阴部内动静脉末梢,若出血增加,用血管闭合系统进行止血后再将其切断。

管的阴部内动静脉的分支(直肠下动静脉)。切断肛提肌、会阴浅、深横肌后,与腹腔侧相通。然后于腹侧切断球海绵体肌的下缘,显露尿道,予以结扎切断。然后向耻骨下缘深部行进,切断阴茎背静脉。以耻骨下缘为标识向背侧延长切除线,切断尿生殖膈膜,于 Santorini 静脉丛外侧处理附贴于膀胱的 DVC。当尿道已经从腹侧切断时,延长切离线与此切离处相连续。

女性:椭圆形切开包括阴蒂、大阴唇、肛门达尾骨的椭圆形皮肤。与男性不同的是不需处理尿道,以耻骨下缘为标识于 Santorini 静脉丛的外侧切离盆底筋膜。

男女均一样,发自尾骨背侧的静脉极易出血。因此此处常常使用超声刀或血管闭合系统切开止血。

11 封闭会阴侧

用 50ml 的带导管的注射器以 1L 生理盐水从会阴侧向骨盆腔内进行冲洗。皮下筋膜用 4-0PDS 结节缝合,皮肤用 4-0 尼龙缝线结节缝合。从腹腔侧插入引流。

12 造设人工肛门

于左下腹呈纵向椭圆形切开标记的造设人工肛门处的皮肤(长径约 2.5cm,先做小一些比较容易修正)。使用腹膜外路径。分开腹直肌切开腹直肌后鞘,注意后鞘切开处与前鞘切开处错开位置,后鞘切开应稍向外侧(这可较同一水平切开减少疝的发生)。腹直肌切开以通过第 2、3 指大小为宜(宽 3cm,厚 1cm),将结肠向上牵拉,确认是否顺畅。外提结肠超出皮肤 5cm 左右的长度。不需与腹直肌鞘固定。正中切口关闭后,将高约 1.5cm 的肠管向外翻出,用 4-0PDS 埋线缝合固定黏膜全层与真皮层。

13 造回肠代膀胱(图 14)

改变尿路方向以回肠代膀胱为第一选择。使用距回肠末端 20cm 左右的肠管。确认回肠有一条营养血管,尽可能短地切断头侧的肠系膜以便保留血运。回肠、输尿管用 5-0PDS 结节外翻缝合。双侧各留置一根 6Fr 导管于肾盂(距吻合口大约 25cm)。因为容易脱出,所以将导管与开口部用 4-0 薇乔缝线固定一针(PDS 需要一定时间)。回肠断端手工缝合,回肠回肠之间用 4-0PDS 行 Albert-Lembert 吻合。回肠贮袋尽量经后腹膜路径走行于盲肠背侧,于标记处行皮肤切开,纵行切开 2cm 椭圆形。腹直肌大约纵行切开 3cm。回肠贮袋断端提出皮肤大约 3cm。正中切口关闭后,将大约高 1.5cm 的提出肠段外翻,结节埋线缝合固定黏膜全层与真皮层。

图 14　造回肠贮袋

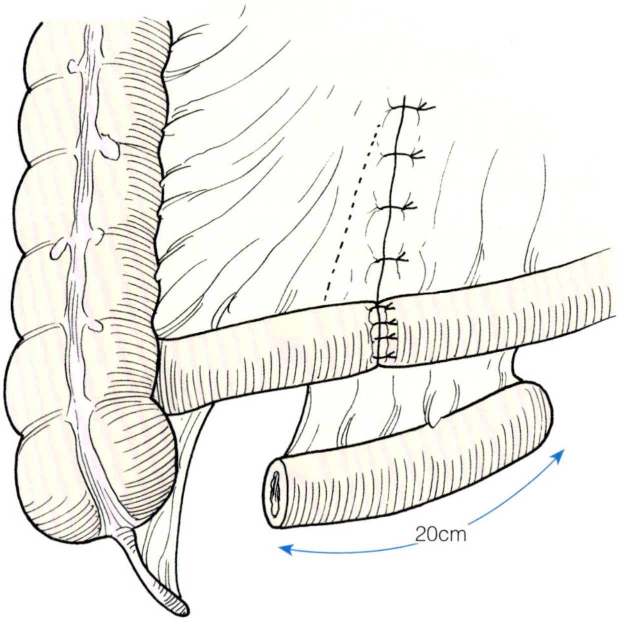

手术要点

回肠贮袋头侧肠系膜血管一般勿需处理。输尿管导管用可吸收线固定以防操作中将其误拔。

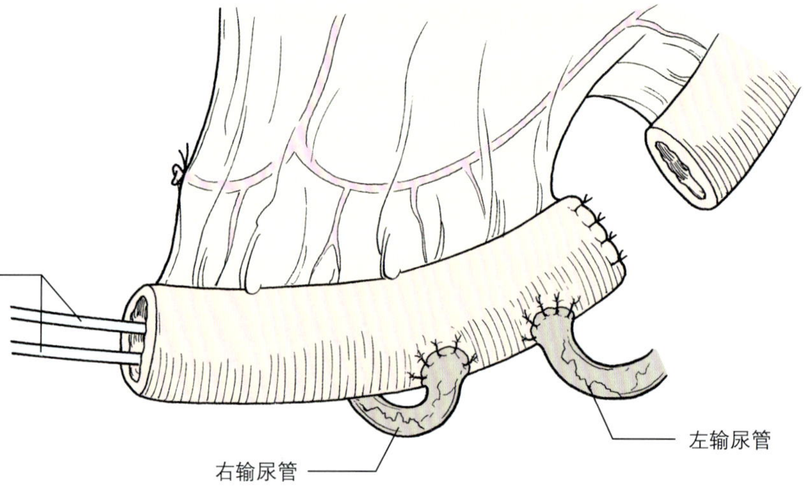

14 留置引流、关腹、造人工肛门(图 15)

确认止血后,用 2L 生理盐水将腹腔内冲洗干净。将小肠系膜与腹膜固定,以防小肠过度坠入骨盆腔内。大网膜不用向盆底充填。由于大范围的腹膜切除,盆底不能完全的腹膜化,将其敞开。从右下腹向盆底留置闭式引流。利用虹吸原理,保证引流管内吸满液体。术后第一日开始,保证负压引流袋内 50mmHg 压力持续吸引。关腹时将肌层、腹膜用 0 PDS 圆针行连续缝合。皮下用生理盐水冲净后,用 4-0PDS 连续缝合。

图 15 关腹

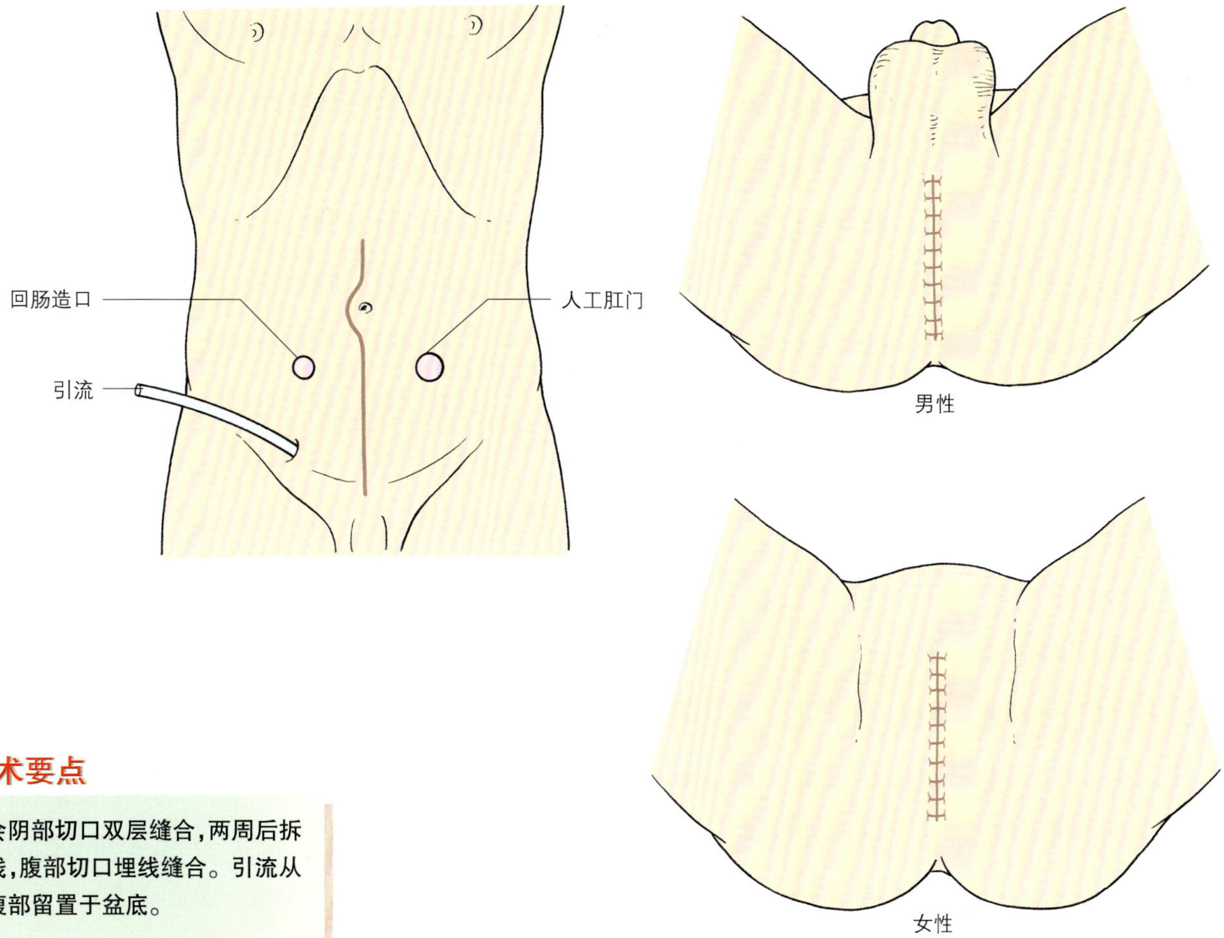

手术要点

会阴部切口双层缝合，两周后拆线，腹部切口埋线缝合。引流从腹部留置于盆底。

术后注意

① 术后注意感染。广泛切除后，手术时间长，出血较多，有脱水倾向，术后当日应维持补液 150ml/h 以上，适当的予以液体负荷。

② 游离面比较广，应注意术后一周内有无出血。

③ 尿少时应注意水分的摄入是否平衡，以及尿管有无堵塞。

④ 大范围的小肠操作会引起术后麻痹性肠梗阻。术后经口饮水后开始服大建中汤。

⑤ 术后第三日开始进流食。

⑥ 盆腔内引流小于 100ml，性状不浑浊即可拔除引流管。

⑦ 会阴部切口容易有张力，第 14 天拆线。

参考文献

1) 武藤俊博，平井　孝，林　宣男，金光幸秀，小森康司，安藤公隆，加藤知行：前立腺浸潤下部直腸癌に対し直腸切断術および前立腺全摘術を施行した1例. 日本消化器外科学会雑誌，40 : 671-676, 2007.
2) 加藤知行，平井　孝：局所進展直腸癌に対する骨盤内臓器全摘術. 医学のあゆみ，172 : 693-696, 1995.
3) 菅原光子：ストーマの位置決定の方法. ストーマリハビリテーション—実践と理論—. 2006, p109-113.
4) 平井　孝，加藤知行，金光幸秀：内腸骨動・静脈合併切除を伴う側方郭清. 手術，57 : 709-713, 2003.
5) Gillitzer R, Thuroff JW : Technical advances in radical retropubic prostatectomy techniques for avoiding complications. Part I : apical dissection. BJU Int, 92 : 172-177, 2003.
6) 古畑智久，泰史　壮，佐々木一晃ほか：骨盤内臓全摘術. 消化器外科，29 : 57-67, 2006.

腹股沟疝、腹壁切口疝手术

古田一徳，渡邊昌彦 北里大学外科

腹股沟疝手术

日本医科毕业生在消化外科领域内轮转诊治病人时，早期即有腹股沟疝手术的经验。但因为是研修初期也常有在对解剖学理解不足的情况下，就稀里糊涂地完成了手术。欧美国家将疝的手术难度归结为与胃切除同等，而在日本将其归结为体表手术，进修医生成为术者的机会很多。

腹股沟疝的手术历史很悠久，迄今为止有很多手术方案发表。1959 年 Usher 等报道用筛网修补疝，诞生了无张力的概念，1974 年 Lichtenstein 等报道 Mesh Plug 修补术。1982 年 Ger 等开始报道腹腔镜下腹股沟疝手术。日本 1991 年开始行腹腔镜下疝修补术，一时涌现出很多的手术方案。但由于涉及保险且手术操作比较繁杂，致使手术量反而在逐渐减少。

2006 年日本实施的腹股沟疝手术从厚生劳动省的资料推算，包括儿童的腹股沟疝开放式手术总例数大约有 144 400 例，腹腔镜下手术大约 5700 例。

疝手术以无张力修补为主流，10 余年前开始在很多医院开展。理论上近腹腔侧加强疝环后应很少再发。不需要全部切开腹股沟管的 Kugel 法是 1999 年由 Robert D.Kugel 首次报道的。

本稿中就疝修补术应用补片的 Kugel 法和腹腔镜下腹股沟疝修补术进行讲解。

Kugel 法

适应证

尽管所有的成人腹股沟疝均可考虑为适应证，但是前列腺术后、输尿管术后及疝复发病例（尤其是使用补片的病例），由于腹膜前间隙高度粘连，初学者尽量勿将其纳为适应证。术前向患者告知，术后有可能复发，这是十分重要的。

麻醉、体位

麻醉方法，根据实施手术方法及手术习惯选择即可，一般采用硬膜外麻或腰麻。经验较少的外科医生，手术时间比较长应尽量避免选择局部麻醉。体位取仰卧位，对预定皮肤切开线用记号笔标记。

必须掌握的解剖

选择任何一种腹股沟疝的术式手术前均应充分理解腹股沟区的解剖结构。请详细参考专业解剖书籍。行腹腔镜下手术时，从腹腔内可以观察腹股沟，有助于进一步充分理解腹股沟区的解剖（**图 1**）。从腹膜前腔入路和腹股沟区入路的差异如图所示（**图 2**）。

图 1　腹股沟区的解剖

内面观右腹股沟区

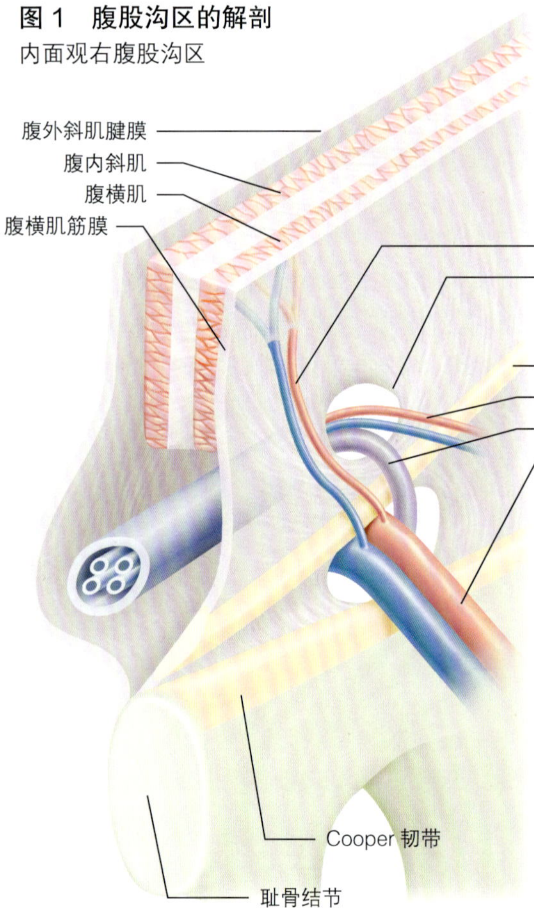

手术要点

建议：此图所示解剖结构术野内通常无法观察到，而记住此间的位置关系十分必要。

图 2　腹膜前入路和腹股沟区入路的差异

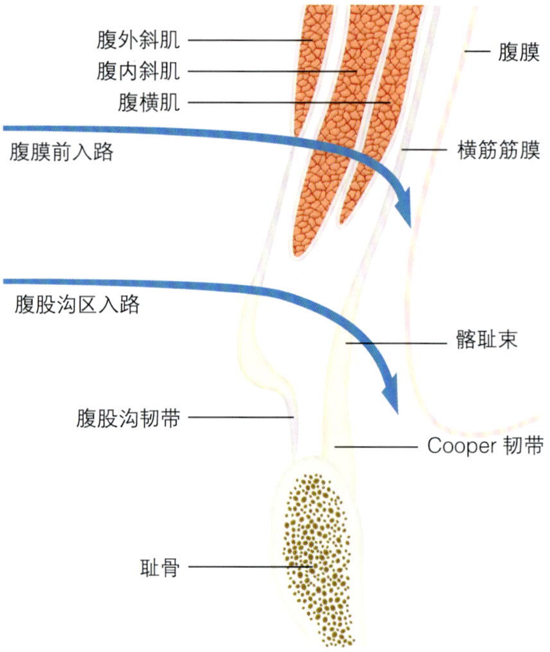

切开皮肤

术者站于患侧，取髂前上棘和患侧耻骨结节上缘连线，取其中点头侧 1cm 处按外侧 1/3 内侧 2/3 的比例，沿连线将皮肤切开大约 4~5cm 长（图 3）。

图 3　皮肤切口的位置
初学者不必拘泥于切口的长度，切口稍大手术操作相对容易，解剖结构也相对容易理解

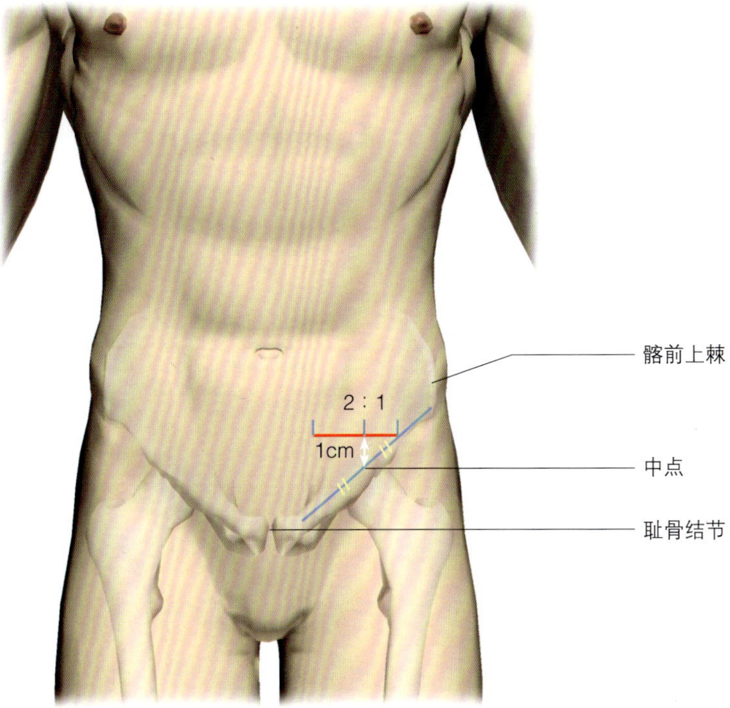

手术要点

建议：若尚不熟悉 Kugel 法手术，如果皮肤切口较小，术野可能展开不充分，影响手术效果，因此不必拘泥于手术切口长度，切口稍偏大反而更好。

手术步骤

手术步骤总结为：

1. 切开腹外斜肌腱膜
2. 游离腹内斜肌、腹横肌及切开腹横筋膜
3. 游离腹膜前脂肪，确定腹膜并于腹壁下动静脉深层进行游离
4. 牵引精索动静脉与输精管（精索）
5. 确认并处理疝囊（确认疝的形态）
6. 插入补片与固定
7. 缝合切口

以下将逐一详述。

手 术 技 巧

1 切开腹外斜肌腱膜

切开皮肤后，将皮下组织、浅筋膜用肌肉拉钩牵开，露出白色膜后即达腹外斜肌腱膜。沿着纤维方向用剪刀将其切开，可见下层的腹内斜肌。

2 游离腹内斜肌和腹横肌并切开腹横筋膜

用血管钳按腹内斜肌与腹横肌的纤维走行方向将其分开，不要暴力操作，用肌肉拉钩逐层轻柔剥离分开。特别是剥离腹横肌时，应特别注意，其下的腹横筋膜极薄，应避免血管钳强力刺入导致其与腹横肌一同裂开。

接下来确认较薄的腹横筋膜。向头尾侧将其切开，确认下面的腹膜前脂肪组织。有些患者几乎没有腹膜前脂肪组织，切开时往往会同时切开腹膜，此时切勿慌张，将腹膜缝合闭锁即可（图 4）。

图 4　腹横筋膜的切开

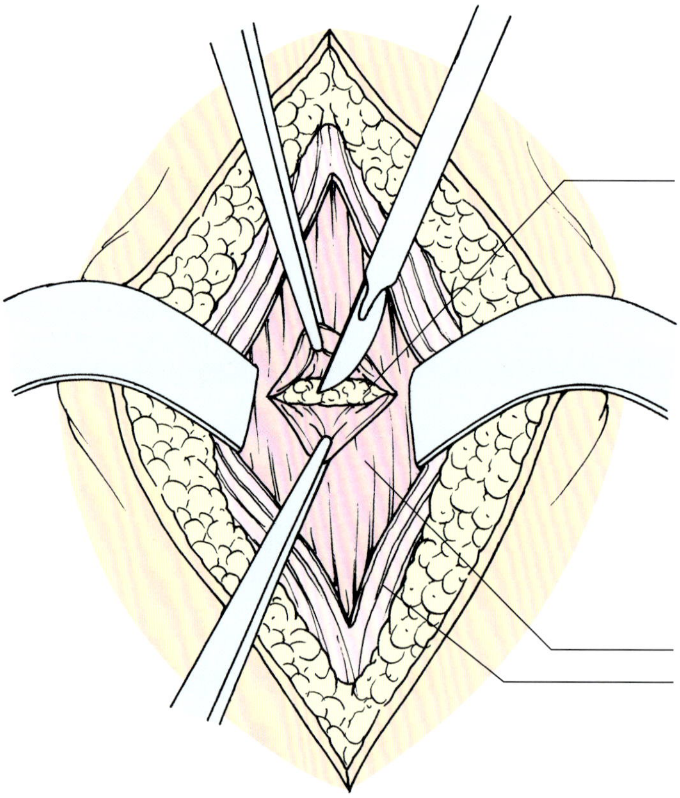

聚焦

腹横筋膜切开时，腹膜前脂肪缺如或极薄，可能会一并将腹膜切开，继而形成开放腹腔。此时切勿慌张，将腹膜缝合闭锁即可。

3 游离腹膜前脂肪和确定腹膜，于腹壁下动静脉的深层进行游离

左手用钳或镊把持腹膜，右手持钳，向内钝性剥离，进入正确的解剖层次后剥离会较容易，如剥离不顺畅应先停下确认剥离层次是否正确。剥离适当的层次后会于腹壁前侧看见腹壁下动静脉，进入其背侧层。此层的剥离应逆时针方向进行，由内侧向头侧、外侧最后足侧腹股沟床方向进行剥离，将腹膜从前腹壁、腹股沟床剥离开（图 5）。

图 5　剥离腹膜

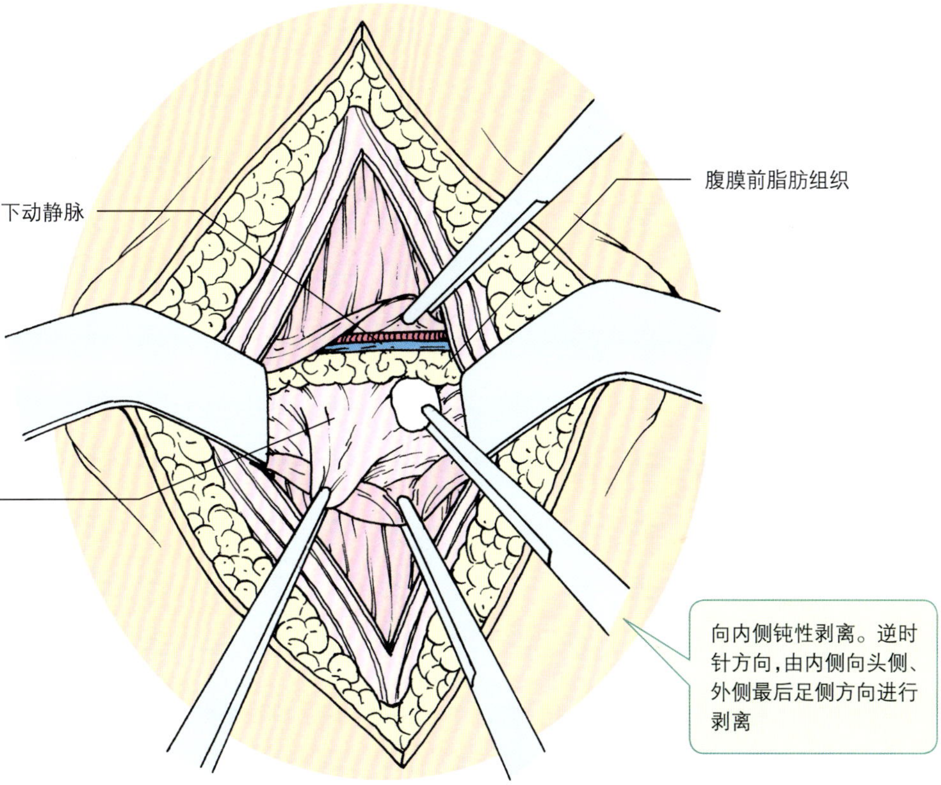

手术要点

掌握此剥离层非常重要。用镊向腹侧牵引腹膜并推挤腹膜前脂肪组织，缓慢地向背侧进行剥离。必须注意粗暴的剥离会导致腹膜破裂。如能顺利的进入腹壁下血管的背侧，则剥离层次正确。反之，有必要再度确认剥离层次是否正确。

4 牵引精索动静脉和输精管（精索）

左手持镊将腹膜向内侧牵引，确认走行于腹膜外侧稍偏背侧的精索动静脉。精索动静脉被腹膜前筋膜包裹，将其从腹膜剥离牵引后操作会较容易。此时勿忘确认输精管。可见输精管为白色绳索状，可预先将精索动静脉与输精管从腹膜缓慢充分地剥离，也可以在“确认并处理疝囊”之后剥离。（图 6）。

图 6 牵引精索动静脉

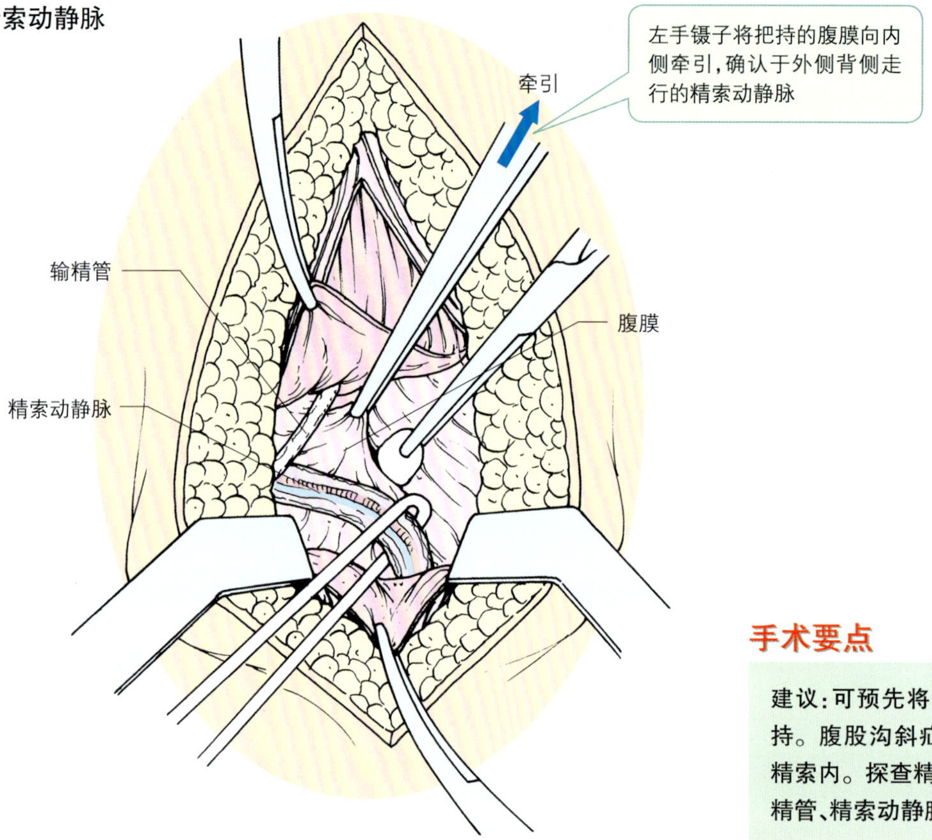

手术要点

建议：可预先将精索轻柔的牵持。腹股沟斜疝，其疝囊位于精索内。探查精索分别确认输精管、精索动静脉以及疝囊。

5 确认与处理疝囊（疝囊形态的确认）

疝囊从精索内剥离，即为腹股沟斜疝，疝囊应该向腹股沟管内环走行。将疝囊完全剥离，向阴囊内突出的疝，应于精索内将其切断，结扎中枢侧。腹股沟直疝精索内无疝囊，可于精索内侧确定疝囊。腹股沟管内环的内侧可见疝门，如无疝囊突出可不必切除疝囊。以上操作可以正确地判别疝的类型，以前有各种疝的分类方法，我们以日本疝学会的分类为标准。

6 确认腹股沟床解剖和确认补片插入的空间

疝囊处理后，确认腹股沟床，拓展补片插入空间。将在腹膜外走行的输精管、精索动静脉与腹膜充分游离后，将腹膜牵向背侧，向正中方向进行剥离，与此前剥离的层次相连续。将全部腹膜向头侧推挤剥离，较容易确认腹股沟床的解剖结构（图 7）。

首先确认正中部白色骨膜状的 Cooper 韧带，用手指确认腹股沟床并确认有无股疝等。我们为了进行腹膜前间隙的剥离，保证手术视野，通常填入纱布用肌肉拉钩将腹膜向头侧推挤。

于补片插入前确认 Cooper 韧带、髂耻束、腹股沟管内环、股环、髂外动静脉、输精管、精索动静脉、腹壁下动静脉是非常重要的。

图 7　造补片插入空间

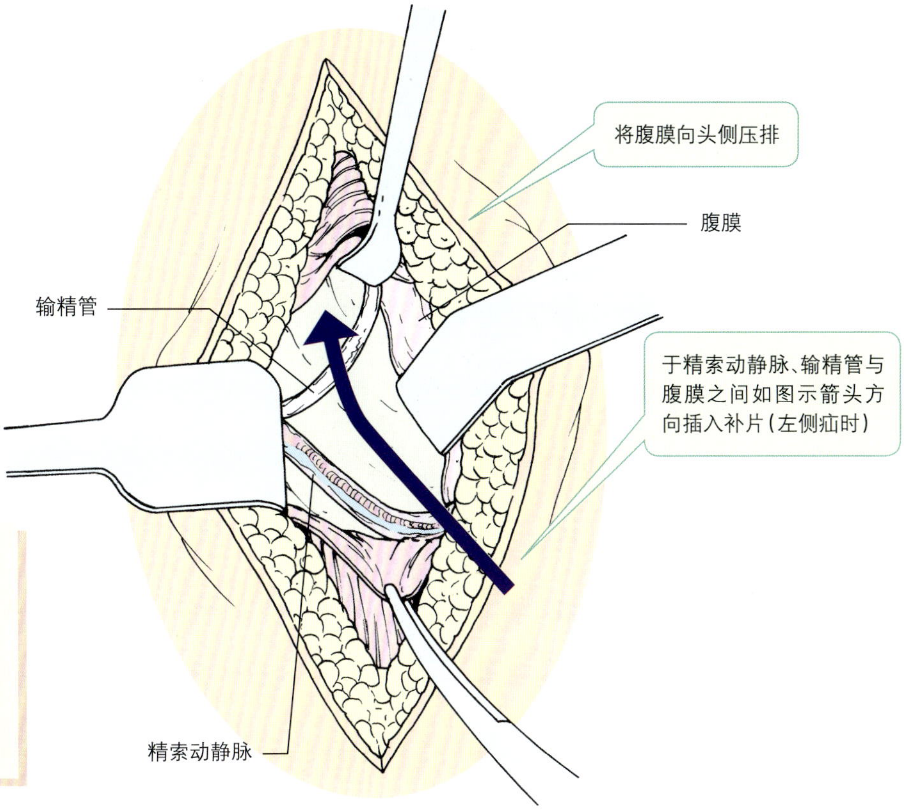

手术要点

在插入补片前确保插入补片处有足够的空间十分重要。将腹膜向头侧推挤，可较容易确认腹股沟床的解剖结构。特别需指出的是如正中部腹膜不向头侧剥离，补片往往难以顺利插入。

7 插入与固定补片

补片插入前应再次确定补片插入空间是否充分。如补片插入空间不充分，补片则不能向腹膜侧顺利扩展，难以完整地覆盖疝区，再发几率增大。此时将精索动静脉、输精管充分地与头侧腹膜分离十分重要。

插入补片时，用肌肉拉钩将内侧腹壁向上提拉，使腹膜充分地向头侧剥离，于输精管、精索动静脉的上方，腹膜之间的间隙向 Cooper 韧带方向插入补片。将示指插入补片的囊袋中，用拇指与中指将补片折曲向头侧置入，与髂耻束平行方向插

图 8　补片的拿持方法（左侧疝）

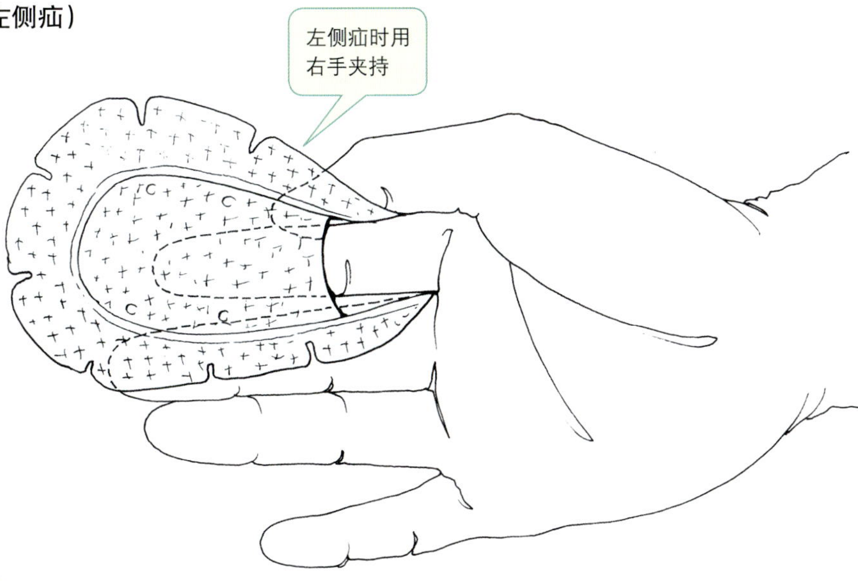

入至示指所在的正中侧位置。一般右侧疝时用左手，左侧疝时用右手持补片插入(图8)。如补片未达正中部位时，用扁平钩将其向深处推压插入。插入时补片的头侧应保持凸形状态，插入后补片逆转方向，最终肛侧呈凸形状态。用腹膜如包裹糕点一样将补片裹入(图9)。

然后确认补片的位置。用手指确认补片内侧是否覆盖达耻骨结节，肛侧是否覆盖达 Cooper 韧带的下方。用 3-0 可吸收线将补片缝一针固定于腹横筋膜或腹内斜肌。

勿忘取出剥离时插入的纱布。

图9 插入固定补片

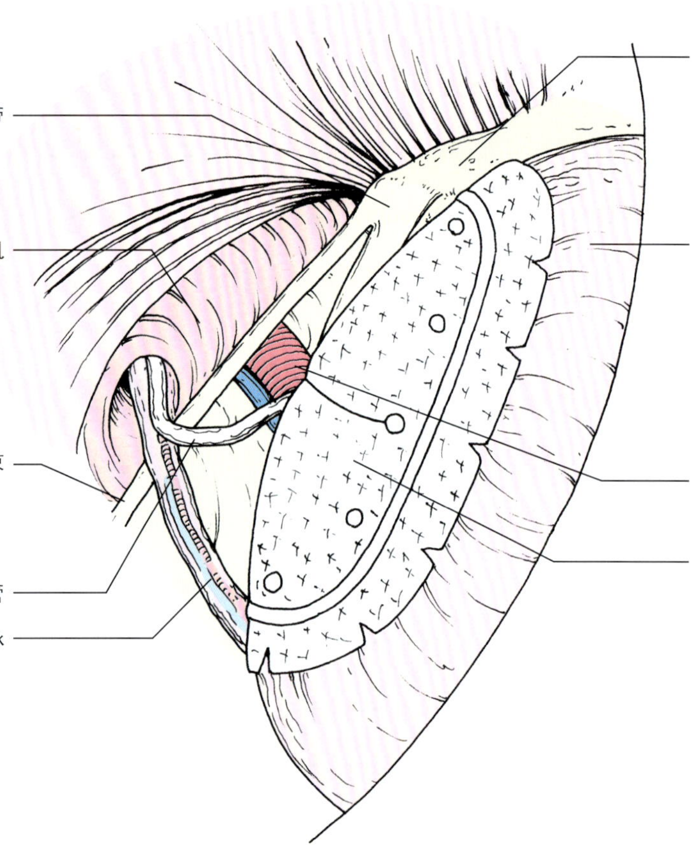

手术要点

建议：边插补片边扩大补片插入空间，并确认是否覆盖了整个腹股沟床十分重要。
确认补片是否插入至输精管、精索动静脉上方。M 号补片较 S 号能更充分地覆盖腹股沟床区，所以通常建议使用 M 号的补片。
手术后疝复发的原因除了遗漏疝囊外尚需考虑补片的偏离移位。

8 缝合切口

补片固定后，缝合切口不必缝合腹内斜肌，将腹外斜肌腱膜、腹壁浅筋膜用 4-0 可吸收线缝合，真皮层埋线缝合。

以上就Kugel法进行了讲解。对于疝手术来讲，理解腹股沟区的解剖相当重要。切开腹股沟区后敞开腹股沟管，这是很多医院的主流手术方法，其实只要熟知腹股沟床的解剖，精通腹膜前间隙入路手术，则 Kugel 法非常实用。

腹腔镜下腹股沟疝修复术

在日本施行的腹腔镜下疝修复手术分为腹腔内操作的经前腹膜修复术(transabdominal prepertioneal approach:TAPP)和不经腹腔的腹膜外的全腹膜外修复术(totally extrapertioneal approach:TEP)。两种手术入路有差别,但基本上与Stoppa等提出的经腹膜前入路是一致的(**图10**)。

腹腔镜下疝修复术的优点为,可以确切了解初发病例、再发病例疝脱出的形态,而且可以将腹股沟床全部修补加强,通过一次手术将有可能发生疝的高危部位全部修补加强。

缺点为必须行全身麻醉,手术步骤比较复杂。如能掌握腹腔镜下胆囊切除术,再行本手术会更好。

图10 腹股沟床的入路方法

经腹腔内的腹腔内法(TAPP)和不经腹的腹腔外法(TEP)

A:腹腔内法(TAPP)

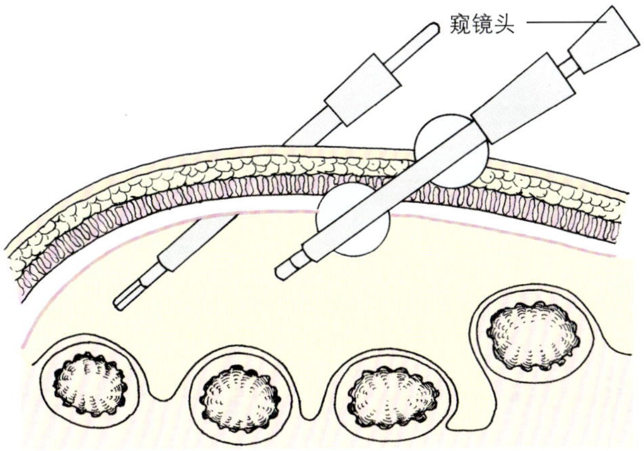

B:腹腔外法(TEP)

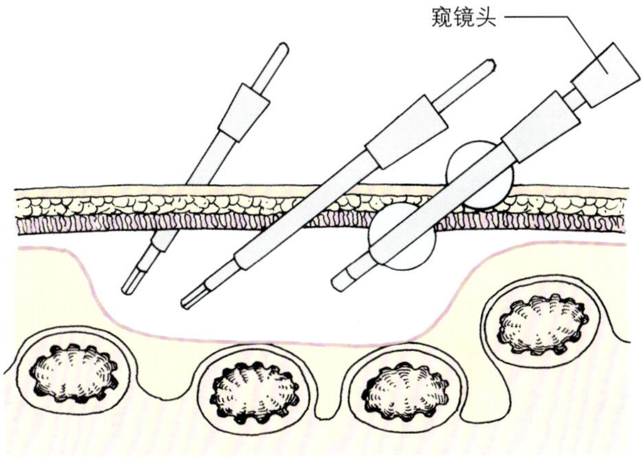

麻醉体位

基本采取全身麻醉仰卧位,双上肢置于体侧。若展开患者上肢则会妨碍术者与助手站于患者的头侧附近进行操作。

本稿中将就经腹腔的腹腔内法(TAPP)进行讲解。

手术步骤

1. 腔镜戳卡的插入
2. 切开腹膜
3. 剥离腹股沟床
4. 确定疝环
5. 固定补片
6. 缝闭腹膜

手 术 操 作

1 插入腔镜戳卡

首先于脐下将皮肤切开约 2cm，将 12mm 穿刺戳卡向腹腔内插入，并予 8mmHg 的气腹压。患者取头低位，使盆腔内的肠管移向头侧，确保腹股沟部的视野。观察骨盆腔内，探视左右腹股沟区。此时如存在疝，因为气腹压的关系，腹膜会向肛侧推挤，比较容易观察疝囊，并确定疝的类型。对复发疝，此种探查非常有用。

TAPP 的操作用戳卡为脐部稍偏向肛侧，于左右腹直肌外缘处插入 12mm 戳卡（图 11）。

图 11　插入戳卡部位

腹内法（TAPP）和腹外法（TEP）戳卡插入部位的差异。

A：腹内法（TAPP）

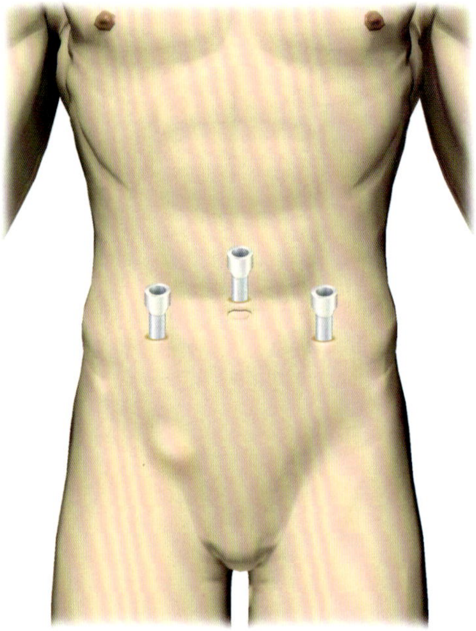

B：腹外法（TEP）

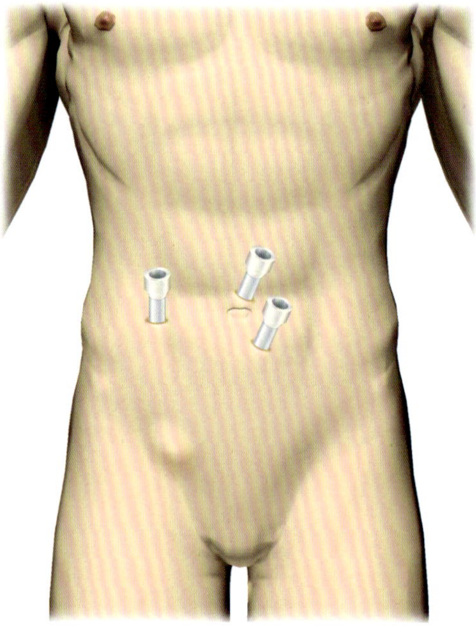

2 切开腹膜

将疝囊用把持钳向腹内牵拉反转。疝囊向腹腔侧牵引，于疝环高度横向将腹膜切开。复发病例尤其是使用补片的病例，剥离腹膜常比较困难（图 12）。

图 12　经腹内观察右侧

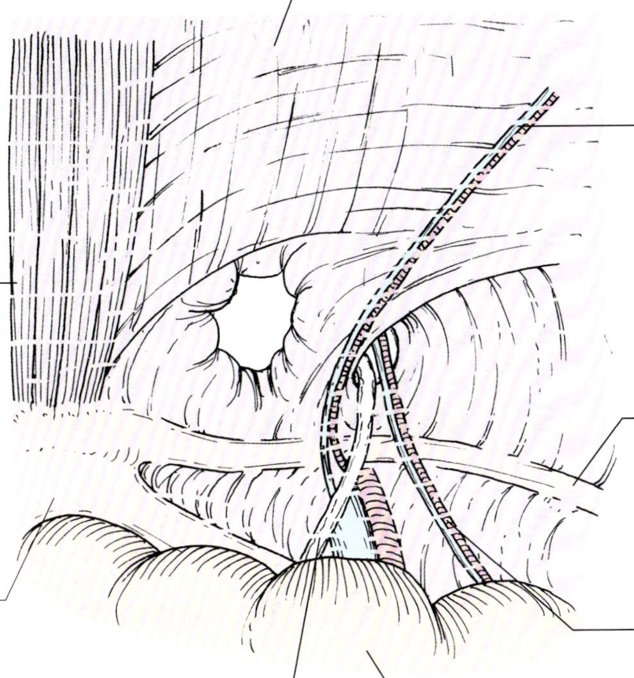

3 剥离疝囊和腹股沟床

用把持钳将腹膜与腹股沟床剥离，疝囊较大时，多不能将其整体剥离。这种情况下将远端的疝囊残留，于腹腔侧将腹膜切开。同时注意勿损伤腹壁下动静脉、输精管、精索动静脉（图 13）。

图 13　切开剥离腹膜

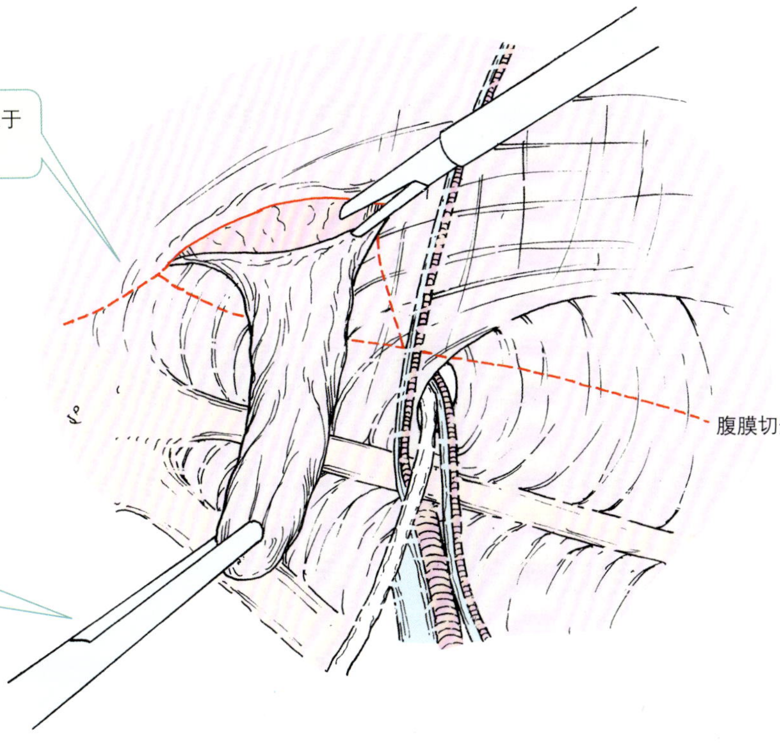

手术要点

> 初发疝切开腹膜比较容易，应用补片的后复发疝往往腹膜与腹股沟床紧密粘连，特别是补片部位的剥离比较困难。这样的病例可将腹膜从腹股沟床容易剥离处切开，而且若不能完全翻转疝囊，则也可将疝囊周围腹膜切开犹如挖除疝囊。

疝囊剥离后，单手用钳把持腹膜，另一只手向内侧的耻骨结节方向用钳将腹股沟床剥离，即可观察到白色骨膜状的Cooper韧带。向外侧观察髂耻束，确认输精管、精索动静脉。向髂耻束背侧剥离，此处有各种神经，必须仅轻柔地剥离腹膜（图 14）。

全部剥离结束后再次确定解剖结构的相互位置关系。

由内侧开始确定耻骨结节、Cooper 韧带、腹壁下动静脉、输精管、精索动静脉、腹股沟管内环、髂外动静脉以及髂耻束。

进而要清晰地确定疝环的边缘，测定疝环的大小，根据疝环的位置明确疝的类型。

图 14　腹膜剥离后

腹股沟床剥离后要确定其解剖学位置，确认疝有无脱出

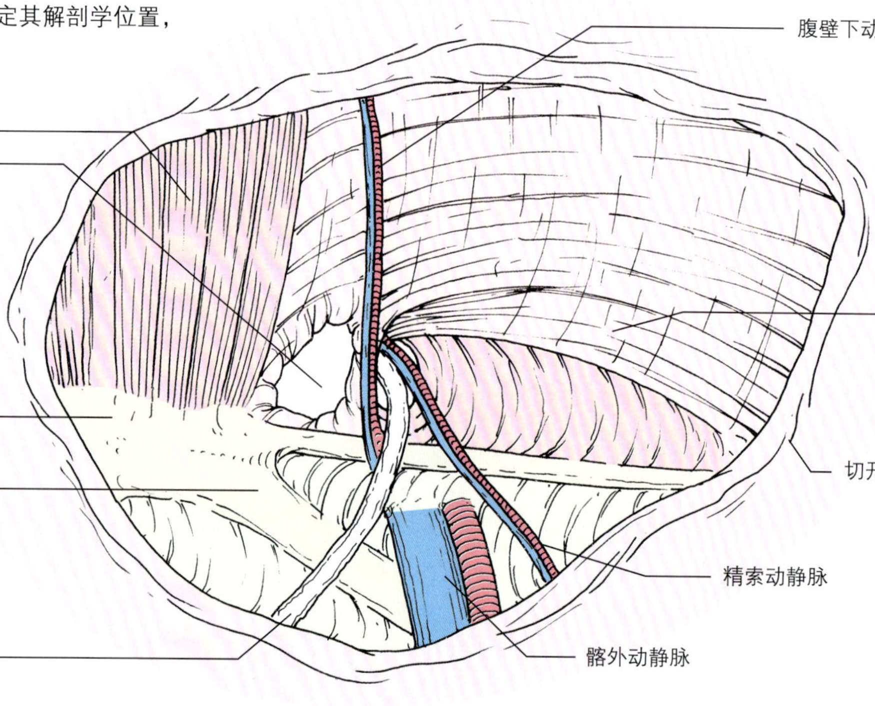

手术要点

> 切开的腹膜在剥离手术结束后要予以缝合闭锁。术中要进行充分剥离，特别是与精索动静脉、输精管粘连的腹膜部分，如不充分剥离将很难缝合。

4 插入固定补片

仅剥离腹膜后，获取充分的安置补片的腹股沟床空间十分重要。尚考虑到手术结束后要对腹膜进行缝合，因此更应充分剥离。补片的大小选择要用钳将腹股沟床扩开后进行测定。近来出现了各种类型的补片，使用术者比较习惯的类型即可。

然后，将插入的补片固定于腹股沟床，进行最小限度的固定。固定的器具现在一般多由特定公司生产提供。固定5~6处即可，髂外陷窝处神经损伤会导致术后麻、痛，故此处不行机械固定（图 15）。

图 15 安置补片固定后的状态
现在有各种型号的补片

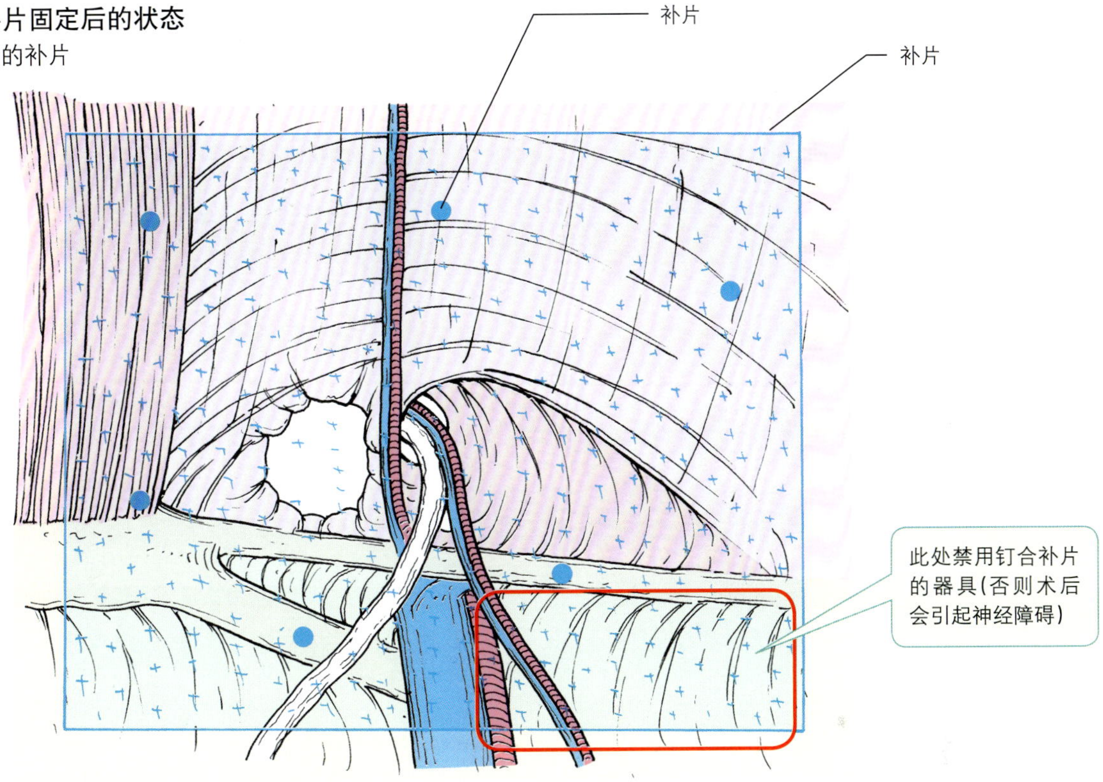

手术要点

现在有各种各样形状的补片备用。使用任何一种补片都应保证全面覆盖腹股沟床。将腹股沟床用钳撑开，测定其大小长短。补片固定处的数量以尽可能少，特别是固定外侧髂窝处可导致术后迁延性疼痛。

5 缝合腹膜

补片固定后，确切止血，缝合腹膜。

于腹内进行缝合。缝合腹膜时，将腹膜攒起，缝合3~4针即可。为防止术后肠管与缝合处粘连，建议应用可吸收线（图 16）。

图 16

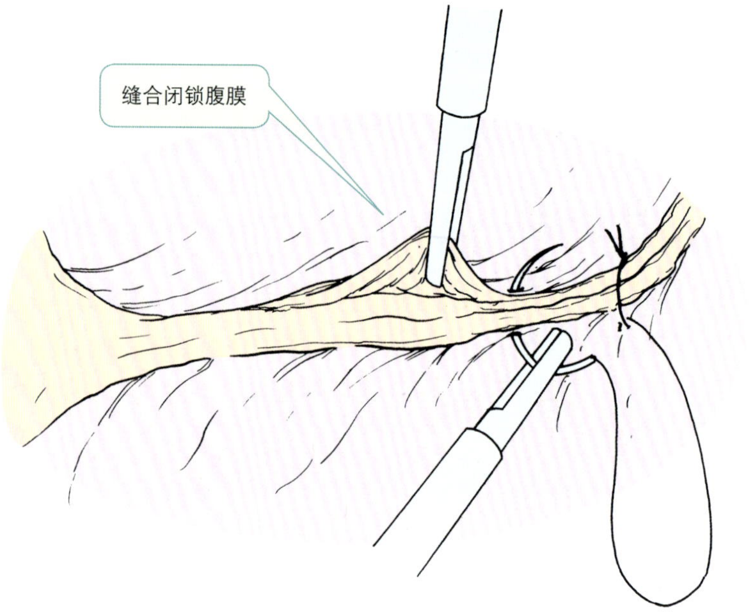

手术要点

腹膜的缝合于体内进行，不需缝合过密，相对宽幅缝合数针即可。

6 关创

确认腹膜缝合后，将戳卡拔去，用 2-0 可吸收线缝闭腹壁。注意如缝闭不确实，会导致腹壁切口疝，用 4-0 可吸收线（4-0PDSⅡ）埋线缝合真皮，结束手术。

腹股沟疝手术并发症的预防

① 为防止肠管损伤，对有既往开腹手术史的患者应慎重考虑其适应证。
② 为预防出血，应最小限度剥离疝囊，不行不必要的切除。
③ 为防止疝复发，应用相对大号的补片。
④ 为预防腹腔镜手术后发生神经痛，补片的固定处数量应尽可能少，髂耻束背侧（髂窝）处勿固定。为预防术后肠梗阻，腹膜不要钉合，使用可吸收线进行缝合闭锁。

术后检查（术后应该确认的事项）

疝修补术如疝囊的处理和后壁的加强不够充分，可能会导致早期复发。
① 疝囊部位有无血肿及包块。
② 疼痛除术区外是否累及会阴部。
③ 有无术区感染。
④ 有无肠梗阻症状。
这些检查是十分必要的。

腹壁切口疝手术

腹部手术、外伤后等产生腹壁瘢痕，可能会引起腹壁切口疝，是与腹壁原发疝（白线疝、脐疝、Spigel 疝即半月线疝）不同的一类发生率较高的腹壁疝。

腹壁切口疝的手术，与原发疾患关系不大，术式基本相同。

适应证

疝脱出引起嵌顿或合并肠梗阻以及疼痛或腹部不适感均为手术绝对的适应证。此外，患者希望进行美容整形时亦为手术的相对适应证。

术式

手术的术式根据入路的不同分为开放式与腹腔镜手术。此外根据腹壁的修复方法可分为单纯缝合修补法与使用补片的无张力修复法。

手术步骤

●开放式

1. 麻醉
2. 切开皮肤
3. 剥离显露疝囊
4. 修复腹壁（无张力法）
5. 留置引流

●腹腔镜手术

1. 麻醉
2. 插入戳卡
3. 剥离粘连
4. 向腹腔内填入补片
5. 固定补片
6. 闭合创口

手 术 技 巧

开放式

1 麻醉

术中必须保持充分的肌肉松弛，行硬膜外麻醉或全麻。

2 切开皮肤

沿疝的长轴，长于疝环将皮肤切开（图 17）。

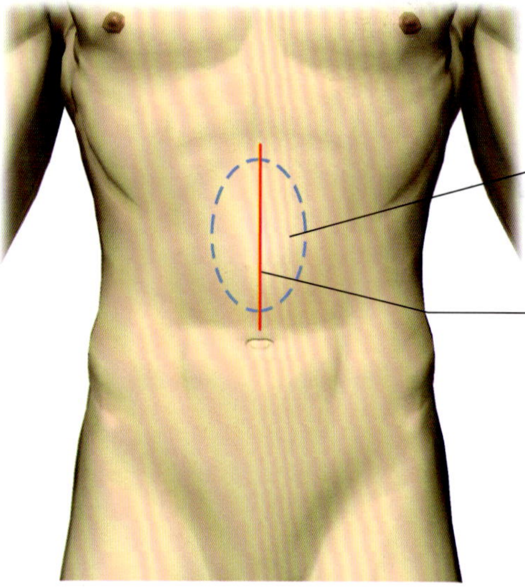

图 17 皮肤切开

3 剥离显露疝囊

显露皮下组织，剥离疝囊达筋膜。将疝环全周剥离，于腹直肌前鞘水平剥离至疝环边缘 3cm 处。

尽可能将腹直肌后鞘与腹膜间的间隙剥离开。疝囊不一定非要切除，如肠管脱出与疝囊粘连，应仔细，小心予以分离，将肠管还纳回腹腔内（图 18）。

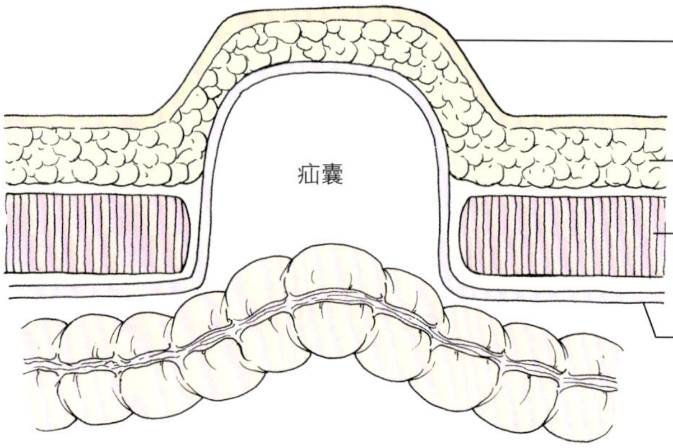

图 18 疝的断面

4 修复腹壁

● 单纯缝合修补法

将筋膜直接缝合闭锁。腹膜不必缝合。在疝环较小时行本法。虽然疝环较小可行缝合，但缝合后张力过高可能会导致疝复发。此时，可应用补片加强腹直肌前鞘。笔者在疝较小时亦不主张行单纯缝合修补。

● 无张力法

于腹壁无张力情况下缝闭疝环的方法。

5 补片的种类

以前主要是使用 polypropline 补片，但其与腹腔内脏接触后会导致与肠管粘连，引起肠梗阻或肠瘘形成等问题。因此现在常使用 Composix 补片。此为复合补片，其体表面为 polypropline，腹腔面为 ePTFE。ePTFE 的优点是可以防止与腹腔内脏器粘连。按照 ePTFE 置于腹腔侧，polypropline 置于腹壁侧的原则将补片插入，并固定。这些补片的大小应与疝环的相大小匹配使用。

6 补片的插入部位

根据补片插入位置可以使用 onlay 法（肌筋膜前置入补片修补法）、腹膜前法、腹膜内法。

修复使用的补片大小应超出疝环边缘 2~3cm，按此选取补片。

● Onlay 法

将补片置于腹直肌前鞘的前方，固定补片进行疝修复的方法即为 onlay 法。疝囊勿需切开与切除，将补片固定于腹直肌前鞘，用 2-0 可吸收线固定补片，补片边缘缝线之间的间隔以 2cm 左右为宜。

● 腹膜前法

于腹直肌的背侧，腹直肌后鞘的前方（腹侧）置入补片的方法即为腹膜前法。疝囊不必切开，将其还纳入腹腔内插入补片，将补片与后鞘浅层固定，固定补片时应注意勿损伤腹腔内脏器。

● 腹腔内法（inlay 法）

于腹腔内将补片插入腹膜内，将其固定的方法。须切开切除疝囊。需要于腹腔内将疝环边缘 4~5cm 的范围剥离。本术式必须使用 Composix 补片。缝针和缝线从腹直肌后鞘、腹膜穿出，穿过补片将补片全周固定于后鞘，腹膜。缝线之间间隔以 2cm 左右为宜（图 19、20）。

图 19　inlay 法

切开疝囊进入腹腔。腹腔内如有粘连将其剥离

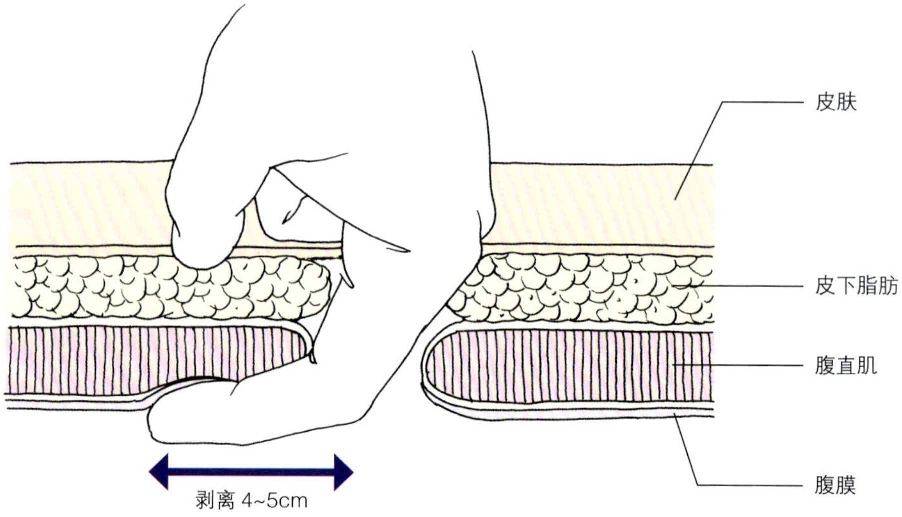

手术要点　将腹腔内的粘连松解至疝环外相对较宽的范围，以保证能较为平顺地固定补片。

图 20　用缝针缝线固定

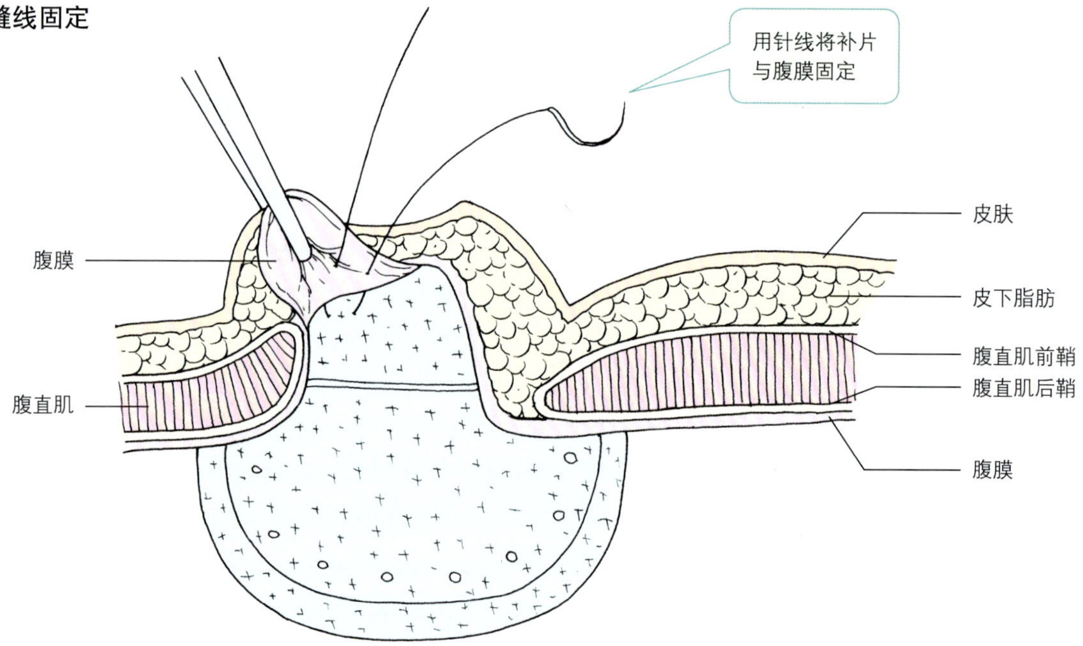

手术要点　将补片固定于腹膜侧之前，可从皮肤侧事先标记拟固定的位置，以便顺利地固定补片。

7　引流

留置闭式引流于补片的体表侧(皮肤侧)，确保能够持续地引流，然后闭合术区。

腹腔镜下行腹壁切口疝修复术

1 麻醉

于全麻下使用斜面硬性镜的腹腔镜。

2 戳卡的穿刺部位

戳卡的穿刺点根据疝的部位而异，但多数情况下疝发生于开腹切口的正中，首先于直视下在左侧腹部插入 12mm 的戳卡做为镜头置入处。戳卡尽量与疝环留有一定的距离以便保证良好的术野。穿刺部位的选择非常重要。留置窥镜后观察腹腔内，于窥镜点的上下即头侧和肛侧插入 12mm 戳卡做为操作通道。即插入后符合镜视轴枢的原则，这一点非常重要（图 21）。

图 21　戳卡插入部位

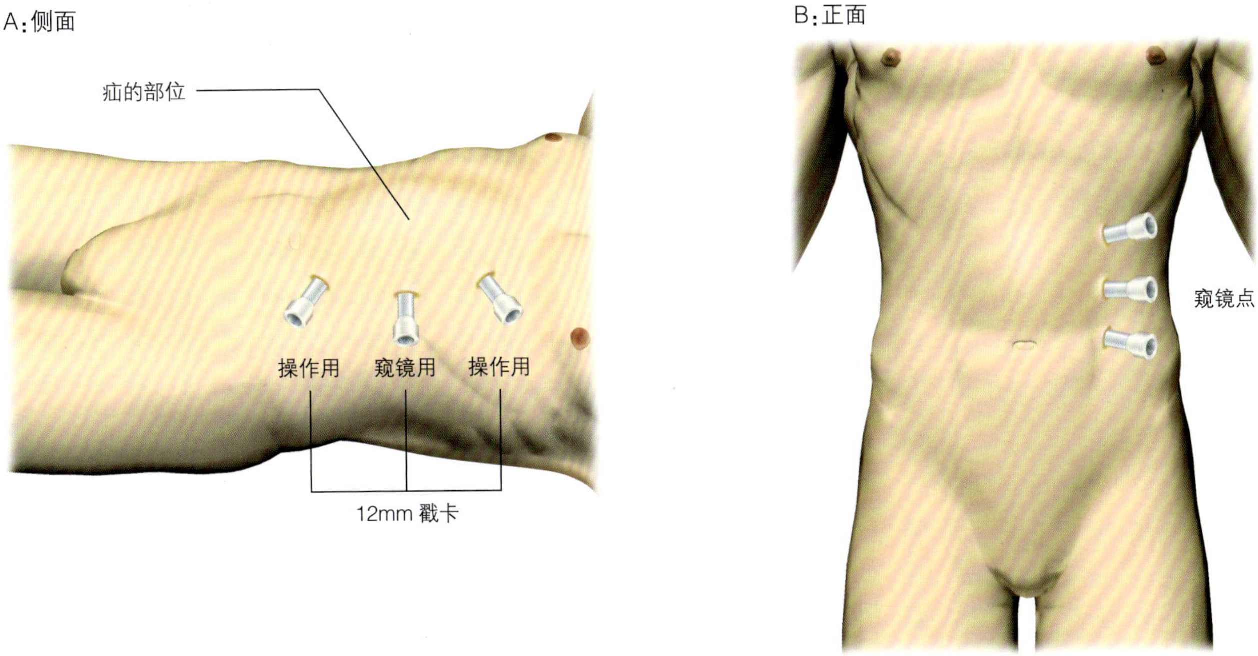

聚焦

于腹腔镜下观察前腹壁，需要从侧壁的背侧插入窥镜用的戳卡。但是结肠位于侧方，为避免损伤肠管应开放切口后留置窥镜戳卡。

3 剥离粘连

插入戳卡后，用分离钳剥离疝囊内、疝囊周围的腹腔内粘连。通常，用高频电刀或超声刀剥离小肠及大网与腹壁的粘连，但为避免损伤肠管，有时亦须用剪刀进行锐性分离（图 22、23）。

图 22　从腹腔内的观察

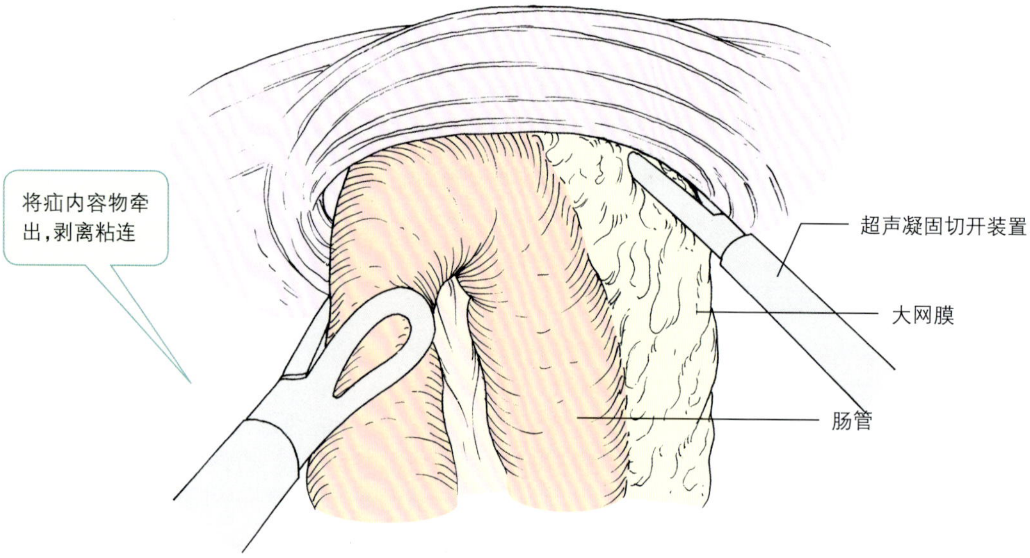

手术要点

疝囊内及周围的粘连，从皮肤推压腹壁，可以获得不同角度的视野，可较为清晰地明确剥离层。

图 23　腹腔内剥离后
可较容易确认疝环

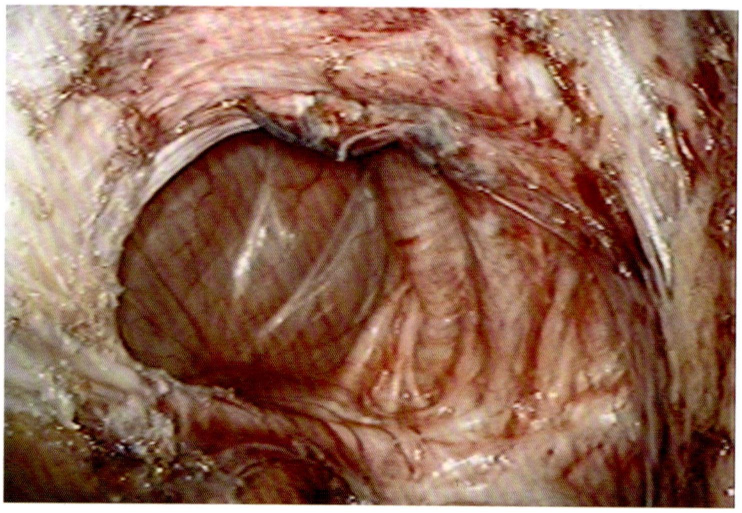

4　向腹腔内置入补片

从腹腔内推压疝环的边缘，标记于皮肤侧。然后以超过标记边缘 3cm 的大小为标准选定补片。本操作必须使用 Composix 补片。选定补片后，将补片的上下左右 4 处用 2-0 可吸收线贯穿缝合。然后将补片卷曲呈圆筒形由戳卡插入腹腔内（图 24）。

图 24　补片插入前的准备
首先将 Composix 补片的四角用针线结扎，留线

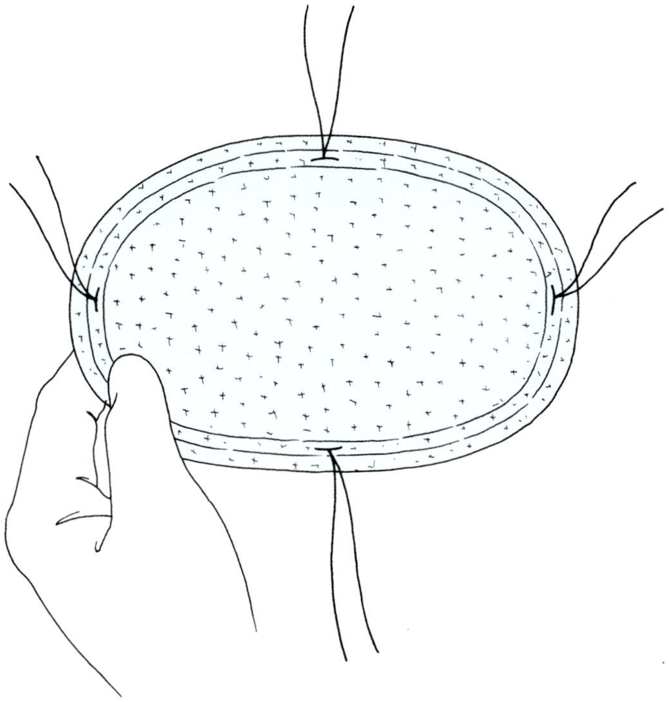

5 固定补片

于腹腔内将 ePTFE 面向腹腔侧展开。然后将皮切开 3mm，使用 endoclose，将腹腔内的线牵出体外，并于皮下缝合结扎固定补片。此时体表的切口要较补片稍向外侧，将补片上下左右牵引防止产生皱褶并予以固定（图 25）。

图 25　补片的固定

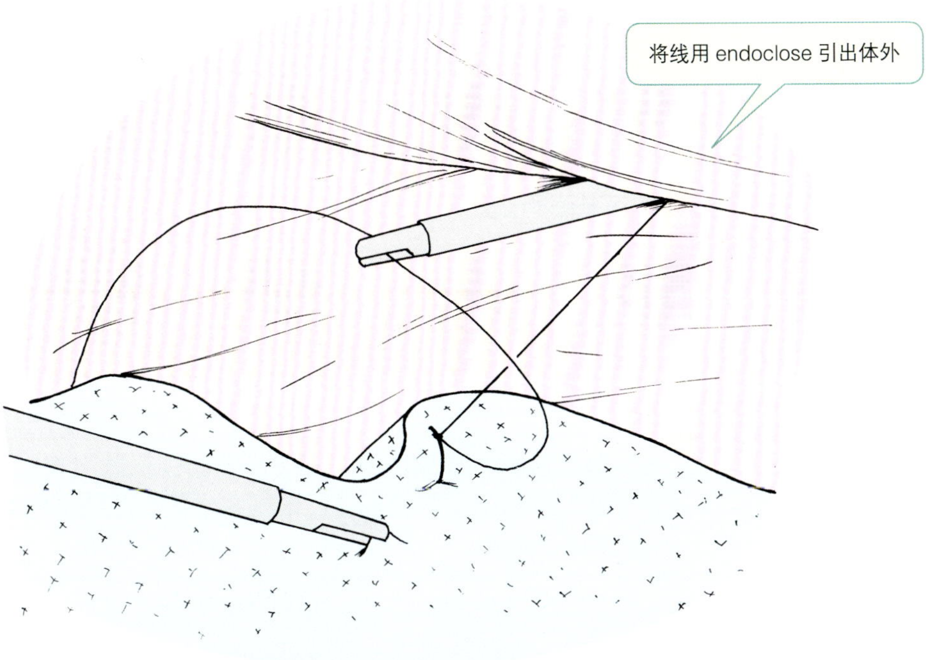

手术要点

补片的腹腔内固定从窥镜对侧的右端部分开始，此后会使补片的安置较为容易，剩余的固定部分位置会较清晰。于固定处稍偏外侧刺入 endoclose，收紧补片保持其张力并予以固定。

将补片于4个位置固定后，随之于腹腔内追加固定，使用固定器具保持补片全周以2cm为间隔进行固定。一旦固定就不能取出，故用固定器具时，应从体表压迫腹壁以保持直角方向打入腹壁(**图26**)。

图26　补片的固定

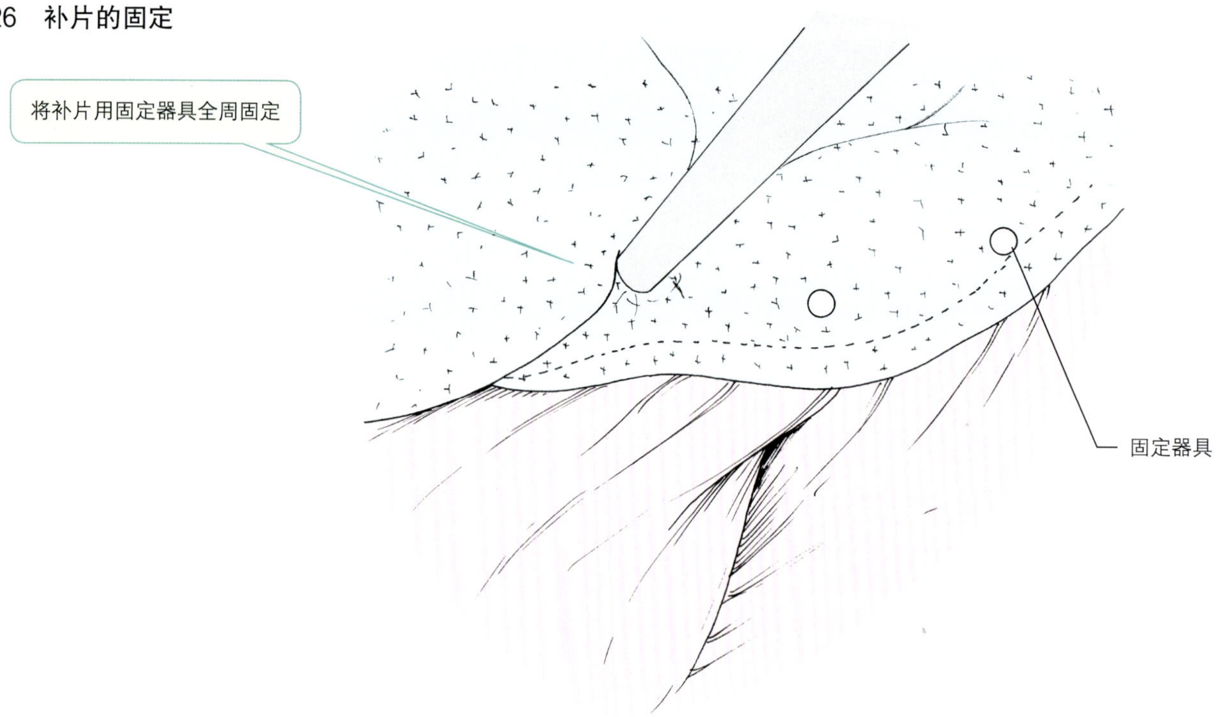

手术要点

固定器一旦固定则无法拔除。固定补片时为防皱褶产生，操作时固定一处后应马上固定其对侧。

6　关闭切口

固定完毕后确切止血，确定肠管无损伤，手术结束。原则上不留置引流。但是疝环较大或疝虽较小但有数个，安置补片范围较大时，皮肤与补片之间会有较大的腔隙，术后会有较多渗液，有必要留置持续闭式引流。

腹腔内高度粘连时，腹腔镜下手术操作极其困难。但是inlay法可以相对较好地完成此种情况下的疝修复。最好在掌握腹腔镜下胆囊切除术的技术后，再尝试行疝修补术较好。

术后检查

术后患者管理，虽无特殊之处，但需注意以下问题。

① 留置引流时，有可能导致补片的逆行感染，应短期内予以拔除。

② 术后虽不限制活动，但术后腹部最好用腹带束腹，保持腹部无张力。

③ 要注意发生肠梗阻。

④ 要长期随访观察注意有无疝复发。

参考文献

1）Lichtenstein Il, et al : Simplified repair of femoral and recurrent inguinal hernias by a “plug” technic. Am J Surg, 128 : 439–444. 1974.

2）Ger R : The management of certain abdominal hernia by intraabdominal closure of the neck of the sac. Ann R Coll Surg Engl, 64 : 342–344, 1982.

3）http://wwwdbtk.mhlw.go.jp/toukei/index.html

4）Kugel RD : Minimally invasive, nonlaparoscopic, preperitoneal, and sutureless, inguinal herniotrrhaphy. Am J Surg, 178 : 298–302, 1999.

5）Stoppa RE, Rives JL, Warlaumont CR, et al : The use of Dacron in the repair of hernias of the groin. Surg Clin North Am, 64 : 269–285, 1984.

6）古田一徳，飯野善一郎，吉田宗紀，高橋　毅，比企能樹，柿田　章：腹腔鏡下ヘルニア修復術の手技と適応と問題点．手術，49（13）: 2145-2148, 1995.

7）古田一徳，飯野善一郎，吉田宗紀，高橋　毅，比企能樹，柿田　章：再発ヘルニアに対する腹腔鏡下手術の問題点．手術，50（3）: 391–396, 1996.

55检